木村憲洋 著
ユニバーサル・パブリシング シナリオ制作
山中孝二 作画

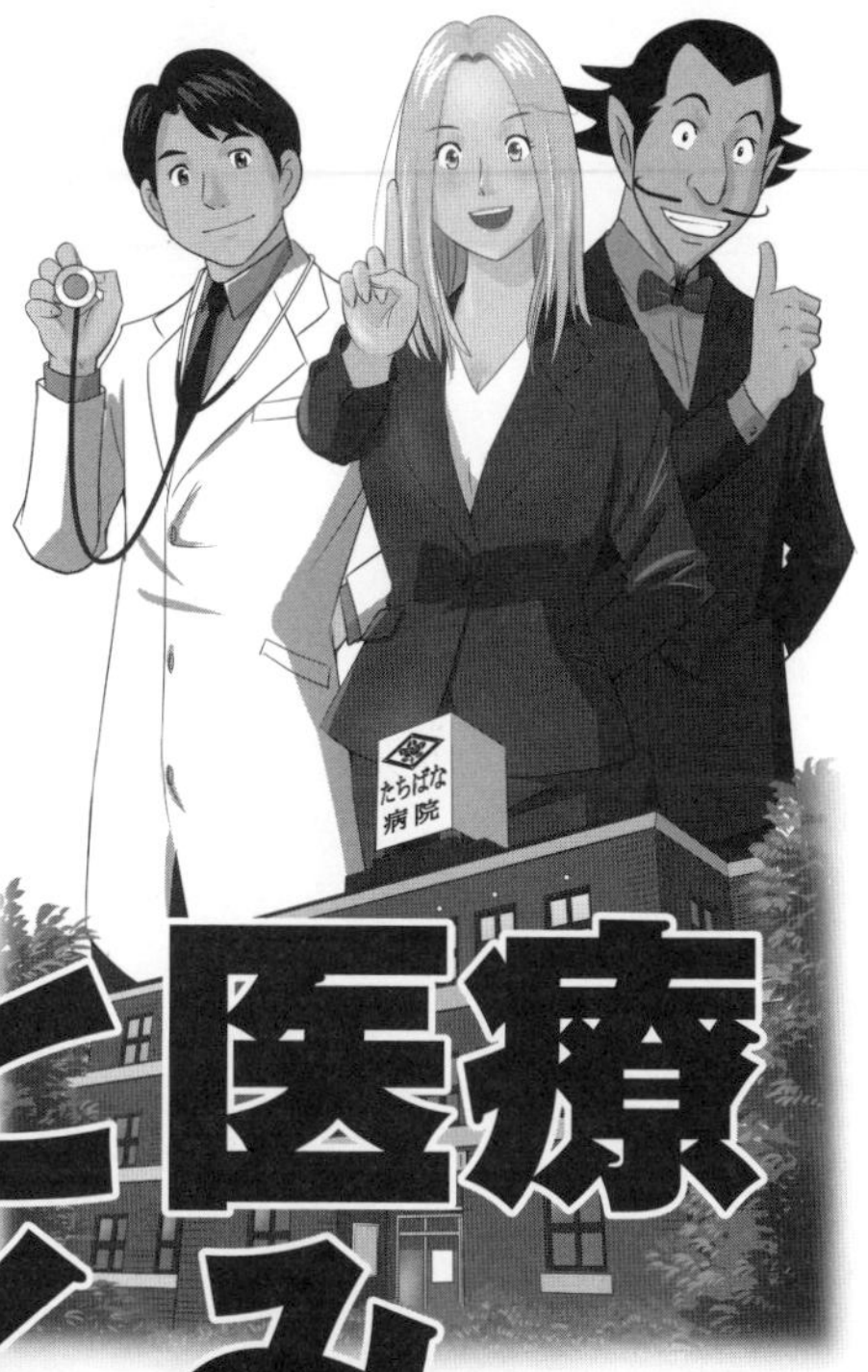

マンガで
やさしくわかる

病院と医療のしくみ

Mechanism of Hospital and Healthcare system

日本能率協会マネジメン

はじめに

高齢化率が高く、国民医療費が増加すれば増加するほど、医療業界への注目は集まります。その中で、医療＋ＩＣＴであるヘルスケアテックで起業しようと考える方も多いのではないでしょうか。医療業界を変えていこうとする起業家の熱い想いは素晴らしいと思います。

しかし、医療業界はそんなに簡単に変わりません。その理由に、業界が広いことが挙げられます。診療や治療は、医師の専門分野によって違い、その数は30を超えます。専門分野が違えば、使う医薬品から医療機器まで大きな違いがあります。そして、医療現場で働く医療従事者も、国家資格の保有者や民間資格の保有者まで多種多様な役割を分担しています。

現在、このような複雑な医療業界を理解していくための入門書が不足しています。そこで、いかにわかりやすく、医療業界のことを知ってもらうかを考えて、この本をつくりました。医療業界で働きたいと思っている方やビジネスを展開したいと思っている方が、医療業界のアウトラインを、マンガを通して簡単に知ることができます。

複雑で動きの早い医療業界について、本書で理解していただければ幸いです。

木村　憲洋

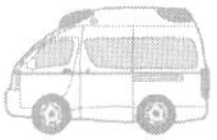

『マンガでやさしくわかる病院と医療のしくみ』

目次

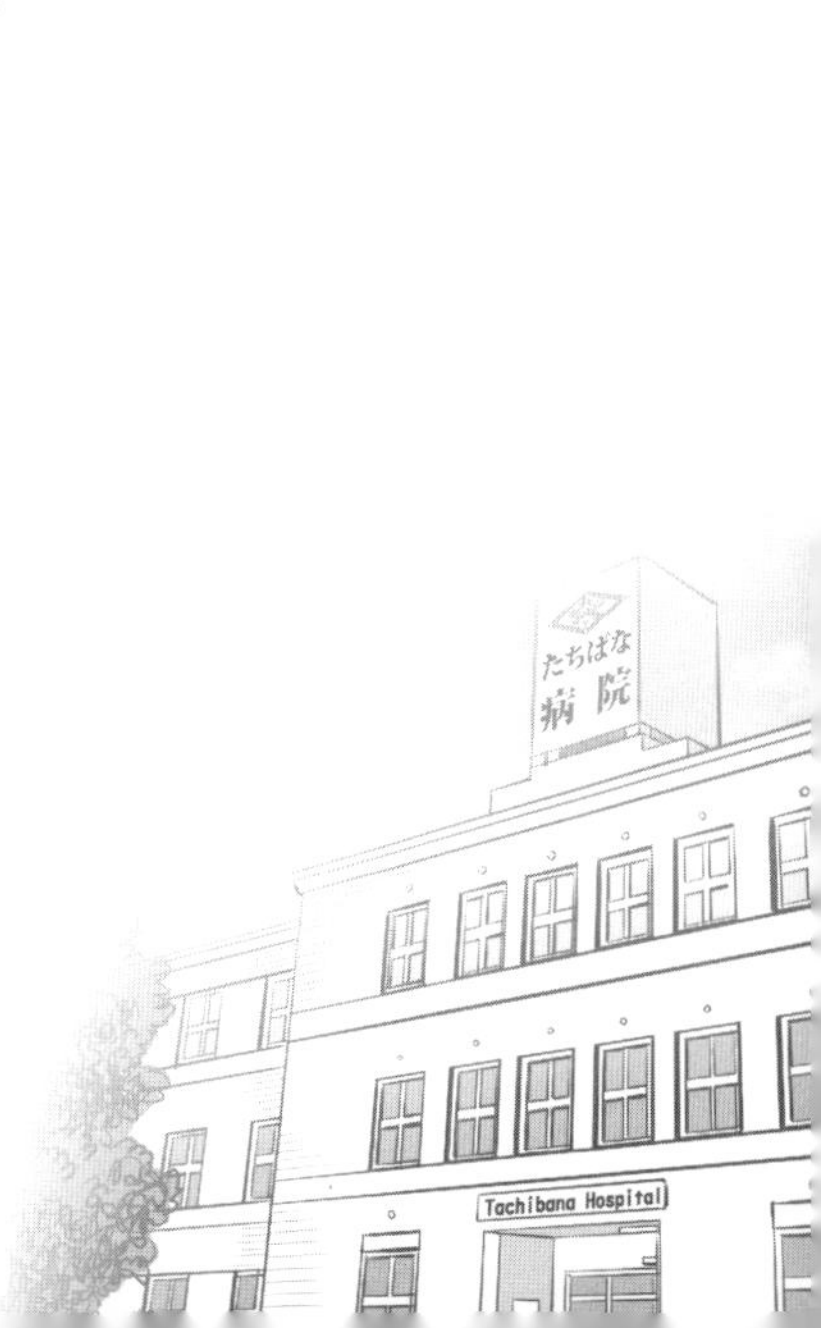

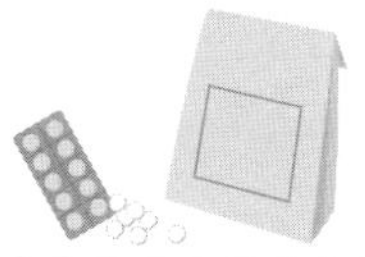

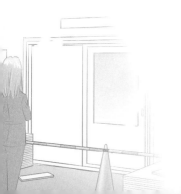

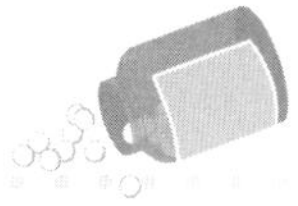

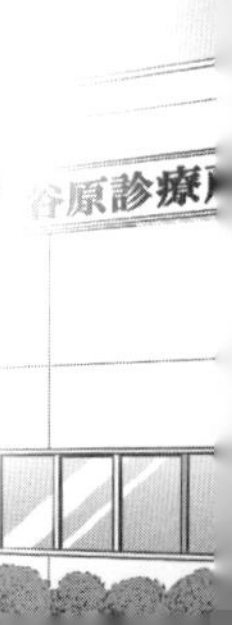

谷原診療

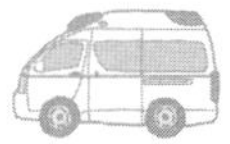

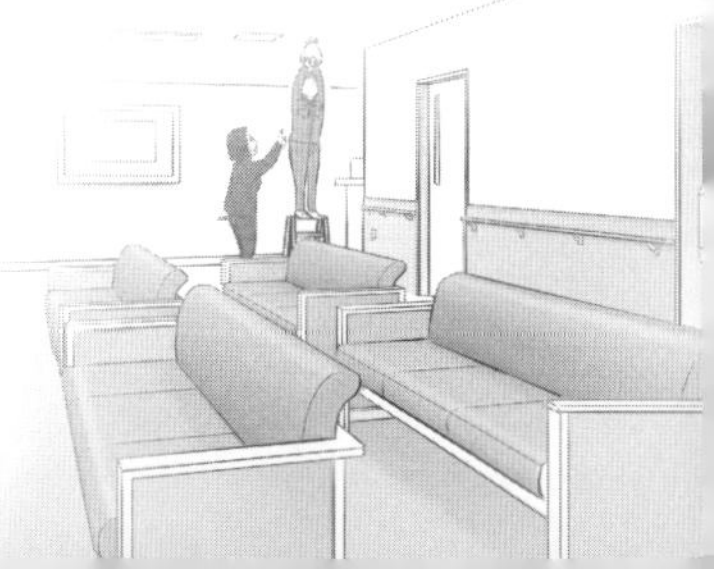

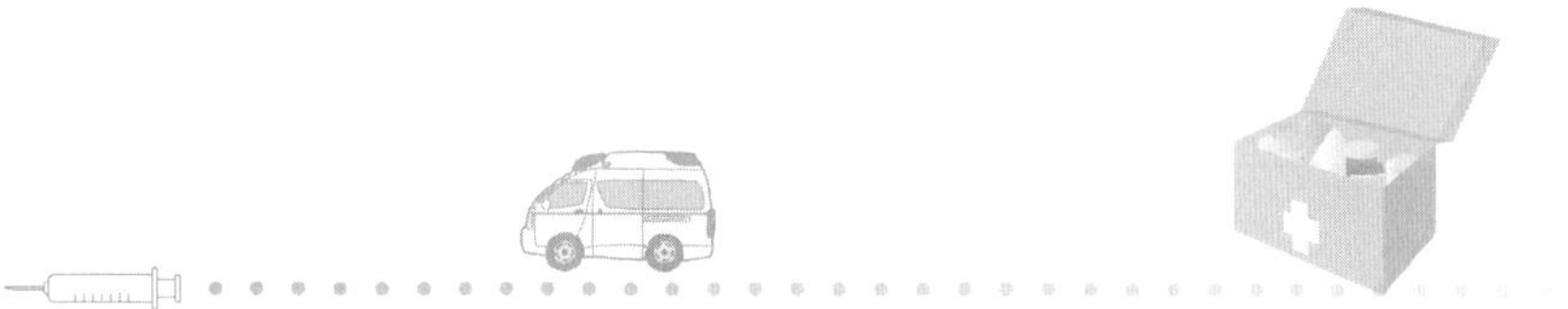

エピローグ 医療とビジネス 237

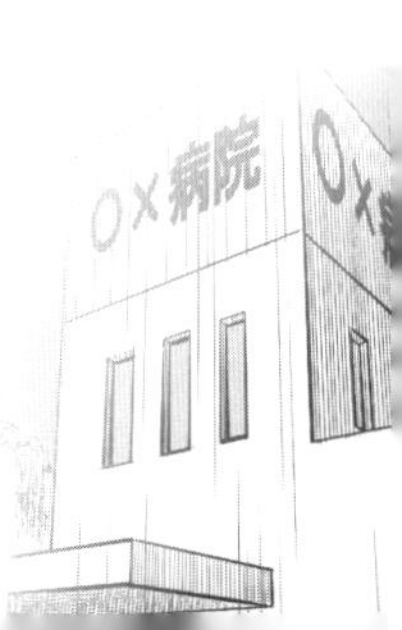

プロローグ

病院とは何か!?

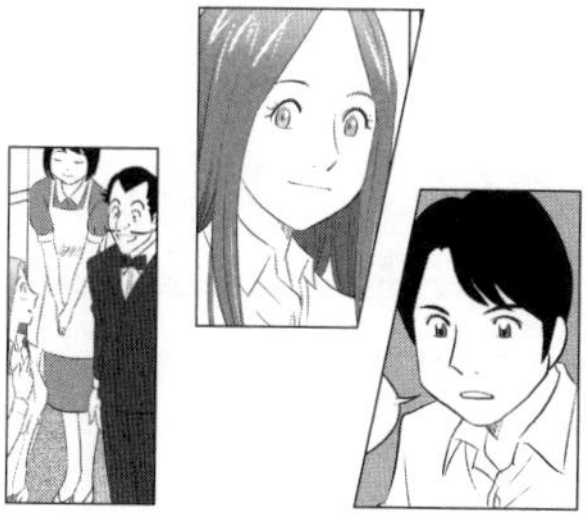

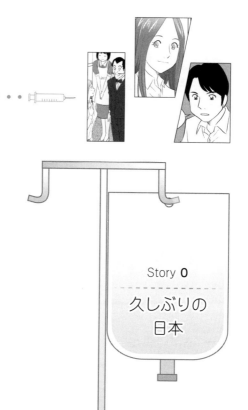

Story 0

久しぶりの日本

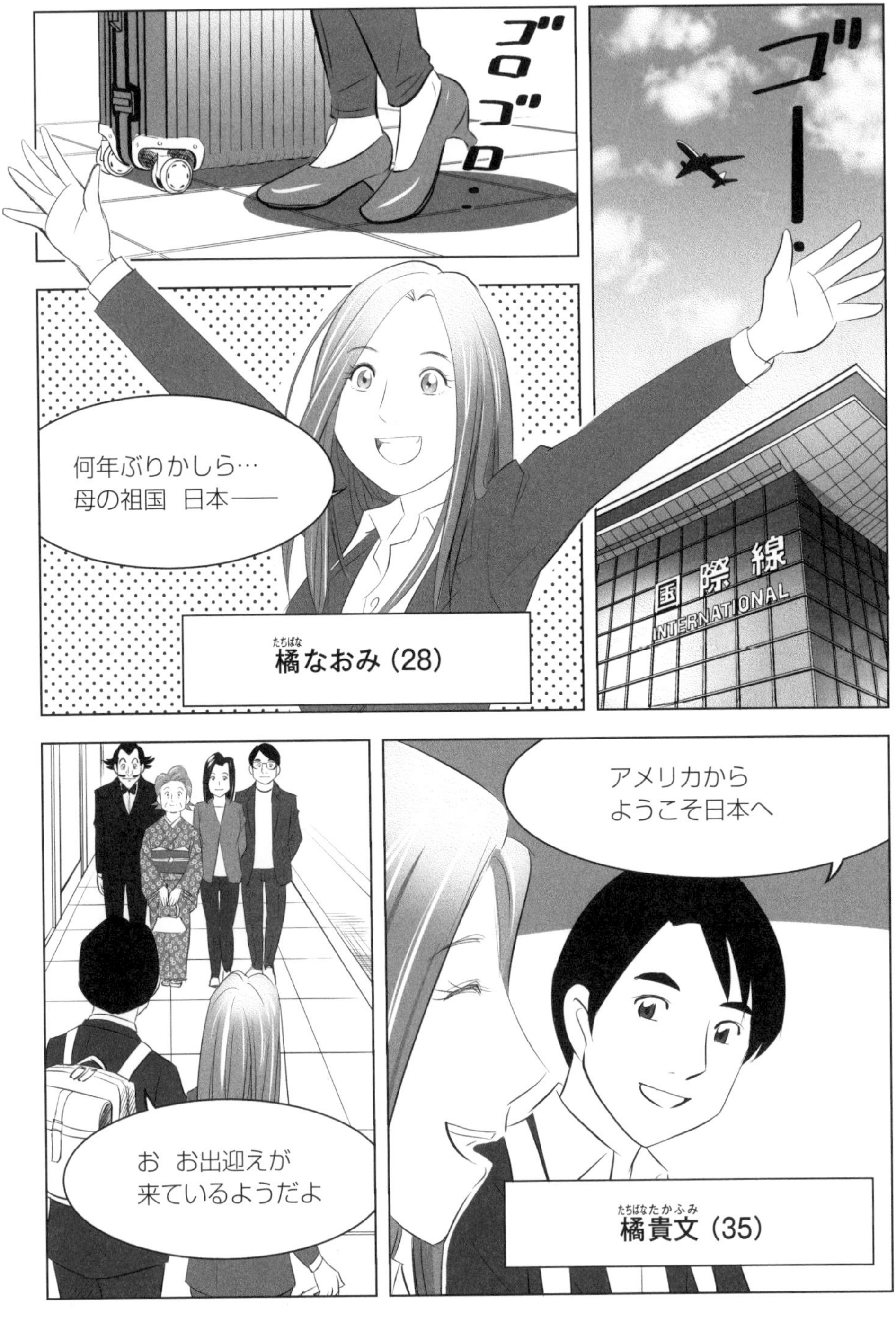
ゴー!
国際線
INTERNATIONAL
ゴロゴロ‥
何年ぶりかしら…
母の祖国 日本――
橘《たちばな》なおみ (28)
アメリカから
ようこそ日本へ
橘《たちばな》貴文《たかふみ》 (35)
お お出迎えが
来ているようだよ

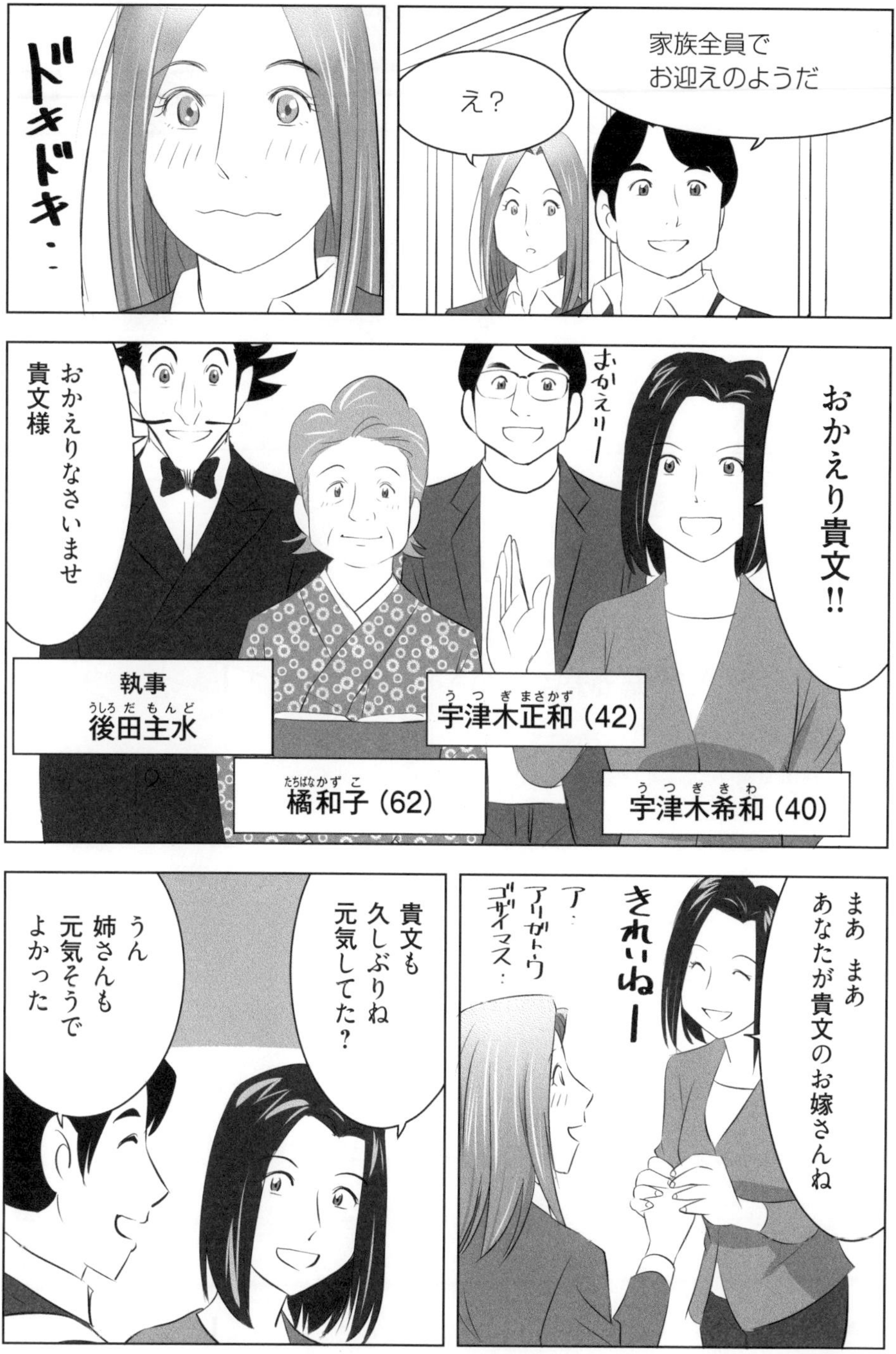
家族全員で
お迎えのようだ
え？
ドキドキ・・
おかえり貴文!!
おかえりー
おかえりなさいませ
貴文様
執事
後田主水《うしろだもんど》
宇津木正和《うつぎまさかず》 (42)
橘和子《たちばなかずこ》 (62)
宇津木希和《うつぎきわ》 (40)
まあ まあ
あなたが貴文のお嫁さんね
きれいねー
ア・・
アリガトウ
ゴザイマス・・
貴文も
久しぶりね
元気してた？
うん
姉さんも
元気そうで
よかった

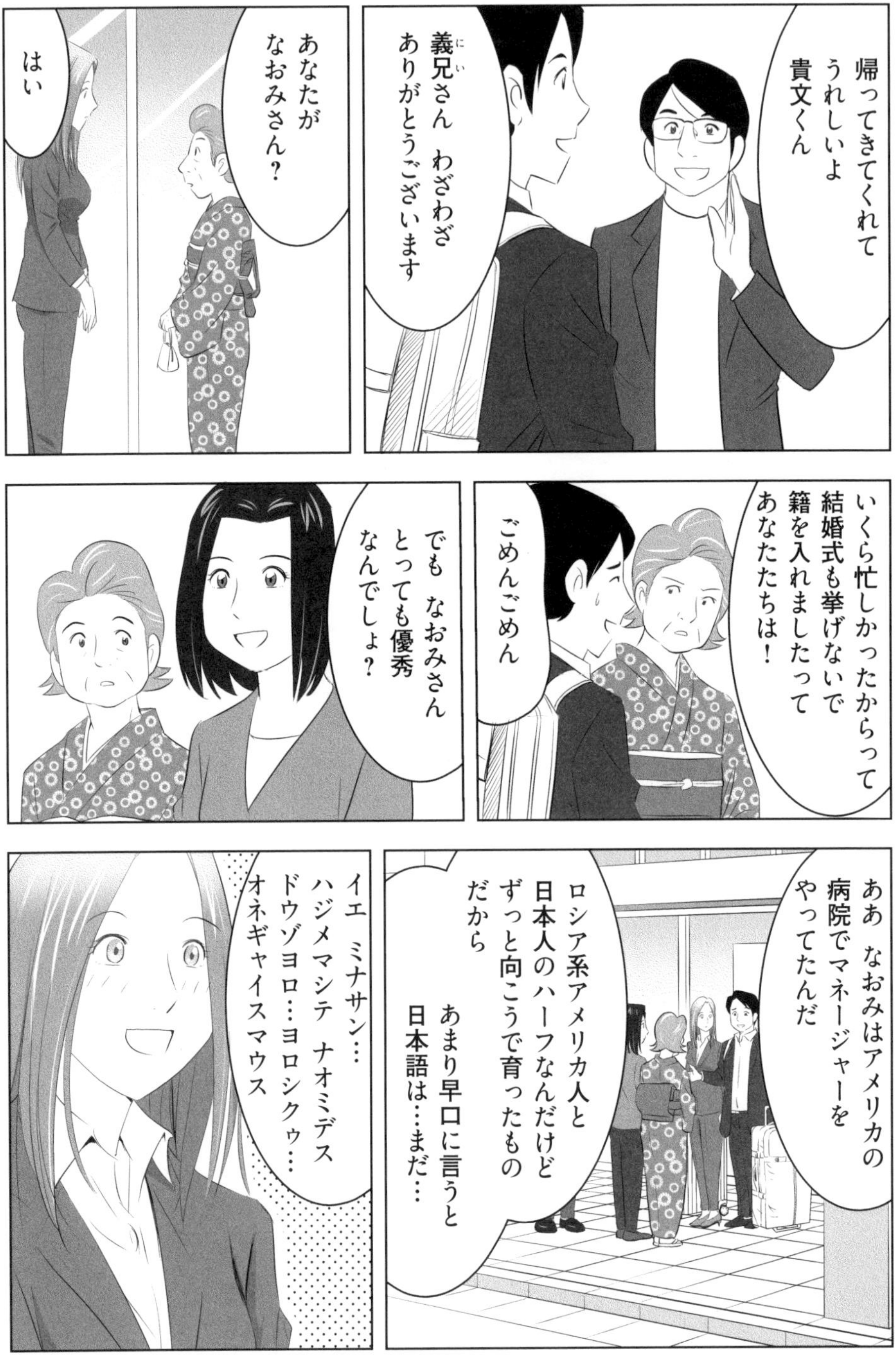
帰ってきてくれて うれしいよ 貴文くん
義兄《にい》さん わざわざ ありがとうございます
あなたが なおみさん？
はい
いくら忙しかったからって 結婚式も挙げないで 籍を入れましたって あなたたちは！
ごめんごめん
でも なおみさん とっても優秀 なんでしょ？
ああ なおみはアメリカの 病院でマネージャーを やってたんだ
ロシア系アメリカ人と 日本人のハーフなんだけど ずっと向こうで育ったもの だから
あまり早口に言うと 日本語は…まだ…
イエ ミナサン… ハジメマシテ ナオミデス ドウゾヨロ…ヨロシクゥ… オネギャイスマウス

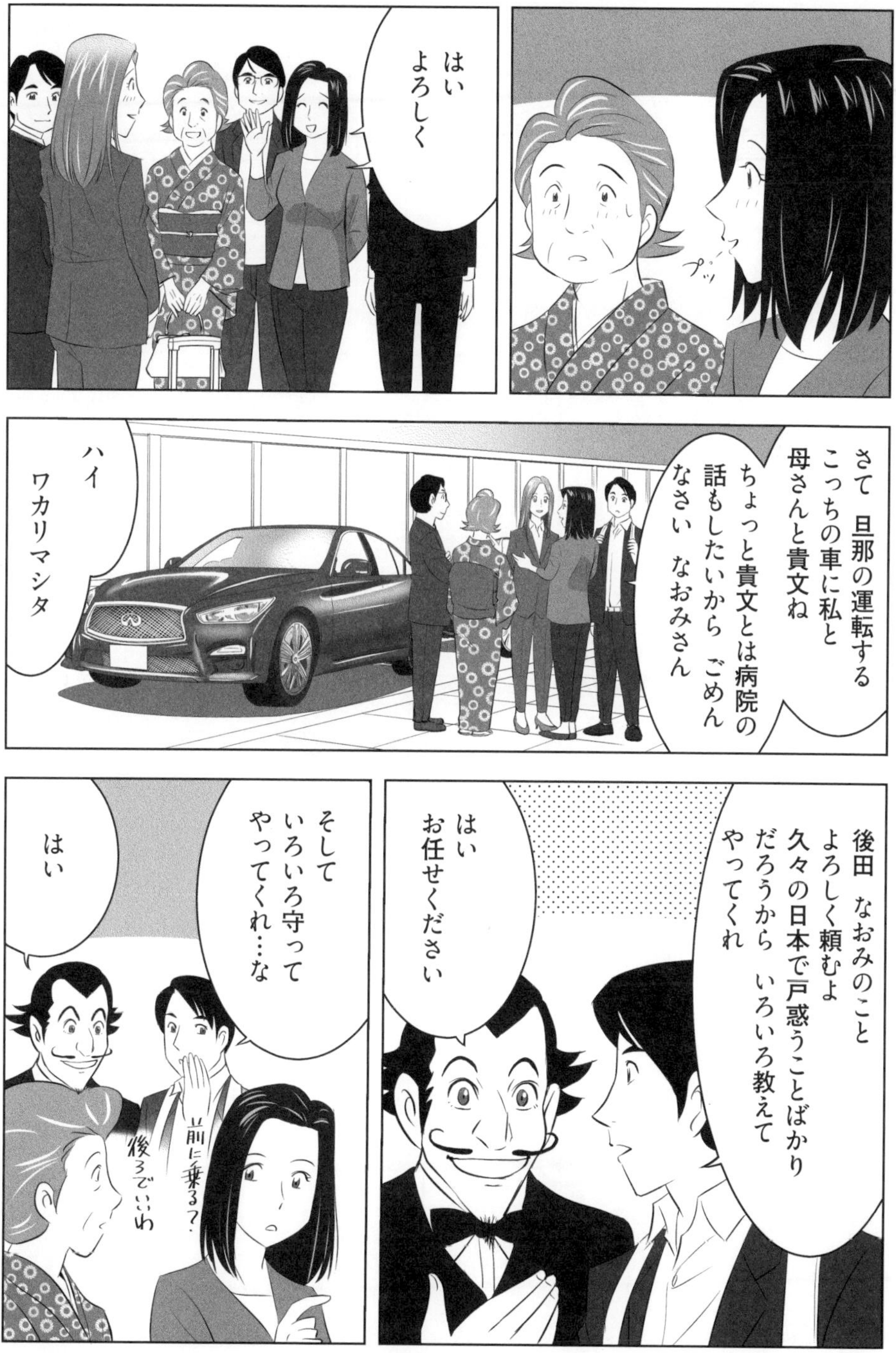
プッ
はい
よろしく
さて 旦那の運転する
こっちの車に私と
母さんと貴文ね
ちょっと貴文とは病院の
話もしたいから ごめん
なさい なおみさん
ハイ
ワカリマシタ
後田 なおみのこと
よろしく頼むよ
久々の日本で戸惑うことばかり
だろうから いろいろ教えて
やってくれ
はい
お任せください
そして
いろいろ守って
やってくれ…な
はい
前に乗る?
後ろでいいわ

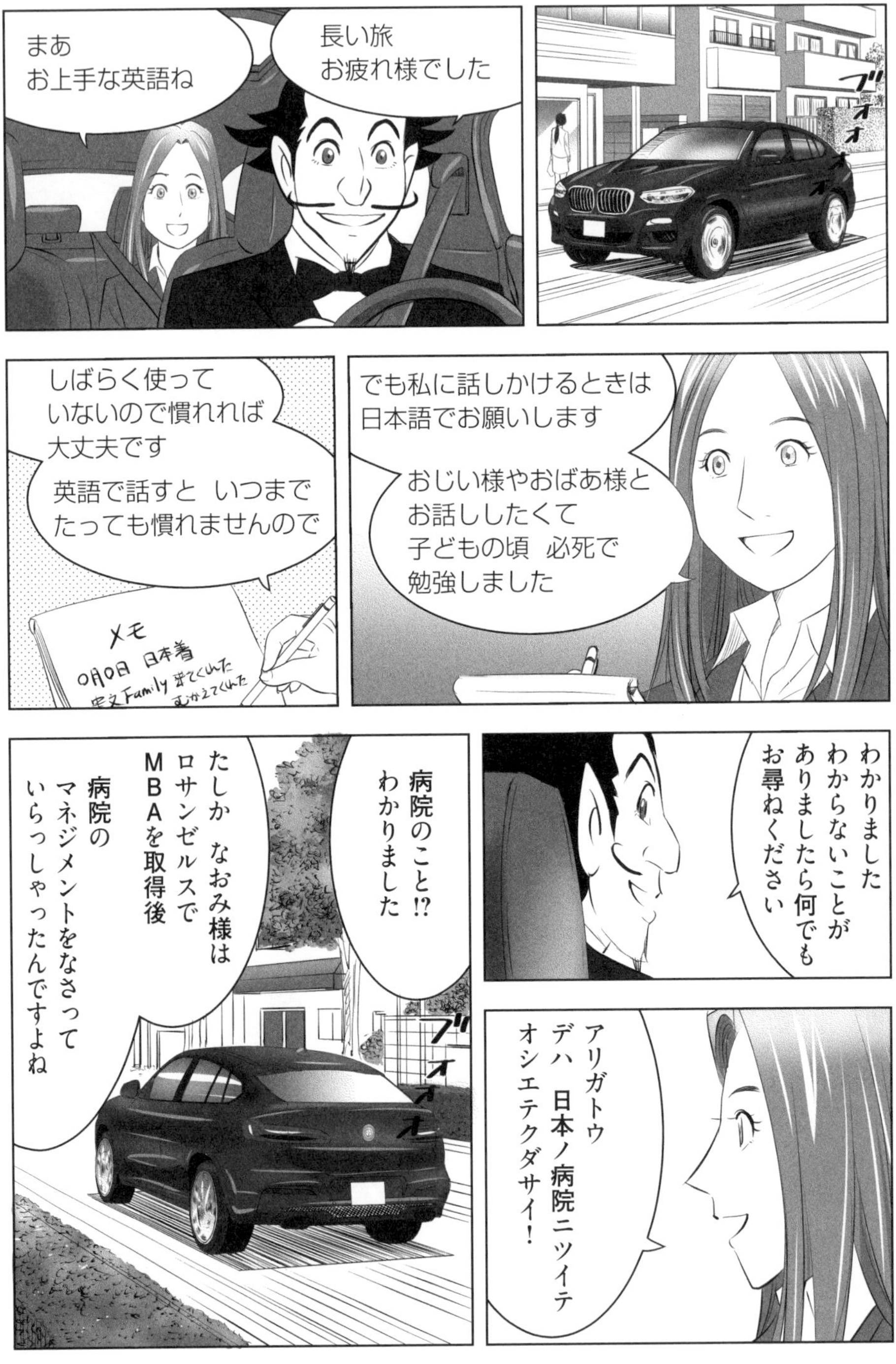
ブォォォ
長い旅
お疲れ様でした
まあ
お上手な英語ね
でも私に話しかけるときは
日本語でお願いします
おじい様やおばあ様と
お話ししたくて
子どもの頃 必死で
勉強しました
しばらく使って
いないので慣れれば
大丈夫です
英語で話すと いつまで
たっても慣れませんので
メモ
○月○日 日本着
忠文Family 来てくれた
むかえてくれた
わかりました
わからないことが
ありましたら何でも
お尋ねください
アリガトウ
デハ 日本ノ病院ニツイテ
オシエテクダサイ!
病院のこと⁉
わかりました
たしか なおみ様は
ロサンゼルスで
MBAを取得後
病院の
マネジメントをなさって
いらっしゃったんですよね
ブォォォ

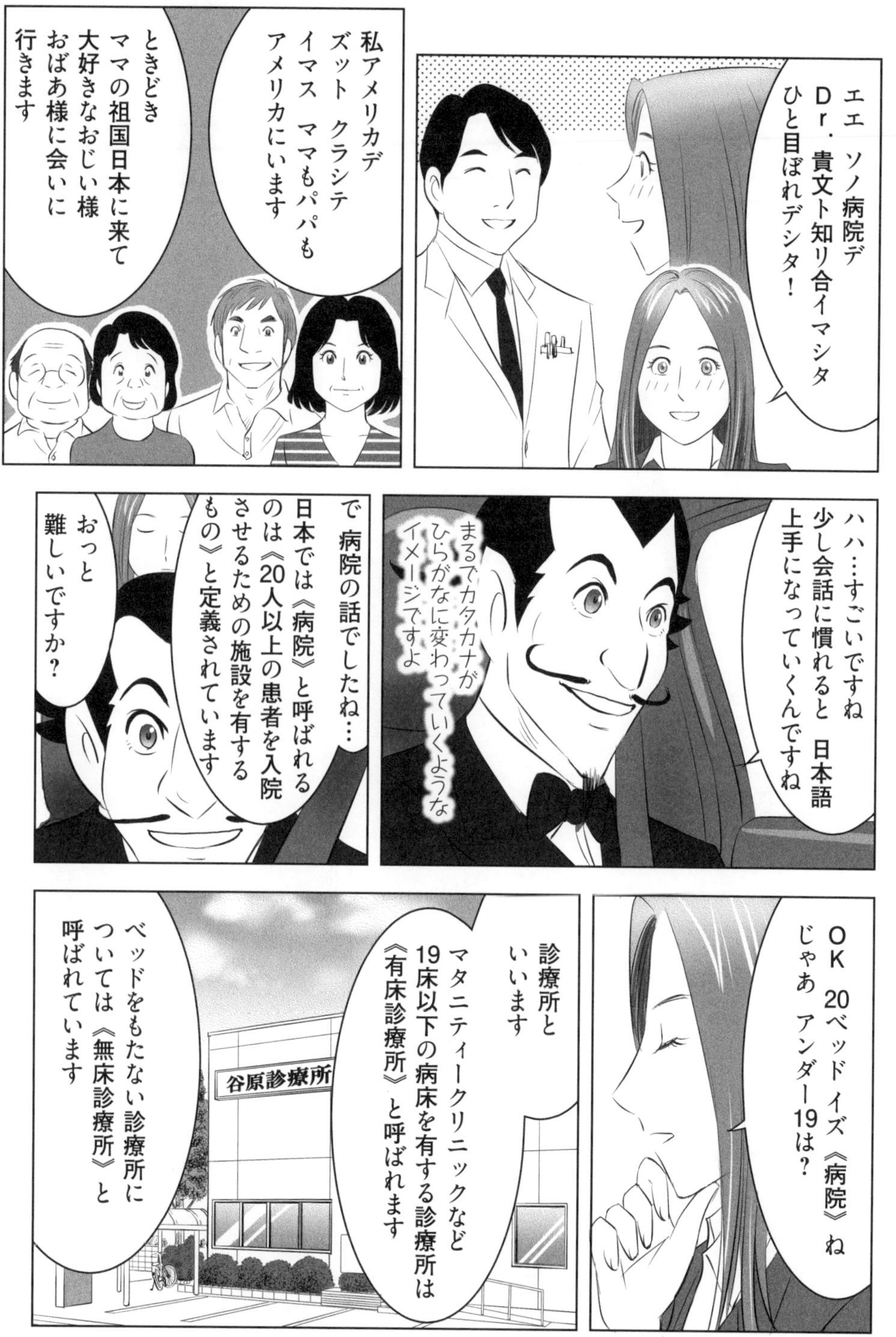
エエ ソノ病院デ Dr.貴文ト知リ合イマシタ ひと目ぼれデシタ！
私アメリカデ ズット クラシテ イマス ママもパパも アメリカにいます
ときどき ママの祖国日本に来て 大好きなおじい様 おばあ様に会いに 行きます
ハハ…すごいですね 少し会話に慣れると 日本語 上手になっていくんですね
まるでカタカナが ひらがなに変わっていくような イメージですよ
で 病院の話でしたね… 日本では《病院》と呼ばれるのは《20人以上の患者を入院させるための施設を有するもの》と定義されています
おっと 難しいですか？
OK 20ベッドイズ《病院》ね じゃあ アンダー19は？
診療所と いいます
マタニティークリニックなど 19床以下の病床を有する診療所は《有床診療所》と呼ばれます
ベッドをもたない診療所については《無床診療所》と呼ばれています
谷原診療所

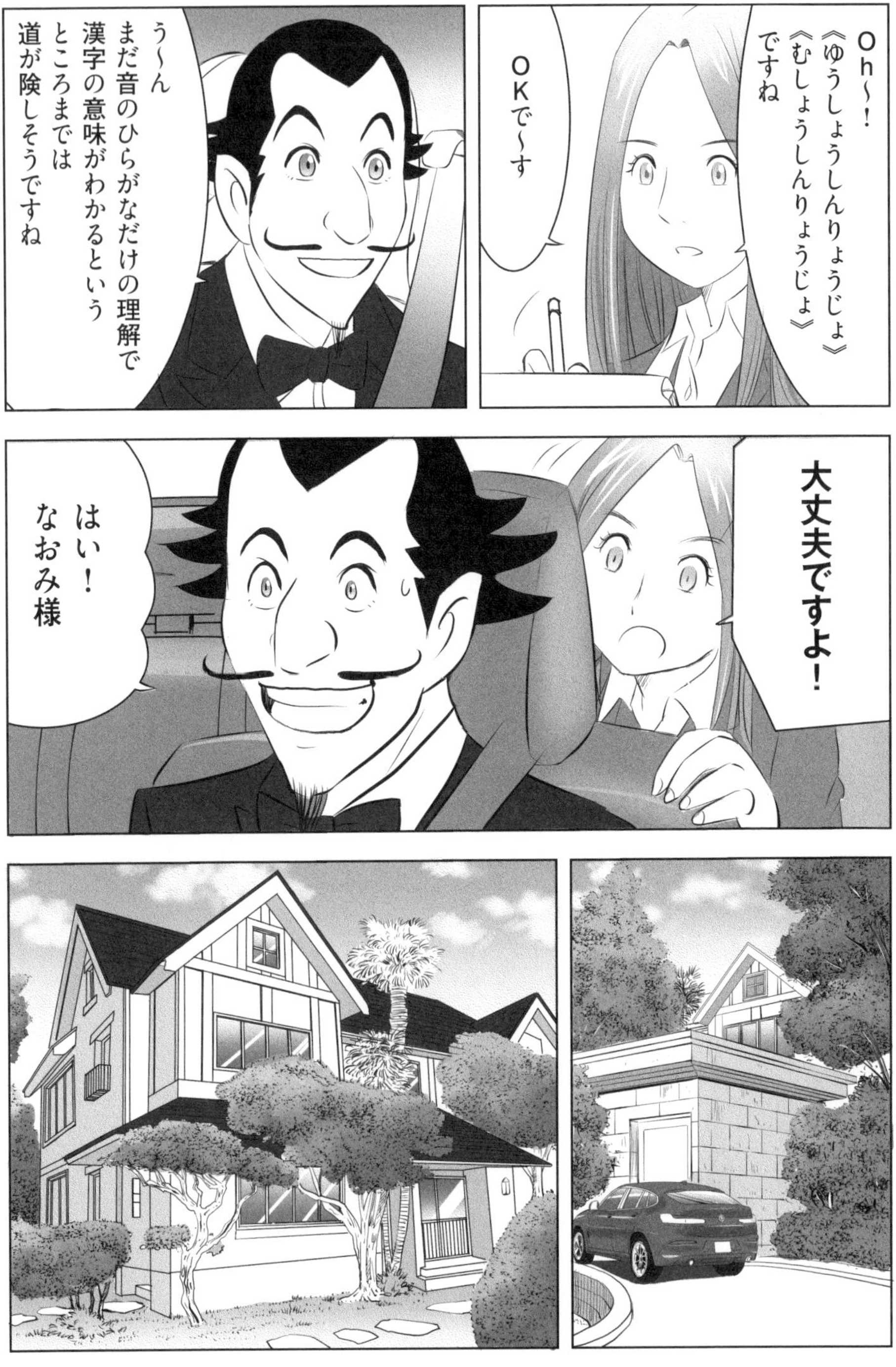
Oh～！
《ゆうしょうしんりょうじょ》
《むしょうしんりょうじょ》
ですね
OKで～す
う～ん
まだ音のひらがなだけの理解で
漢字の意味がわかるという
ところまでは
道が険しそうですね
大丈夫ですよ！
はい！
なおみ様

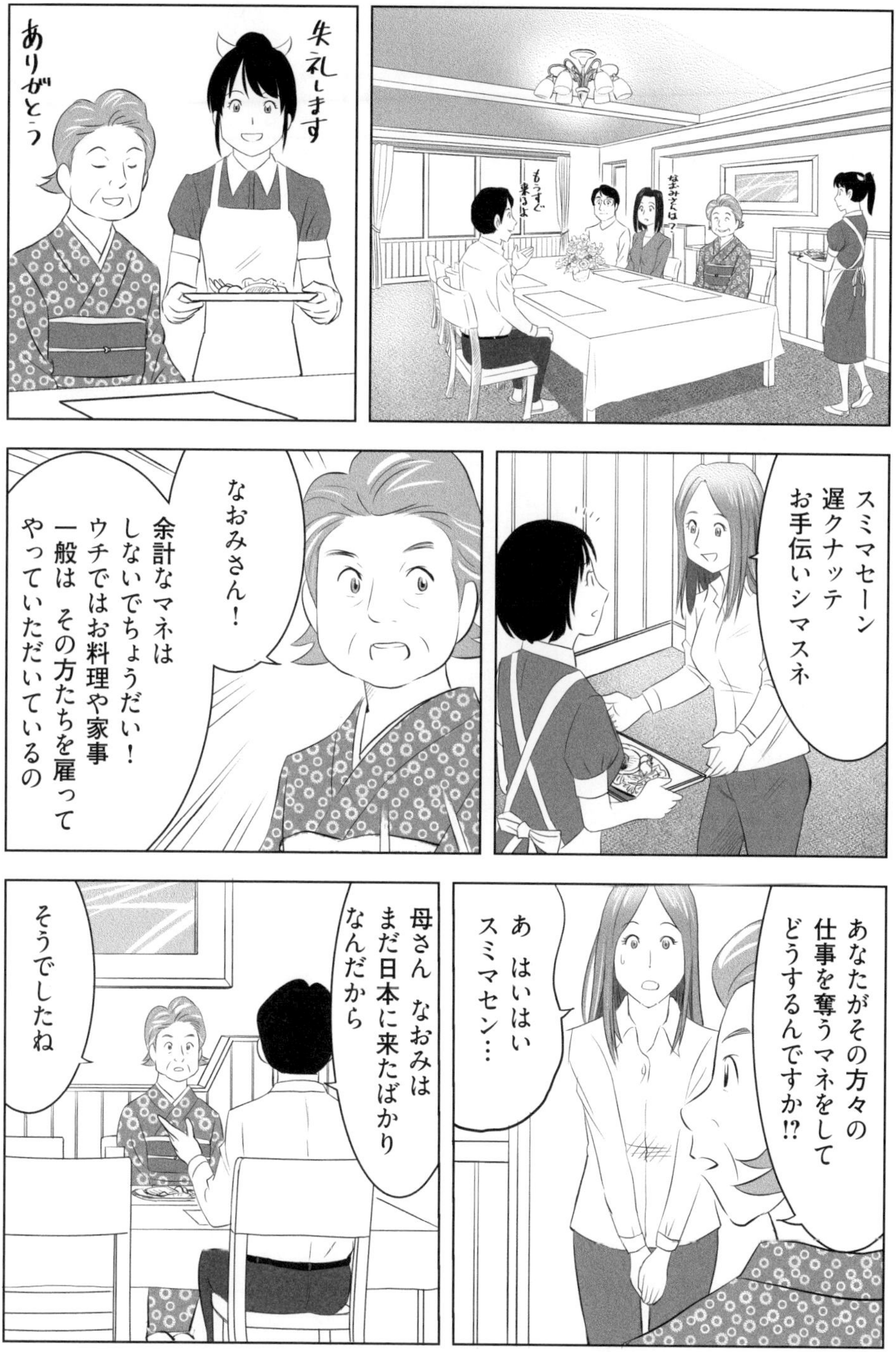
なおみさんは？
もうすぐ来るよ
失礼します
ありがとう
スミマセーン 遅クナッテ お手伝いシマスネ
なおみさん！
余計なマネは しないでちょうだい！ ウチではお料理や家事 一般は その方たちを雇って やっていただいているの
あなたがその方々の 仕事を奪うマネをして どうするんですか!?
あ はいはい スミマセン…
母さん なおみは まだ日本に来たばかり なんだから
そうでしたね

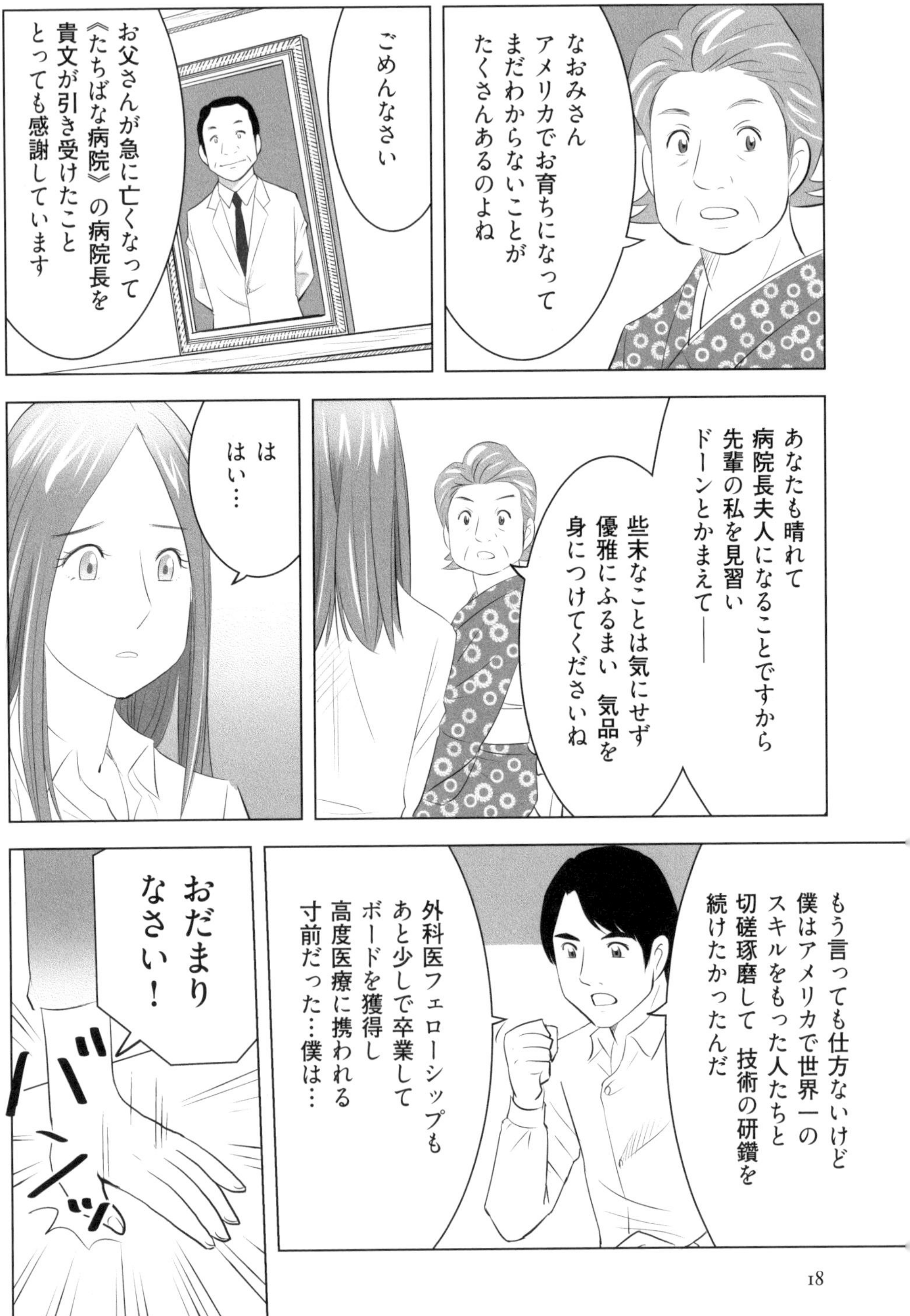

なおみさん アメリカでお育ちになって まだわからないことが たくさんあるのよね
ごめんなさい
お父さんが急に亡くなって《たちばな病院》の病院長を貴文が引き受けたこと とっても感謝しています
あなたも晴れて病院長夫人になることですから 先輩の私を見習い ドーンとかまえて――
些末なことは気にせず 優雅にふるまい 気品を身につけてくださいね
は はい…
もう言っても仕方ないけど 僕はアメリカで世界一の スキルをもった人たちと 切磋琢磨して 技術の研鑽を 続けたかったんだ
外科医フェローシップも あと少しで卒業して ボードを獲得し 高度医療に携われる 寸前だった…僕は…
おだまりなさい！
バンッ

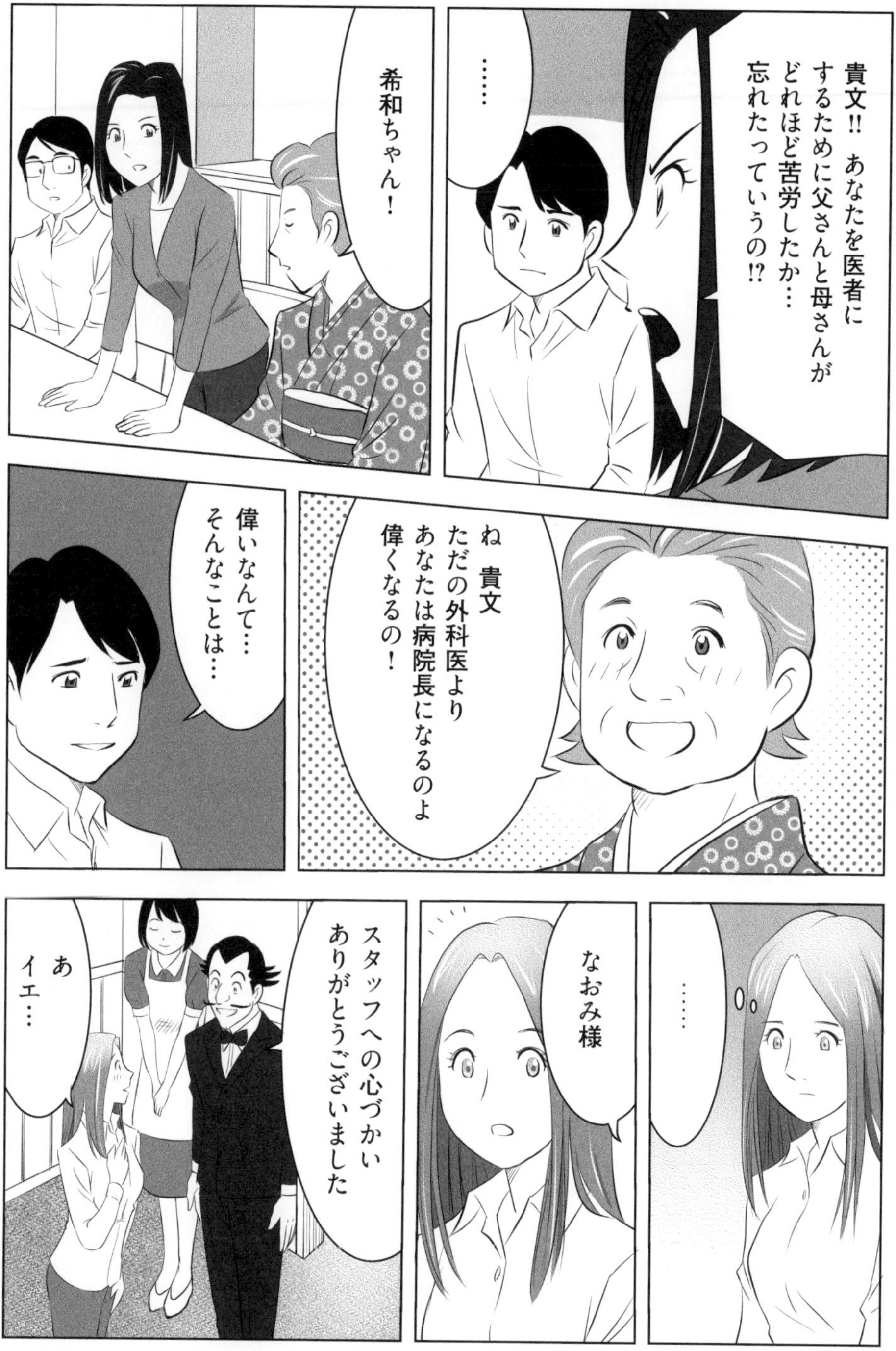
貴文!! あなたを医者にするために父さんと母さんがどれほど苦労したか…忘れたっていうの!?

……

希和ちゃん!

ね 貴文 ただの外科医より あなたは病院長になるのよ 偉くなるの!

偉いなんて… そんなことは…

……

なおみ様
スタッフへの心づかい ありがとうございました
あ イエ…

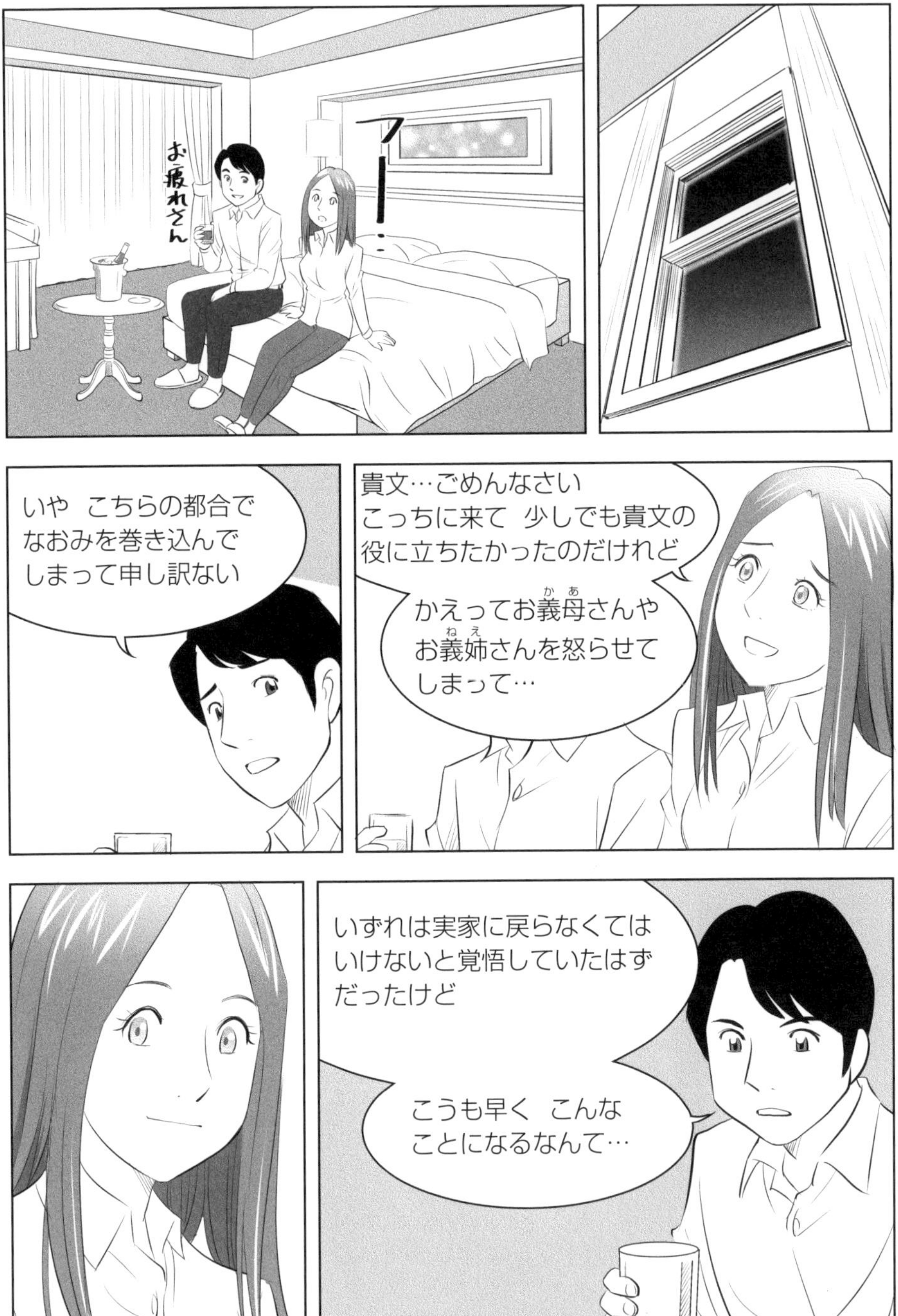
お疲れさん
フー…
貴文…ごめんなさい
こっちに来て 少しでも貴文の
役に立ちたかったのだけれど
かえってお義母《かあ》さんや
お義姉《ねえ》さんを怒らせて
しまって…
いや こちらの都合で
なおみを巻き込んで
しまって申し訳ない
いずれは実家に戻らなくては
いけないと覚悟していたはず
だったけど
こうも早く こんな
ことになるなんて…

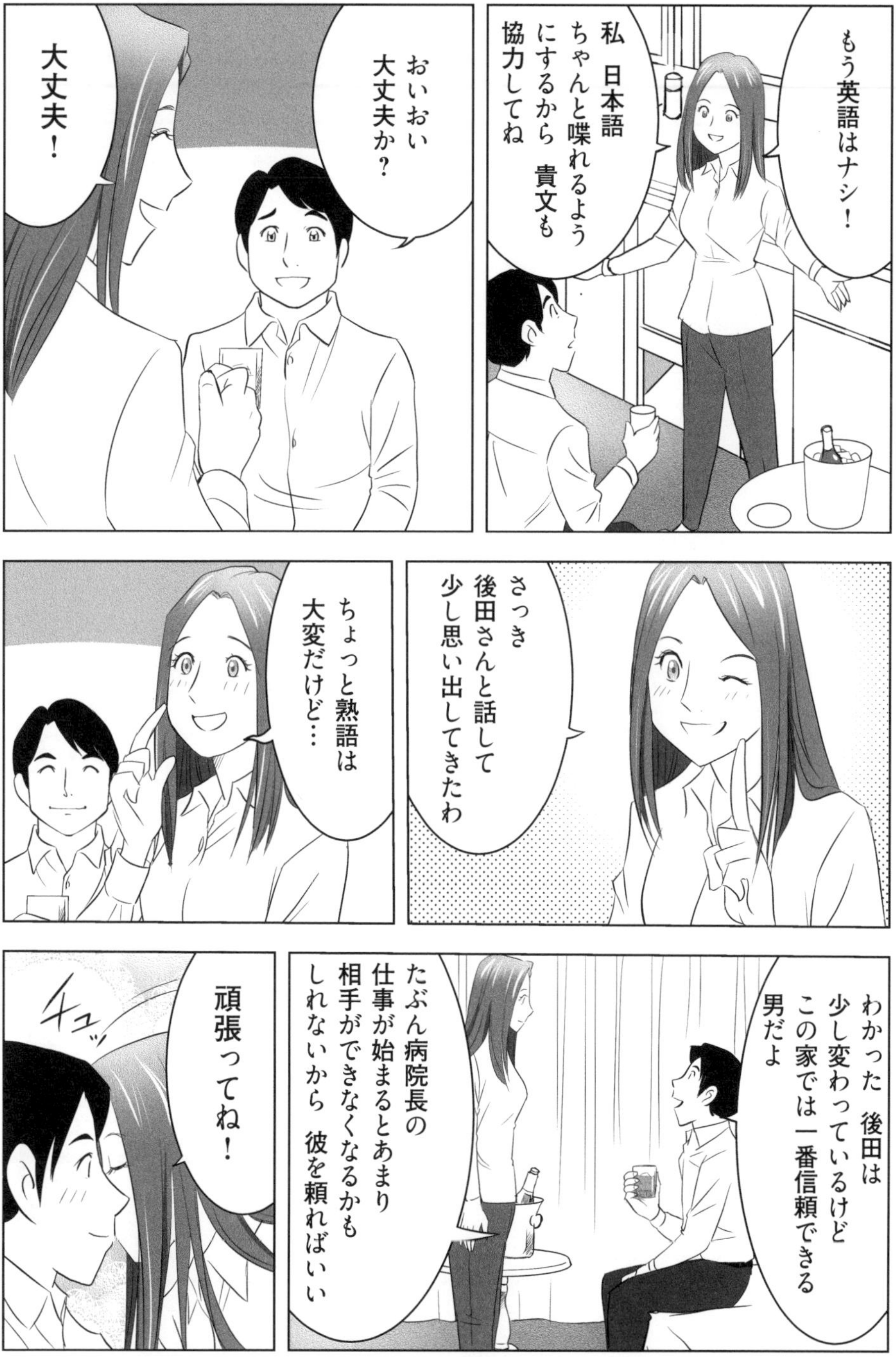
もう英語はナシ!
私 日本語 ちゃんと喋れるようにするから 貴文も協力してね
おいおい 大丈夫か?
大丈夫!
さっき 後田さんと話して 少し思い出してきたわ
ちょっと熟語は大変だけど…
わかった 後田は 少し変わっているけど この家では一番信頼できる男だよ
たぶん病院長の 仕事が始まるとあまり 相手ができなくなるかも しれないから 彼を頼ればいい
頑張ってね!
チュッ

プロローグ解説

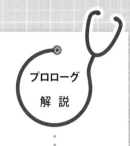

病院の基礎知識

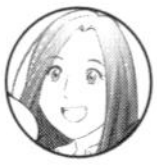

「《病院》とひと言でいっても、違いがあるんですねぇ～」

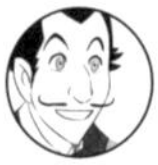

「ええ。その区分の決め手は、入院できるベッドの数なんですよ」

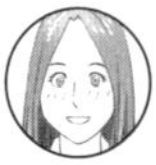

「20人以上の患者を入院させられる施設を有するものが**病院**で、19人以下のものを**診療所**っていうんでしたよね。《たちばな病院》は、ベッド数が100床の立派な病院ですね」

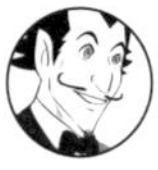

「はい。医療提供機関には、もっといろいろと種類があります。たとえば、病院、一般診療所。そして**歯科診療所**、**介護老人保健施設**、**訪問看護事業所**、**助産所**……**処方せんをもとに調剤を行ってくれる薬局**なんかも医療提供機関で、**保険薬局**といいます。ではまず、病院の基礎知識を学びましょう」

☑ 医療業界は広い

医療業界の全体像を眺める前に、日本の医療の特徴を把握しておきましょう。よく挙げられるのは、次の4つです。

❶ 国民皆保険

すべての国民は、強制的に健康保険に加入する。

❷ フリーアクセス

保険証が1枚あれば、日本全国どの医療機関でも、保険医療機関であれば保険診療を受けることができる。

❸ 自由開業医制

病院の開設には制限があるが、無床診療所の開設に制限はない。

❹ 出来高払いが中心の診療報酬制度

すべての医療行為は国により価格が決められ、各医療行為を行った分だけ診療報酬として支払う。最近では、医療費を抑制するために、疾患ごとの1日あたりの金額が決められた包括支払い制度の導入が進んでいる。

◉ 年々拡大する医療産業

先に挙げた4つの特徴の中で、最も影響が大きいのが「**国民皆保険**」制度です。医療をとりまく企業の多くが、この公的な医療保険の枠組みの中でビジネスを展開したいと思っています。

公的な医療保険の市場は、「国民医療費」として、毎年厚生労働省から発表されています。2016（平成28）年度の国民医療費は、42兆3644億円です。ちなみに、外食産業の市場規模が約24兆円ですから、保険診療だけをみても、医療の産業規模が非常に大きいことがわかります。

◉非営利が基本の医療業界

病院・診療所は非営利による経営が法律で求められているため、営利法人での経営はできません。しかし、保険薬局や製薬企業などの病院・診療所の周辺では、営利法人によりサービスなどが提供されています。

たとえば、代表的なのは製薬、医薬品卸です。先にふれた国民医療費のうち、25％程度の10兆円は医療用医薬品となっています。

そのほかにも、エピローグの解説で紹介する、さまざまな医療関連サービスがあり、医療機関をサポートしています。

☑病院進化論

「**病院**」という言葉は広く一般的に使われていますが、医療法によれば、「病院」とは「**20人以上の患者を入院させるための施設を有するもの**」と定義されています。

マタニティークリニックや内科医院などは、医療法では「**診療所**」と定義されています。このうち**19床以下の病床を有する診療所**を「**有床診療所**」、**ベッドをもたない診療所**については「**無床診療所**」と呼んでいます。

◉病院の進化の歴史

日本における病院の成り立ちは、民間主導で進行してきました。病院は診療所から始まって有床診療所、中小病院、大病院と徐々に病床規模を大きくさせていくことが病院経営のセオリーでした。病院を拡大するには資金と人材によるところが大きく、リーダーシップやカリスマ性を備えた経営者の率いる病院は、大型化していきました。

一方、公立病院などは、地域に病院の設立が遅れた地方や、採算が合いにくい診療（がん、

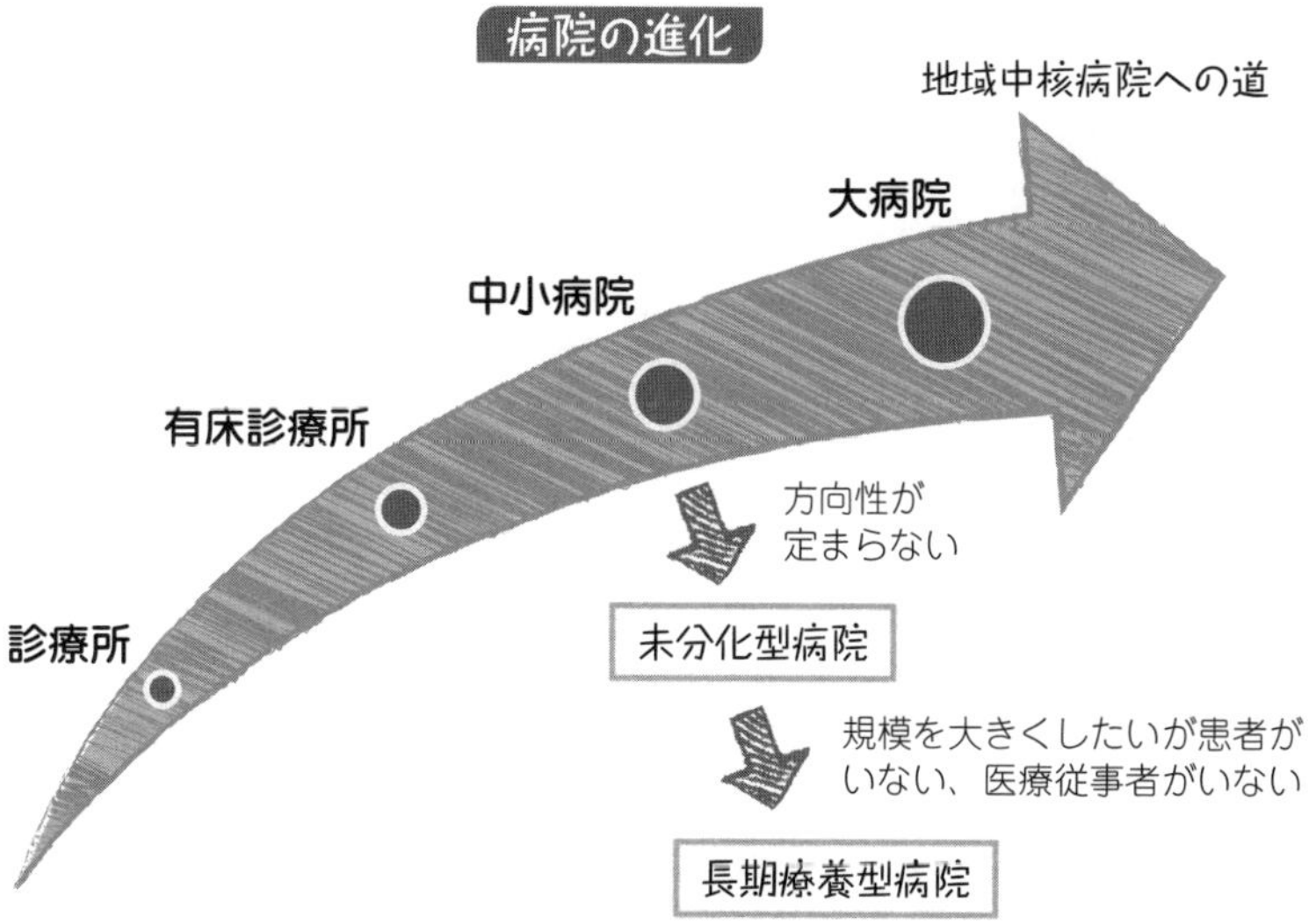

小児、循環器、精神など）を中心に病院を設立していきました。がんセンターや小児医療センターなどに国公立病院が多いのはこのためです。

◉病院分類の概念と今後

病院は以下のように分類できます。

❶地域中核型病院

日本の平均的な2次医療圏にある、1ないし2ある地域における救急医療や**急性期医療を支える病院**のことであり、一般病床が**300床以上の大病院**が中心となっています。平均在院日数もDPC／PDPS（診断群別の1日あたりの支払い方式。184ページ参照）の影響により年々短縮しています。

❷専門病院

がんセンターや小児医療センターなど**専門分野に特化した病院**です。地域中核病院のような高度な医療機器を備え、がんなど専門分野の高度な医療体制が充実しているのが特徴です。

❸外来型小病院

小規模な眼科病院や整形外科病院を中心とする、**外来を中心とした地域密着型の病院**です。有床診療所から病院となった施設が多く、小病院に多いのが特徴です。

❹長期療養型病院

長期療養型病院は、**精神病院と老人病院に分けられます**。精神病院はそれぞれに異なりますが、老人病院は高齢者を中心とした入院期間が

180日以上となる病院です。一般的には外来もほとんど行っていないため、医療機器も軽装備で医師や看護師の数は少なめです。

❺その他の病院（未分化型病院）

❶から❹にも当てはまらない病院であり、**日本の病院の中で最も多数を占める**類型の病院です。しかし、病床規制のため規模も拡大できず、その一方で急性期医療も捨てきれない中で、患者が減少傾向にある高齢化人口減少時代に病院の将来をどのようにポジショニングしていくのか、方向性が定まっていない病院といえます。

現在、病院経営は過渡期にあり、特にその他の病院は自院のポジショニングの決定を迫られています。地域中核型病院や専門病院を目指すのは一朝一夕では難しいため、多くの未分化病院は収容型病院へと転換を図っています。

☑治療と患者フロー

◉治療はマネジメントサイクル

体の調子が悪くなったり、怪我《けが》をして病院へ行ったときの流れを思い描いてみましょう。病院では、まず受診者の名前や住所、保険証情報などの個人情報を書類に記入して初診の受付をすませます。診察になると、今日受診するに至った体調や怪我などの状態を医師から聞かれます（問診*）。そして、触診や聴診器などで体の状態を調べます。ここで診断が確定できる場合は、検査などは行わずに処方などを行い、診察は終了します。

一般的な診療では、診察（問診、触診、聴診、視診）を行ったうえで、患者が罹患しているであろう病気を検証するために検査（画像検査、検体検査、生理検査）を行います。検査結果から診察時に想定した仮説が正しいことが立証されれば、薬を処方や処置、点滴・注射などの治療を行います。病気が治癒することで治療が終了し、医療サービスの提供は終了となります。

じつは、診察時にアセスメント[＊＊]を行い、病気についての仮説を立て、検査を行い、治療の計画（Plan）を立てます。そのあと、実行（Do）にあたる治療に移ります。再来院の際、病気の改善が進んでいるかを検査（Check）し、問題がなければ治療を続行し、問題があれば新たな薬を増やすなどの処置（Action）をとる、というこうした治療のサイクルは、**マネジメントサイクル（PDCAサイクル）**と似ているのです。

◉ ベテラン医師は効率性が高い⁉

ベテラン医師と新人医師では、**治療に大きな差が生じます**。

経験豊かなベテラン医師は、患者を診察したときに経験から想定される病気の仮説がしっかりしているため、効率的で適切な検査オーダーにより早く診断を行うことができます。

ところが、新人医師は、臨床経験が少ないため仮説があいまいであり、検査を多く行わないと診断に自信がもてません。

しかし、新人医師もこの失敗をくり返すわけではありません。新人医師は知識と経験を蓄えていくことになります。

＊診療の合理化のため、簡単な問診は受付で聞かれる場合が多い。

＊＊状態を評価し把握すること。

☑ 病院における組織体制

◉ 組織は治療のために

病院の組織は、病院運営と診療とで組織の体制が変わります。病院全体の組織を単純化すると下図のようになります（民間病院である医療法人の例）。図の例では、院長の上に理事会があります。

この**理事会**は株式会社での取締役会にあたり、主に病院の経営の責任を負う組織です。また、株式会社の代表取締役にあたる**理事長**も存在し

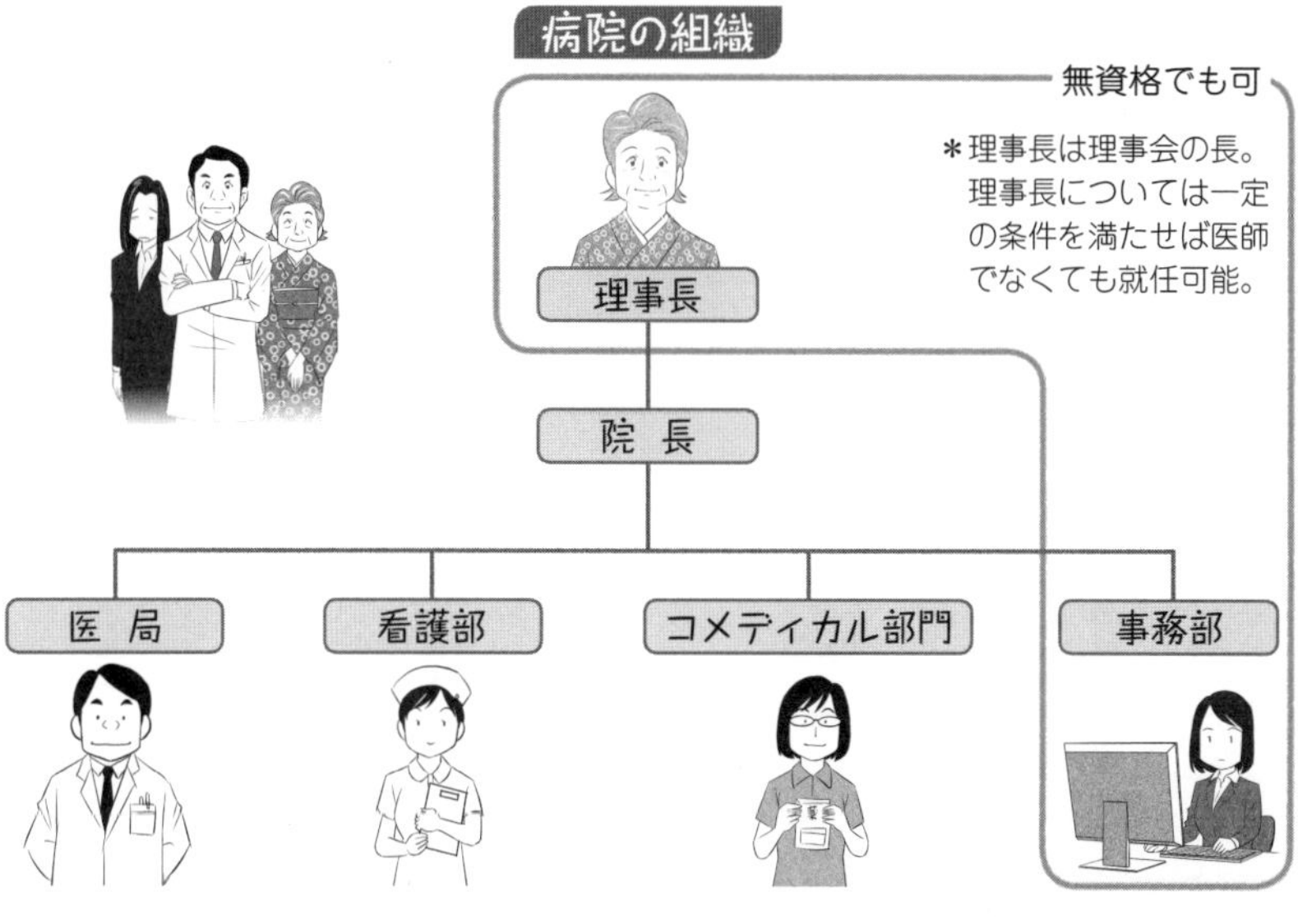

ます。一方、診療は患者の治療や救命が中心の指示命令系統となります。医師の指示により診療がスタートし、看護師やコメディカルが医師の指示をもとに治療や検査を行います。

前ページの図のように、経営上の組織は資格別で部門に分かれていますが、治療のときには組織を横断して直接職種間でやりとりが行われます。

病院スタッフはどちらの組織が優先されるのかわからなくなることがあります。

病院スタッフの共通認識は、患者を救いたいという思いです。

とはいえ、**病院運営の組織と医療従事者の間で利害が衝突することがあります。**病院は経営活動を行い、医療機関として存続していかなければなりません。これに対し、病院の従業員である医師をはじめ医療従事者は、ときには病院の利益に反する治療を行うことがあります。それは、病院の経営方針以前の問題として、国家資格を取得する教育課程では人命が第一優先とされているところからくるものです。

いまの日本の医療現場は、治療が優先され、医療従事者個々の裁量に任されているため、質の高い医療が行われているともいえます。

☑ 診療所とクリニック

◉ 診療所とクリニックは同じ医療機関

診療所は医療法で、「医業や歯科医業を行う場所で19人以下の患者を入院させるための施設」と定義されています。ベッドのあるなしで、有床診療所、無床診療所と分けられ数のうえでは、無床診療所が圧倒的に多くなっています。

診療所は一般には「医院」や「クリニック」と呼ばれ、地域の「**かかりつけ医**」としての機能を担っています。「かかりつけ医」とは、「地域の住民の病気や健康に関する治療や相談にのる医師」とされています。また、一般的にレントゲンなどの診断機器や医療機器は高度なものを装備していないため、「**プライマリケア**」といわれる**初期の診療**を担うことも診療所の特徴といえます。この初期の診療により重症度を判断し、診療所で対応できるものは治療し、重症のものはより高度な医療機関や専門の医師へ紹介することになります。

診療所は小規模ですから、高度な医療機器や設備を必要とする呼吸器外科や心臓血管外科、小児外科などの開業はあまりありません。

診療所はそろそろ飽和状態ではないかとの指摘もあります。そのような中で、**メディカルモールとして相乗効果を狙ったもの**やショッピングモールへの開業など、**利便性を考えたもの**が増加しているのは、診療所の生き残りをかけた闘いのあかしでもあります。

現在、国は、診療所を地域住民の健康管理の中心と位置づけており、特定健康診査や特定保健指導といった生活習慣病を対象とした健康診査や在宅療養支援診療所、生活習慣病管理料などは、診療所を中心とした診療報酬点数もつくられています。このことからも、診療所には「地域住民の健康の担い手」という機能を望まれていることがわかります。

☑ 在宅療養支援診療所

◉ 在宅医療の中心的な存在

「在宅療養支援診療所」という名前を聞いたことがあるでしょうか。この診療所は、在宅療養を行う患者や家族を支援するために2006（平成18）年4月の診療報酬改定により創設されたものです。こうした在宅医療の提供は、昔から町の診療所が往診などで行ってきたものですが、差し迫った医療費抑制のためにこの支援体制を整備して確立しようとするものです。この背景には、**入院医療から在宅医療へとシフトさせることで医療費を抑制しようとする政府の考え**があります。在宅医療は、自宅などで病気療養や看取りができるというメリットもあります。

一般診療所がこの診療所に認定されるには、以下の要項が整備されていることが必要です。

① 医療法上の診療所であること
② 患者と家族に文書で医師や看護師と24時間連絡が取れる連絡先を提供していること
③ 24時間往診が可能な体制があり、患者と家族に文書で往診担当医の氏名や担当日時を提供していること
④ ほかの医療機関や訪問看護ステーションと連携し、24時間訪問看護が提供可能な体制をつくっていること
⑤ ほかの医療機関と連携することにより緊急時に在宅で療養を行っている患者が入

院できる病床を常に確保していること
⑥連携先の医療機関や訪問看護ステーションと文書で必要な情報を提供できる体制ができていること
⑦患者の診療記録の管理ができる体制
⑧ケアマネジャーなどと連携体制などが整備されていること

つまり、在宅療養支援診療所は、病院から退院した患者が、24時間安心して自宅で病気療養できるように医療と介護の双方で支援するための診療所なのです。昨今の医療費抑制による病院淘汰の時代になくてはならない医療機関であり、また、これからの在宅医療推進の中心であることは間違いありません。

☑ベッドがある診療所

●病院ではない診療所

「診療所」の項でもふれましたが、有床診療所は入院の設備をもつ診療所です。一般にあまり馴染みのない医療機関名かもしれませんが、ご近所の産婦人科医療機関を思い浮かべてみてください。その医療機関は「病院」と名乗っているでしょうか。たいていは、「〇〇産婦人科医院」や「△△マタニティークリニック」などと記されていると思います。これらの医療機関が有床診療所なのです。

有床診療所の数は２０１８（平成30）年９月の時点で、一般診療所10万２１０４のうち、６９３４で、無床のほうが多いことがわかります。ベッド数では、日本の総ベッド数164万1468のうち9万4853と、約6％を有床診療所が占めていることになります。

では、どの診療科が多いのでしょうか。

2014（平成26）年の厚生労働省の医療施設調査によると、主たる診療科を内科としているものが約38％、次いで外科13％、産婦人科10％となっています。**内科、外科、産婦人科**で約67％を占めています。

勤務する医師の数については、2005（平成17）年6月の全国保険医団体連合会の有床診療所のアンケート調査によると、院長のみ48・58％、院長と非常勤25・62％、院長と常勤医1名18・46％と医師2名以内の有床診療所が約9割となっています。当直についても、院長のみで行っているもの50・41％と、約半数は院長が毎日当直を行い、当直がない有床診療所も29・02％と、約3割は当直医師の配置がない状態です。

有床診療所も2006（平成18）年の法改正により地域医療計画による病床規制の対象となるなど逆風が吹いています。医療の質が問われる近年では、医師1人で365日24時間、入院している患者を診療していくことは現実にそぐわないのかもしれません。

☑ 入院医療の担い手である病院

◉ 私立病院が日本の医療を支えている

「病院」の医療法の制度上の分類として、別に、**特定機能病院、地域医療支援病院**があり、個々の病院は法で定めた基準に応じてそれぞれに属することになります。特定機能病院と地域医療支援病院についてはあとで説明します。また、**急性期病院と慢性期病院**という概念もあり、これらについてもあとで説明します。なお、以前の「総合病院」*という名称は、医療法改正により制度はなくなりました。

2016（平成28）年の医療施設調査によると病院は日本全国に8442施設あり、病床規模別では100床未満の小規模病院が3039施設、100～300床未満の中規模病院が3890施設、300床以上の大規模病院が1513施設となっています。こうしてみると、**日本の病院の約36％が小規模の病院**であることがわかります。

設立主体別にみた病院施設数と病床数では、医療法人が施設数では日本の病院の約半数、ベッド数では約6割を占めています。「**医療法人**」とは、医療法で定められた病院の法人格で、株式会社などのような組織に似ています。ただ、株式会社は営利法人であることに対して、医療法人は非営利法人とされています。

次に多いのが**公的医療機関**で、施設数で約2割5分、病床数で約1割を占めています。「公的医療機関」とは都道府県市区町村の自治体立病院、および日本赤十字社、済生会、厚生連などの病院です。次に**個人病院**、**国立病院**（**現・国立病院機構**）などとなっています。

このように、日本の病院は私立の医療法人と個人病院が全施設数の約60％、ベッド数で約65％を占めています。そのため、**日本の医療は私立病院が支えている**ともいわれているのです。

＊総合病院は以前は医療法により定義されていたが、現在は概念的なものとなっている。

☑大学病院である特定機能病院

◉医学教育と高度先端医療を提供する医療機関

特定機能病院は、高度医療を提供する医療機関として、病院の役割分担をはっきりさせようという第2次医療法改正（1992〈平成4〉年7月）において、療養型病床群とともに制度化されました。

特定機能病院には、全国の大学附属病院本院のほか、国立がんセンター中央病院（東京・築地）、国立循環器病センター（大阪・吹田市）、

約半数は私立の医療法人

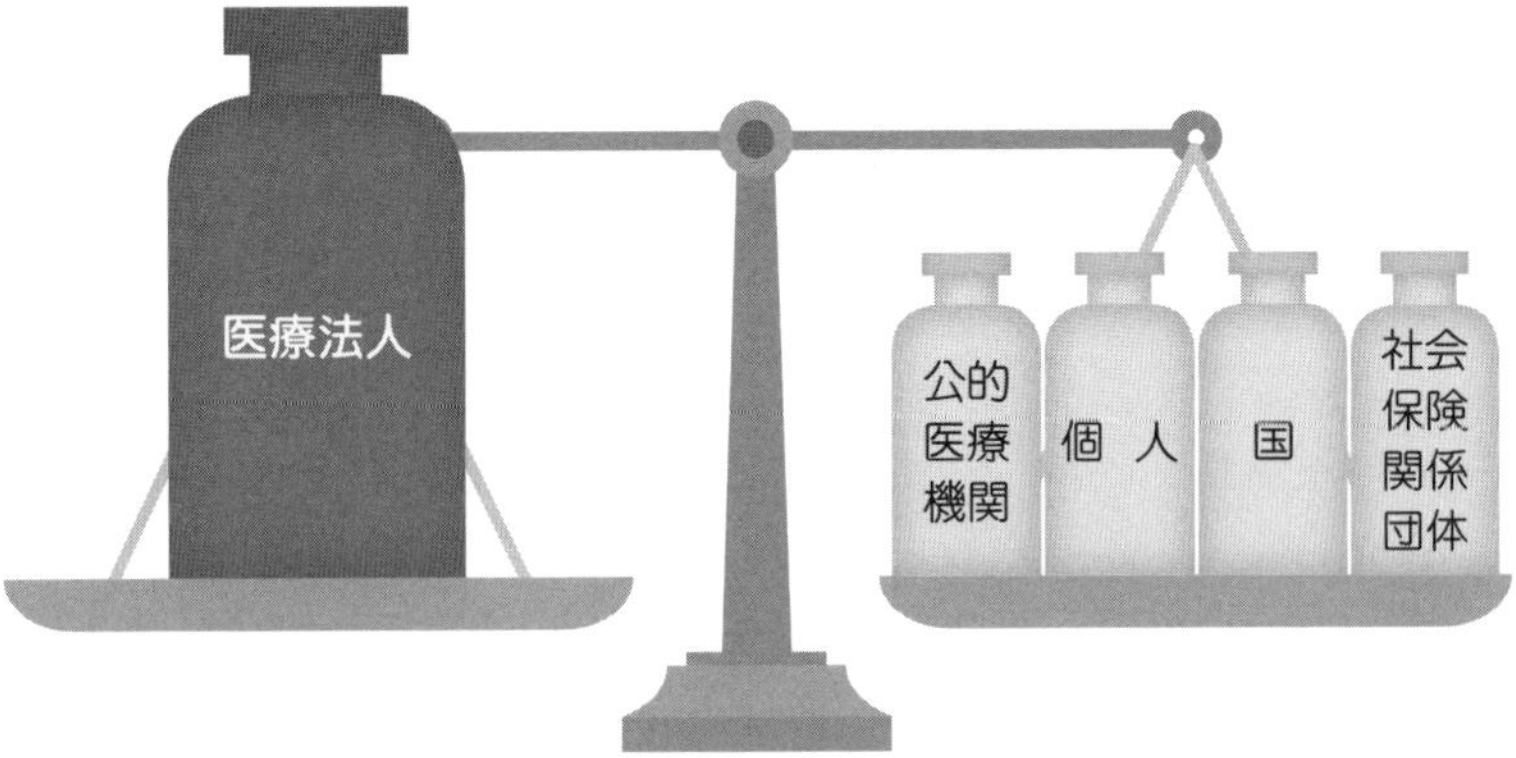

▲医療法人が日本の病院の約半数の施設数を占めている。

大阪府立成人病センター、がん研有明病院が含まれます。なお、この病院を受診するには、原則として診療所や一般病院からの**紹介状**が必要となります。

特定機能病院は厚生労働大臣の認可が必要で、その条件として以下の項目が挙げられます。

①高度の医療を提供する能力があること
②高度の医療技術の開発・評価および研修を行う能力があること
③内科、精神科、小児科、外科、整形外科、脳神経外科、皮膚科、泌尿器科、産科、婦人科、眼科、耳鼻咽喉科、放射線科、歯科、麻酔科を含む10以上の診療科を含むこと
④400床以上の入院施設があること
⑤医師と薬剤師は一般病院の2倍、看護師は一般病院の1・5倍、管理栄養士は1名以上の配置があること
⑥集中治療室、無菌治療室、医薬品情報管理室などの設置があること

特定機能病院は、その目的が高度な医療の提供と研究・教育であるため、高度な医療技術をもつ専門医と未熟な研修生が同居するという特殊な存在でもあります。

☑ 地域中核の地域医療支援病院

◉ 地域の医療機関を支援する中核病院

地域医療支援病院は、医療の効率化に伴う病院の機能分担の一環として医療法で定められた

もので、1997（平成9）年4月の医療法第3次改正、1998（平成10）年4月から創設）、地域医療を支援する目的の**中核病院**です。この病院の開設には都道府県知事の承認が必要で、地域の中規模以上の病院が対象となっています。2次医療圏あたり1施設以上あることが望ましいとされています。

承認の条件の主なものは以下のとおりです。

①地域の医療機関から紹介された患者を受け入れること（紹介率80％以上）

②地域の医療従事者が診療・研究や研修のために建物や施設、医療機器などを利用できる体制が整備されていること

③救急医療を24時間提供する能力

④地域の医療従事者の資質向上をはかるための研修を行わせる能力があること

⑤200床以上の入院施設があること

地域医療支援病院は、2次医療圏における実質的な地域の重要医療機関です。地域医療支援病院になった医療機関には、診療報酬点数などの優遇措置があります。そのため、地域の中核となる病院は、地域医療支援病院の承認を受けるべく紹介率の向上などの努力を行っています（紹介率向上のためには地域医療連携の推進が欠かせないことから、こうした病院には**地域医療連携室**が設けられています）。

地域医療支援病院は、これからの地域医療の質の向上や地域の医療機関を支える役割を期待されています。

☑急性期病院

◉治療のスタートである急性期を担う病院

２０００（平成12）年の医療法改正の骨子は病床の機能分化にありました。これにより、各病院は**急性期病院（一般病床）**か**慢性期病院（療養病床）**の選択を迫られました。

急性期病院は、**急性疾患または重症患者の治療を24時間体制で行う高度専門医療機関**です。在院日数の制限、人的配置、諸設備などで、慢性期病院より医療資源の投入が必要となります。特定機能病院や地域医療支援病院は、この急性期病院に該当します。

平均在院日数が短い急性期病院の役割は、時々刻々《じじこっこく》と状態が変化する患者の治療です。そのため、医療従事者や医療機器（医療資源）も充実している必要があるのです。

２０１４（平成26）年の「地域における医療及び介護の総合的な確保を推進するための関係法律の整備等に関する法律」によって、病床機能報告制度が始まり、急性期医療を提供する病院は、急性期病床について高度急性期機能と急性期機能に分けて報告することが求められるようになりました。

看護師の配置（常勤換算）は、医療法では入院患者３人に対して常勤看護師１人であるのに対し、診療報酬点数の7対1看護では、入院患者１・４人に対して常勤看護師１人まで、手厚く規定されています。この診療報酬上の人員配置は、**患者に対する看護師の配置割合が高いほど、入院料が高くなるしくみ**となっています。

一般的に在院日数が短いほど、患者に手間がかかり、医療資源が必要といわれているので、看護師を増やしていく必要があります。

☑長期療養が可能な長期療養型病院

◉長期療養型医療を担う慢性期病院

慢性期病院は、前項の急性期病院に対応するものとして、第４次医療法改正で新たに設けられました。

慢性期医療は、急性期から回復期・亜急性期を経て以降の医療であり、患者の病状は安定しているものの、医療的な監視・処置が必要であり、これ以上の回復はあまり認められない状態です。

慢性期病院は、病床区分では「**療養病床**」という長期に入院する病床ですので、当然に平均在院日数は長くなる傾向があり、入院患者の平均は４～６カ月程度となっています。２０１８（平成30）年８月の病院報告では、全国の一般病床の平均在院日数の15・５日に対して、療養病床は１４２・３日となっています。

慢性期病院は、急性期から回復期・亜急性期を過ぎてからの転院（Post-acute）を受け入れたり、発熱や下痢など、あまり重篤でない病気を発症した患者（Sub-acute）や、病状が安定した患者を介護福祉施設や介護老人保健施設から受け入れたりしています。

また、在宅医療を受けている患者の**生活支援型入院（レスパイトケア）**も行います。「生活支援型入院」とは、慢性疾患などで在宅療養している患者が、何がしかの理由で在宅療養を行うことができなくなったために一時的に病院で受け入れることを指します。

この入院により、患者は検査や在宅医療とは違った医療サービスなどを提供してもらえます。また患者家族も、身体的にも精神的にも介護から一時的に解放され、介護疲れを取ることができます。

その一方で、医療・介護制度改革により、療養病床（つまり慢性期病院）の再編が始まり、すでに介護療養病床の介護報酬上の廃止や療養病床の削減が決まっています。そのため、慢性期医療を担ってきた慢性期病院は、存続か廃院か、あるいは介護施設への転換かを迫られることになるのです。

☑ さまざまな医療ステージが混合するケアミックス病院

◉ 急性期から慢性期まで対応する病院

「ケアミックス病院」とは、**1つの病院内に一般病床と療養病床を併せもつ病院**です。病棟単位で一般病床や療養病床が分離されているものと、1つの病棟内で一般病床と療養病床に分かれているものもあります。前者は中規模の病院に多く、後者は小規模の病院で見られます。

ケアミックス病院の特徴の1つは、**急性期から慢性期の医療への転換がすぐに可能**だということです。そういった意味でも、病気の治りの遅い高齢者などには優しい病院といえます。

とはいえ、医療費抑制による療養病床削減の影響はケアミックス病院にも及んでいます。利益の源泉が療養病棟であるケアミックス病院が多いため、療養病床の削減は経営への影響が大きいのです。

慢性期病院やケアミックス病院が医療費削減の対象となることが、自宅へ帰ることが難しい高齢者の患者やその家族の生活に影響を与えることは間違いありません。今後の医療政策によっては、**医療・介護難民**が生まれる可能性もあります。

☑ 専門診療に特化した専門病院

◉ 専門特化した医療の提供

「専門病院」とは、専門特化した医療を提供する病院のことで、**単科の専門病院、疾病別の専門病院、世代別の専門病院**に分けられます。

「単科の専門病院」とは、○○眼科病院、△△耳鼻咽喉科病院、××産婦人科病院、▽▽胃腸科病院、□□整形外科病院など、基本的に1つの診療科を中心に医療を提供している病院のことです。複数の診療科目を標榜していたとしても、麻酔科や専門診療科に付随する診療科であり、たとえば、耳鼻咽喉科に付随して気管食道科を標榜するなど、多くても3科程度となっています。病院名に診療科名が表記されているのが特徴といえるでしょう。

「疾病別の専門病院」は、がんセンター病院や循環器センター病院など、特定の疾病に対して高度で専門的な治療を行っている病院のことです。このような病院は、標榜している診療科が多く、中規模から大規模の病院で、高度な医療機器を装備しています。一般的には、国立○○センター病院や県立△△がんセンター病院という名前で公的な機関により設立され、大都市を除いて都道府県に2～3病院という単位で存在しています。東京の国立がんセンター中央病院や大阪の循環器病センターが代表格といえるでしょう。

最後に、「世代別の専門病院」は、周産期母子医療センターや小児医療センター、老年病センターとして存在しています。こちらも疾病別の専門病院と同様に、公的な機関により設立されています。

専門病院は、**特定の疾患やカテゴリーを絞ることにより、医療の質を向上させています。**最近では、不治の病といわれていたがんも、がんセンターなどの努力により治療成績が向上しています。これは、医療資源を特定分野に集中することで、医療のナレッジを蓄積できるからなのです。今後、医療の質を向上させるポイントは専門病院にあるのかもしれません。

☑ 調剤を主に行う保険薬局

◉ 調剤を公的保険を使って行ってくれる薬局

「保険薬局」という言葉を聞いたことがあるでしょうか。これは簡単にいうと、医療機関から受け取った処方せんをもとに（健康保険を使って調剤することを保険調剤といいます）調剤してくれる薬局のことです。現在では**医薬分業**が進んだため、病院や診療所で診察を受け処方せんを受け取り、外の薬局へ処方せんを渡すことで薬を受理することが多いと思います。病院や診療所の入り口付近で営業をしていることが多く、「**門前薬局**」ともいわれることがあります。

名称として、保険薬局は「調剤薬局」とも呼ばれています。最近では、保険薬局の指定を取るドラッグストアも増えていますが、通常「薬局」というときは調剤ができる薬局のことを指し、これが保険薬局にあたります。薬剤師がいない一般医薬品（大衆薬）だけを売っている店は「**薬店**」といいます。

保険薬局の仕事は、医療機関からの処方せんを受けつけ、まず患者の薬剤の服用歴を調べます。前回の薬剤処方と変更がないか、また、他医療機関で処方された薬剤と相互作用で副作用

専門病院のいろいろ

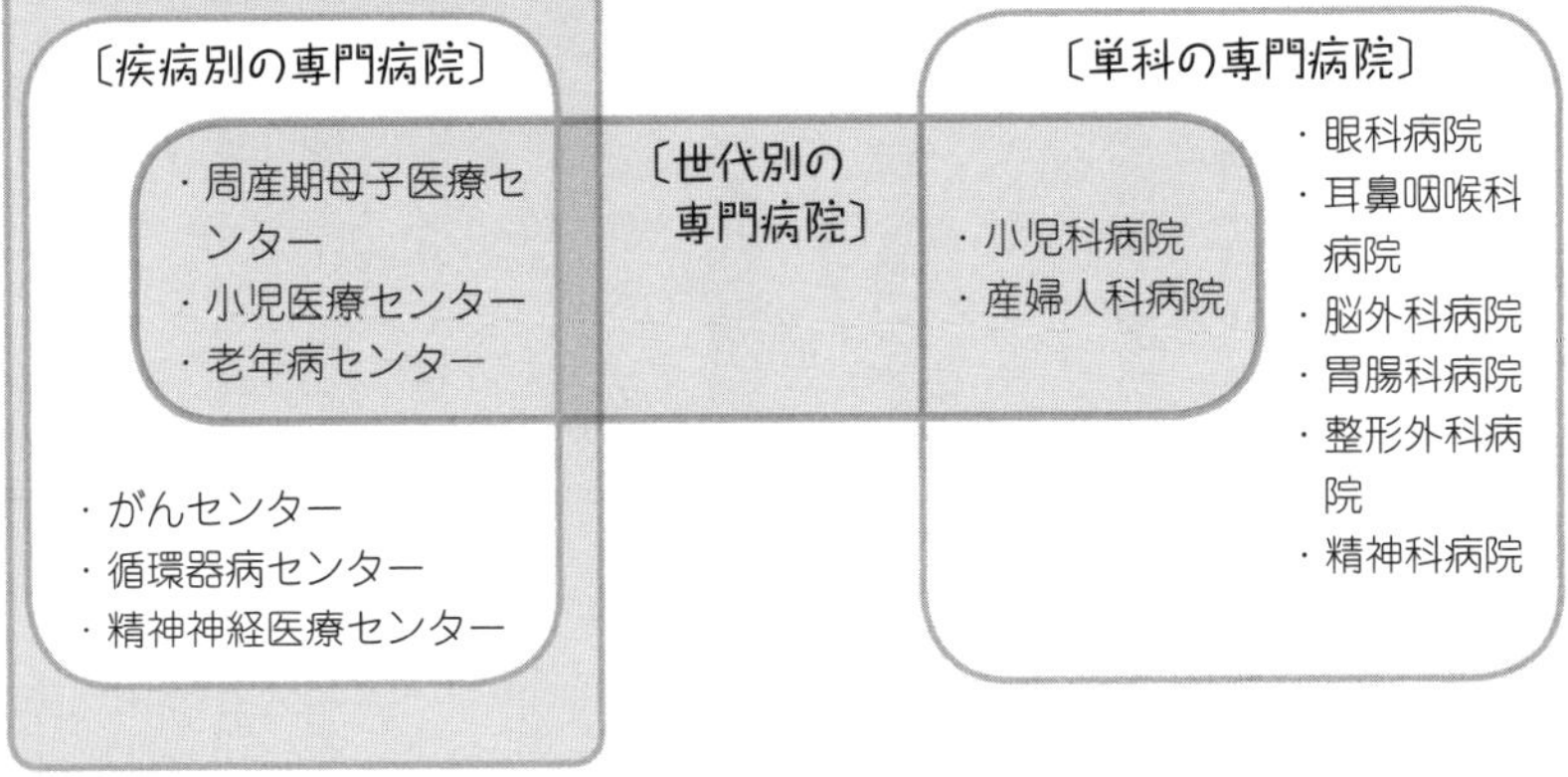

などの問題がないかを確認して調剤を行います。調剤後は、調剤に間違いがないか確認し、患者に薬剤の説明や飲み方の指導をしながら処方された薬剤を渡します。その後、調剤記録簿に記録し、その患者の次回の来局に備えます。

このように、保険薬局の意義は、「かかりつけ」にあります。本来、患者が受診する医療機関が複数であっても調剤を行う薬局が1つであれば、異なる薬剤の相互作用による副作用も防げます。ただ、こうした「**かかりつけ薬局**」の意義がまだ十分には浸透していないため、患者は複数の医療機関を受診すると、それぞれの医療機関の門前にある保険薬局で薬を処方してもらう傾向にあります。しかし、保険薬局は特定の薬局に「かかりつけ」とすることによって最大限の力を発揮するのです。

☑地域の看護師の詰所である訪問看護ステーション

◉在宅医療を担う看護師集団

訪問看護ステーションは、在宅医療をサポートする街のナースステーションです。かかりつけ医からの指示をもとに、寝たきりであったり通院が困難な疾患を抱えた患者に対する看護を自宅で提供します。近年では、末期がんや神経難病など、本来であれば病院で治療を行う患者に対しても、訪問診療医と連携して看護を行うケースも増えているため、自宅による看取りも増加傾向にあります。

昨今、訪問看護ステーションは、国が進める医療費抑制の影響によりニーズが増加しています。この医療費の抑制策とは、慢性期の患者に対し、**医療依存度が低ければ介護施設や自宅に帰ることを方向づけています**。そのため、慢性期病院を退院せざるをえない患者は、介護施設がなければ自宅での療養を行うことになります。このような状況下にある患者やその家族の援助を行うのが、訪問看護ステーションの役割です。また、自宅療養を希望する患者が増加していることもニーズの増加に拍車をかけています。

　このように、国の施策や社会のニーズなどを背景に、順風満帆と思われがちな訪問看護ステーションですが、問題もあります。その１つが、**訪問看護を担う看護師不足**です。訪問看護は、病院内の看護とは違い、基本的に１人で看護を行わなければなりません。当然、学校を卒業したばかりの新人の看護師では、訪問介護の提供が技術的に難しく、経験のある中堅の看護師を必要とします。そのため、訪問看護ステーションは看護師のリクルートで病院と競争を強いられます。当然、病院より体力の劣る訪問看護ステーションは人材獲得の面で不利になっています。

　一方で、訪問看護と病院の看護との大きな違いの１つに、看護師自身の判断と決断が求められ、ある程度の裁量が与えられていることが挙げられ、看護師にとってはやりがいのある場であるともいえるのです。

第1章

医療の現状

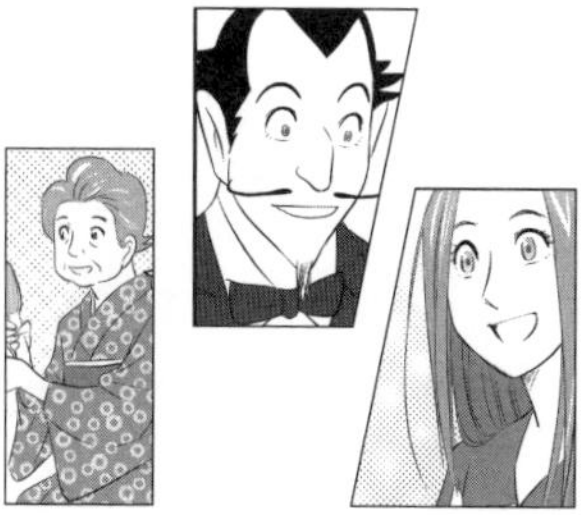

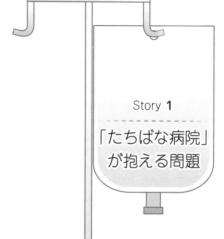

Story 1

「たちばな病院」が抱える問題

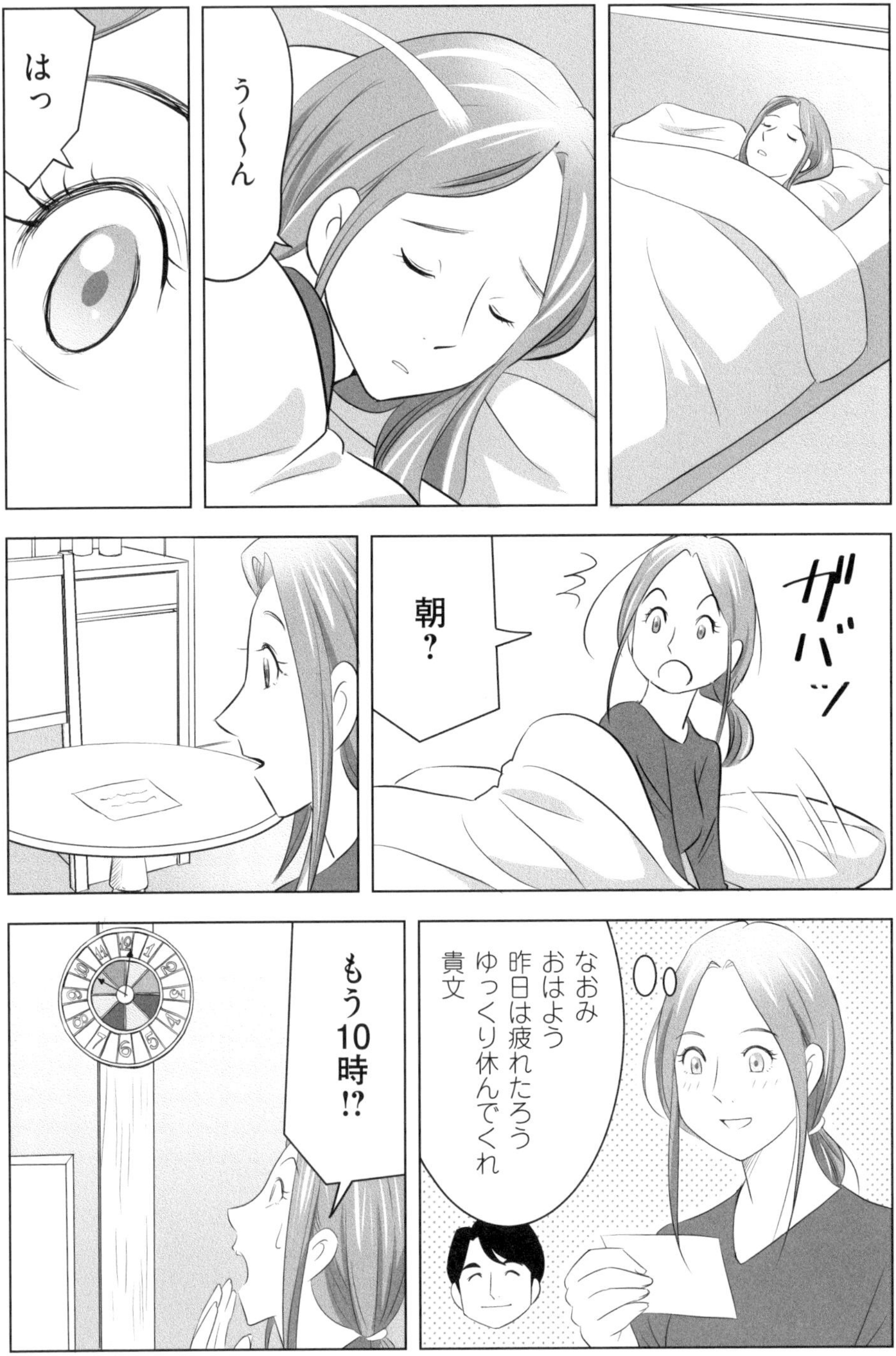
う〜〜ん
はっ
ガバッ
朝？
なおみ
おはよう
昨日は疲れたろう
ゆっくり休んでくれ
貴文
もう10時!?

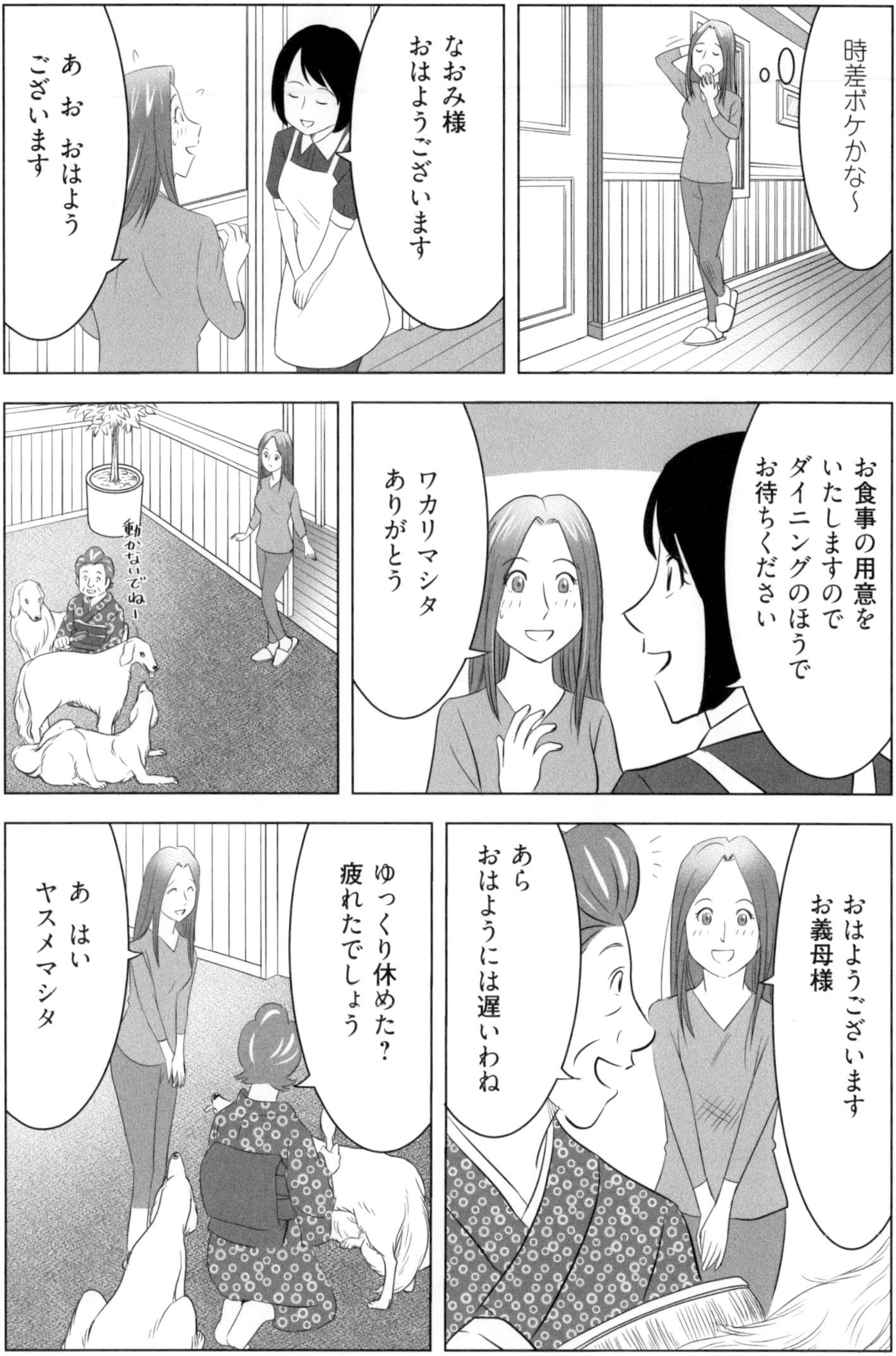
時差ボケかな～
なおみ様
おはようございます
あ お おはよう
ございます
お食事の用意をいたしますのでダイニングのほうでお待ちください
ワカリマシタ
ありがとう
動かないでねー
おはようございます
お義母様
あら
おはようには遅いわね
ゆっくり休めた？
疲れたでしょう
あ はい
ヤスメマシタ

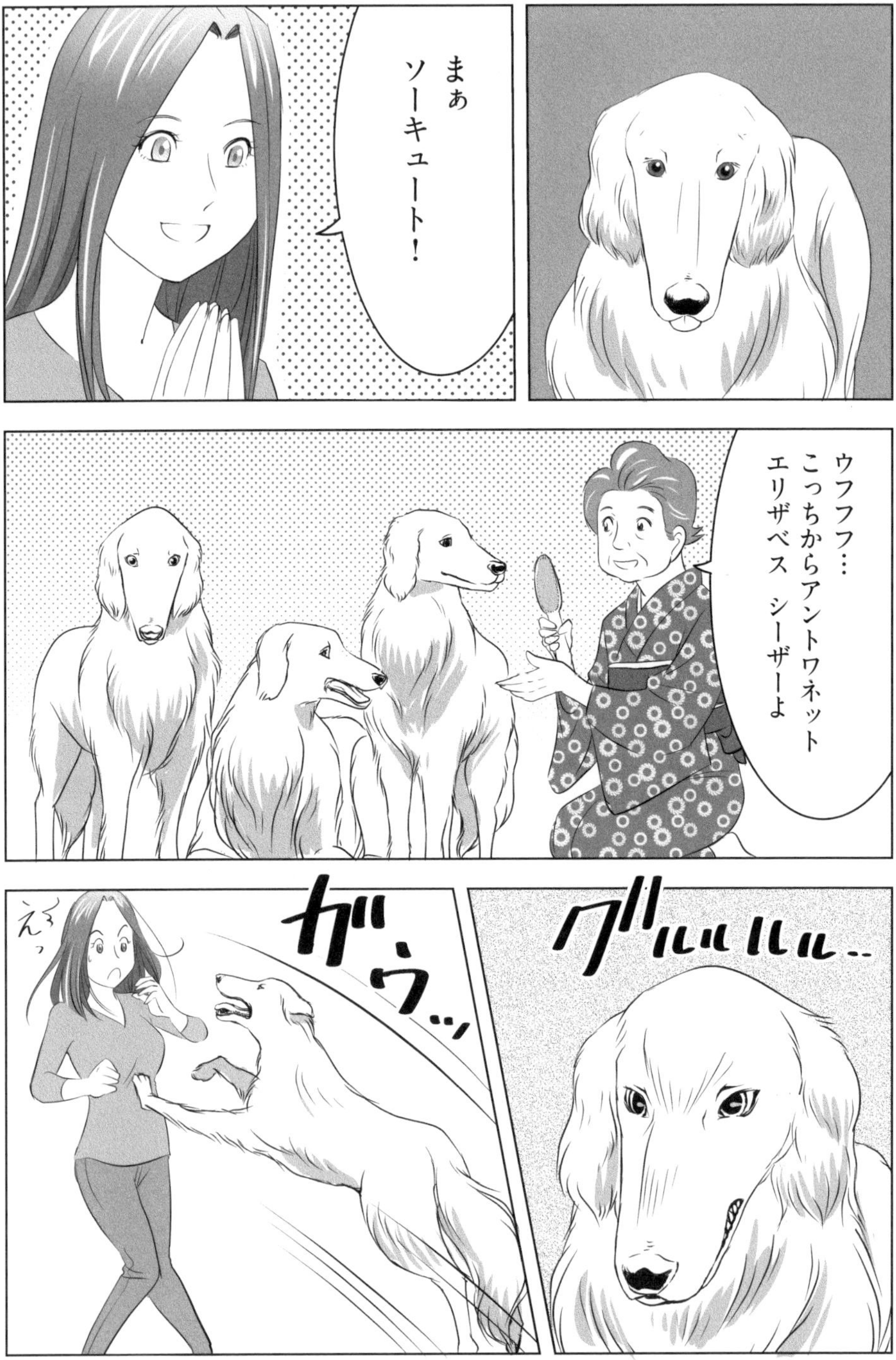
まぁ
ソーキュート！
ウフフフ…
こっちからアントワネット
エリザベス　シーザーよ
グルルルル‥
ガウッ
えっ

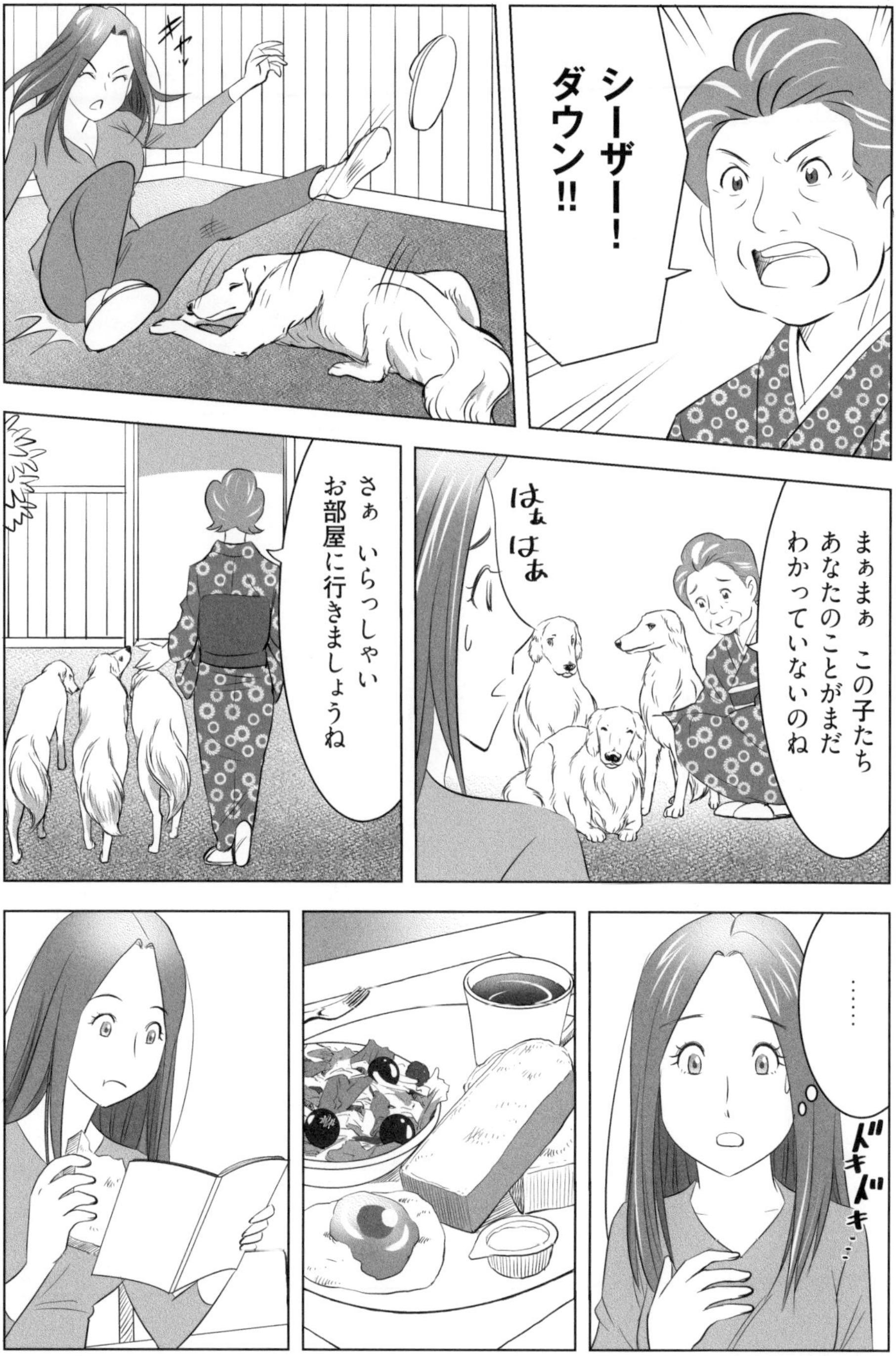
シーザー!
ダウン!!
キャッ
まぁまぁ この子たち
あなたのことがまだ
わかっていないのね
はぁはぁ
さぁ いらっしゃい
お部屋に行きましょうね
……
ドキドキ…

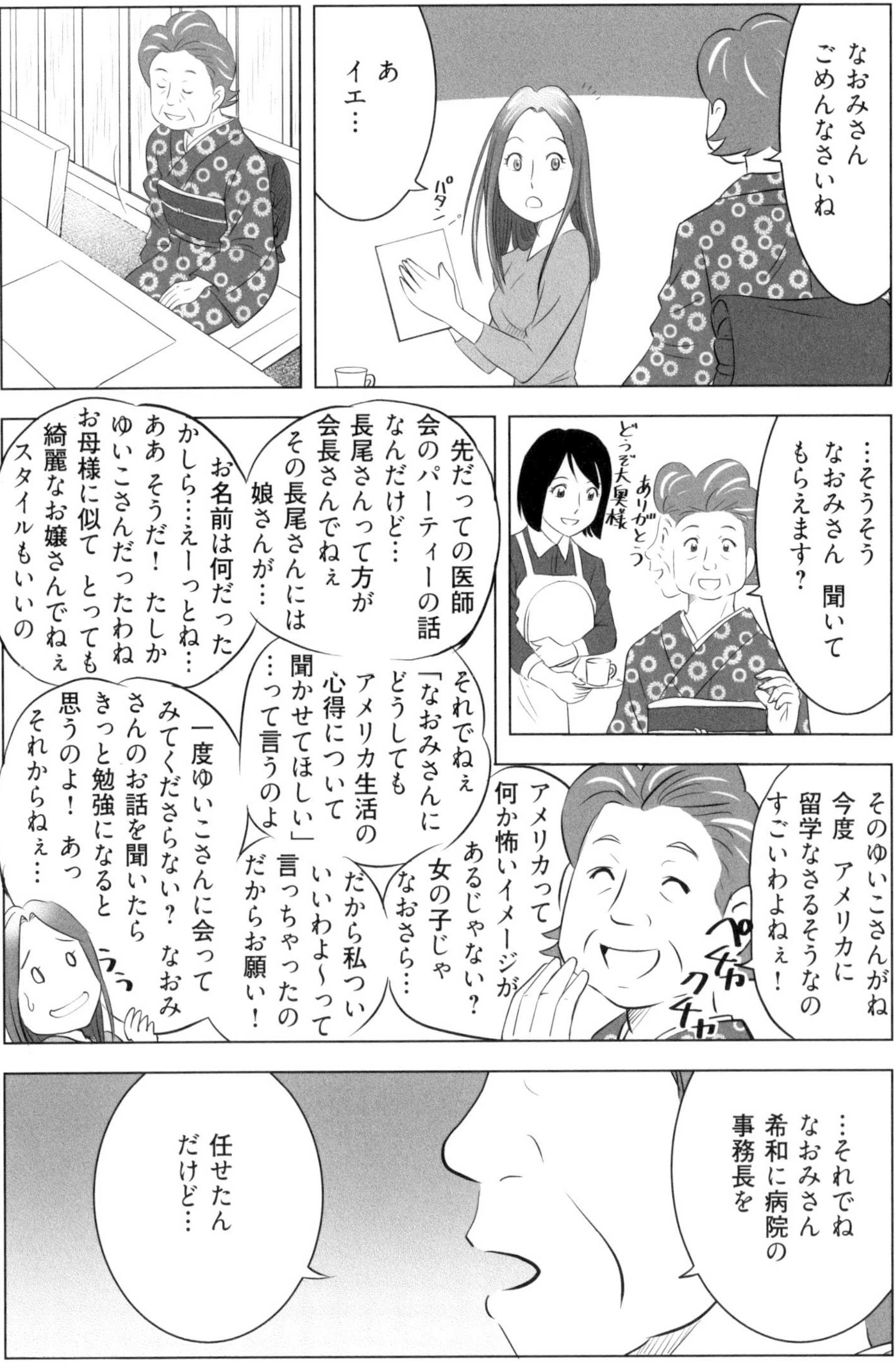

なおみさん ごめんなさいね
あ イエ…
パタン
…そうそう なおみさん 聞いて もらえます？
ありがとう
どうぞ大奥様
先だっての医師会のパーティーの話なんだけど… 長尾さんって方が会長さんでねぇ その長尾さんには娘さんが…
お名前は何だったかしら…えーっとね… ああ そうだ！ たしかゆいこさんだったわね お母様に似て とっても綺麗なお嬢さんでねぇ スタイルもいいの
そのゆいこさんがね 今度 アメリカに留学なさるそうなの すごいわよねぇ！
ペチャクチャ
アメリカって何か怖いイメージがあるじゃない？ 女の子じゃなおさら…
それでねぇ「なおみさんにどうしてもアメリカ生活の心得について聞かせてほしい」…って言うのよ
だから私つい いいわよ～って言っちゃったの だからお願い！
一度ゆいこさんに会ってみてくださらない？ なおみさんのお話を聞いたらきっと勉強になると思うのよ！ あっ それからねぇ…
うっ
…それでね なおみさん 希和に病院の事務長を
任せたん だけど…

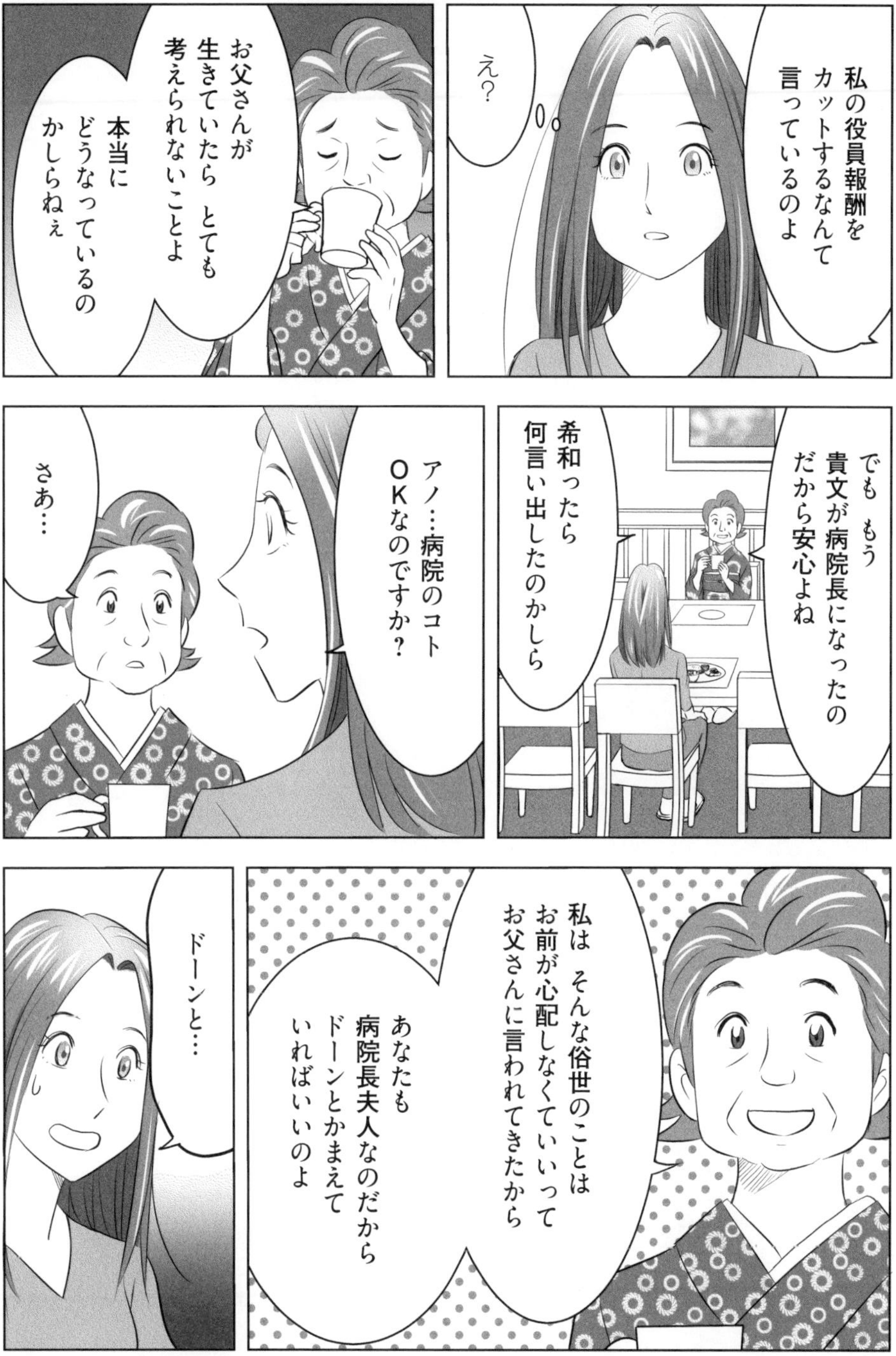
私の役員報酬をカットするなんて言っているのよ
え?
お父さんが生きていたら　とても考えられないことよ
本当に　どうなっているのかしらねぇ
でも　もう　貴文が病院長になったのだから安心よね
希和ったら何言い出したのかしら
アノ…病院のコトOKなのですか?
さあ…
私は　そんな俗世のことはお前が心配しなくていいってお父さんに言われてきたから
あなたも病院長夫人なのだからドーンとかまえていればいいのよ
ドーンと…

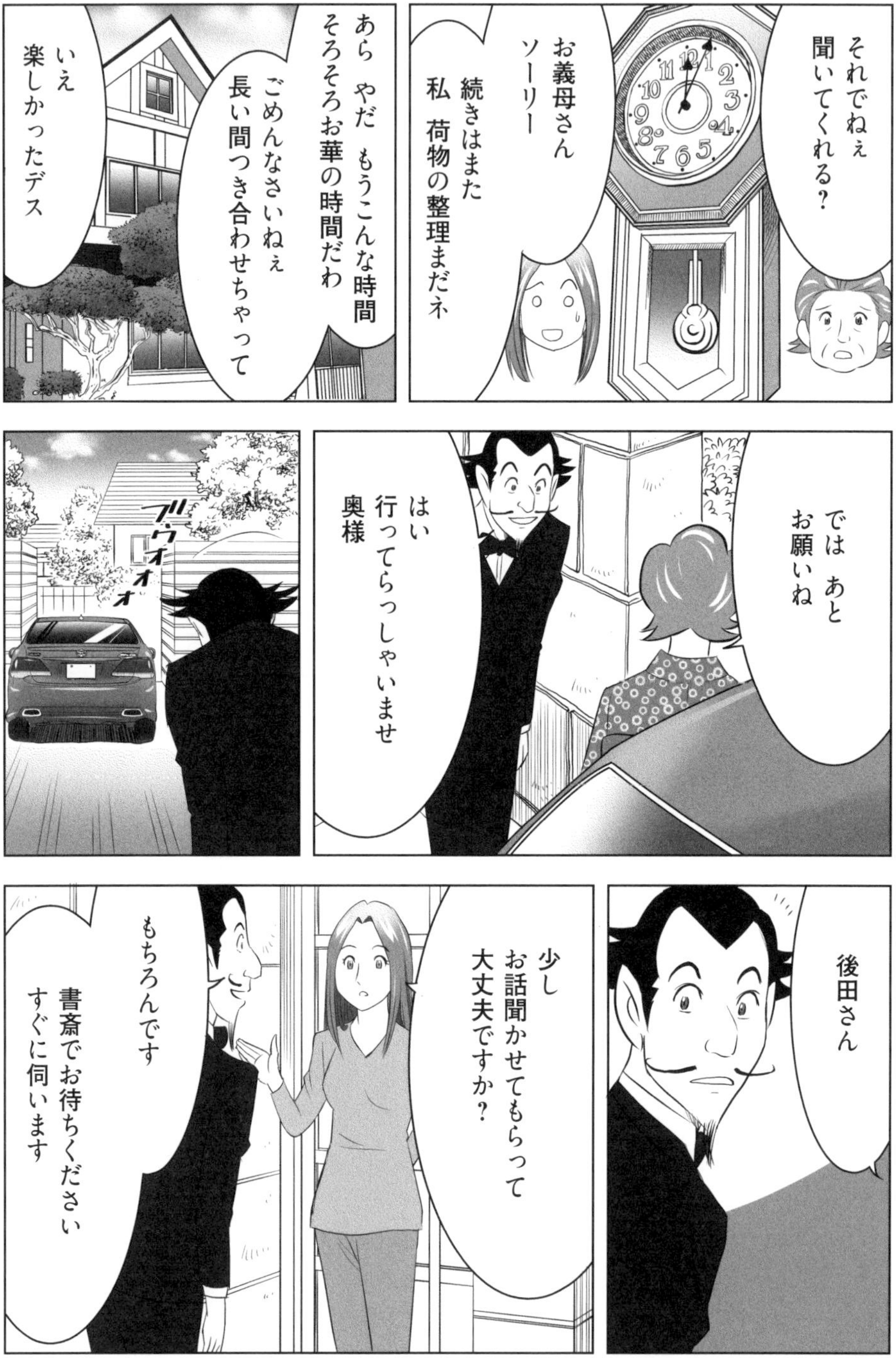
それでねぇ
聞いてくれる？
お義母さん
ソーリー
続きはまた
私 荷物の整理まだネ
あら やだ もうこんな時間
そろそろお華の時間だわ
ごめんなさいねぇ
長い間つき合わせちゃって
いえ
楽しかったデス
では あと
お願いね
はい
行ってらっしゃいませ
奥様
ブウォオォォ
後田さん
少し
お話聞かせてもらって
大丈夫ですか？
もちろんです
書斎でお待ちください
すぐに伺います

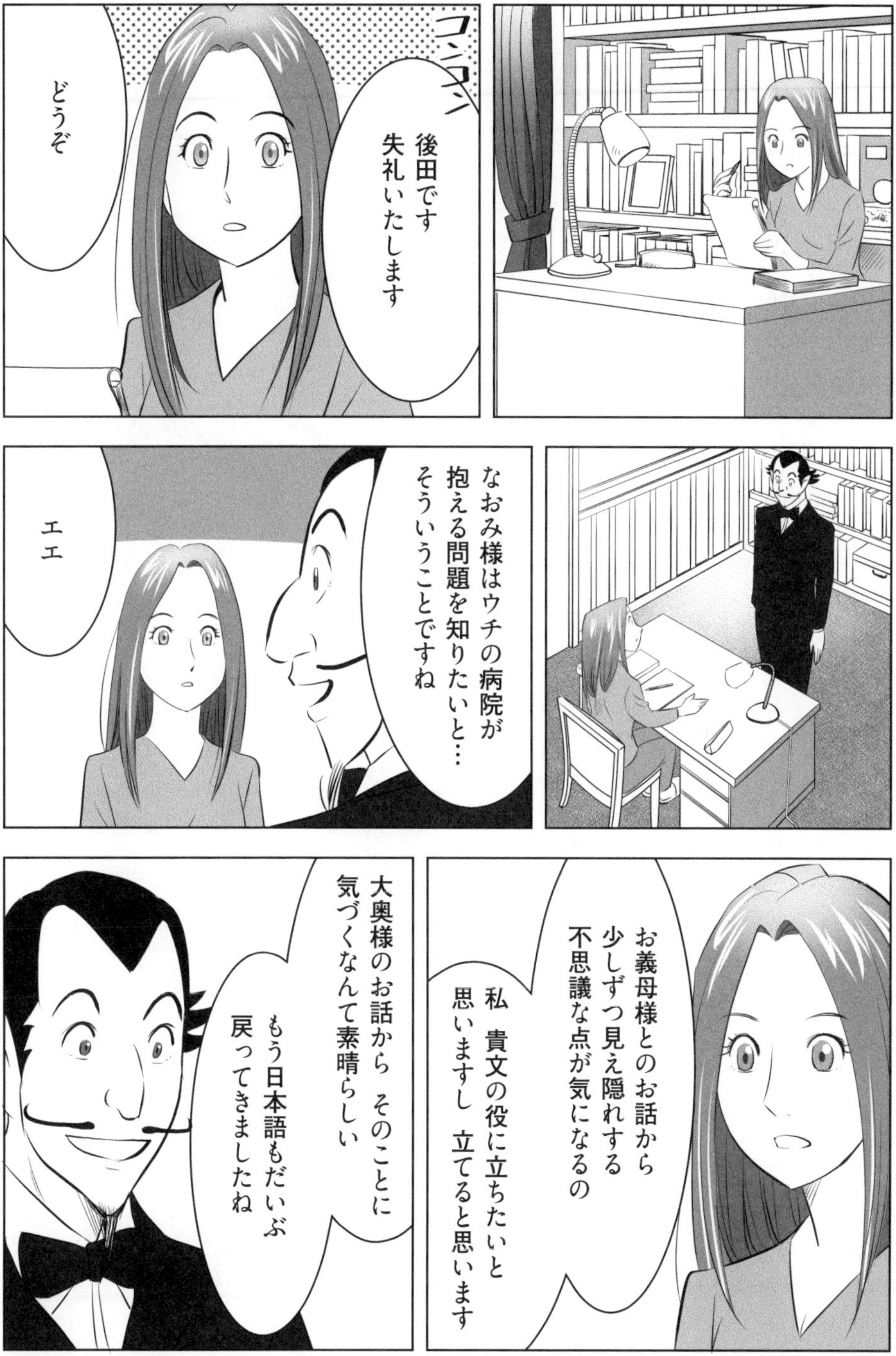
コンコン
後田です 失礼いたします
どうぞ
なおみ様はウチの病院が抱える問題を知りたいと…そういうことですね
エエ
お義母様とのお話から少しずつ見え隠れする不思議な点が気になるの
私 貴文の役に立ちたいと思いますし 立てると思います
大奥様のお話から そのことに気づくなんて素晴らしい
もう日本語もだいぶ戻ってきましたね

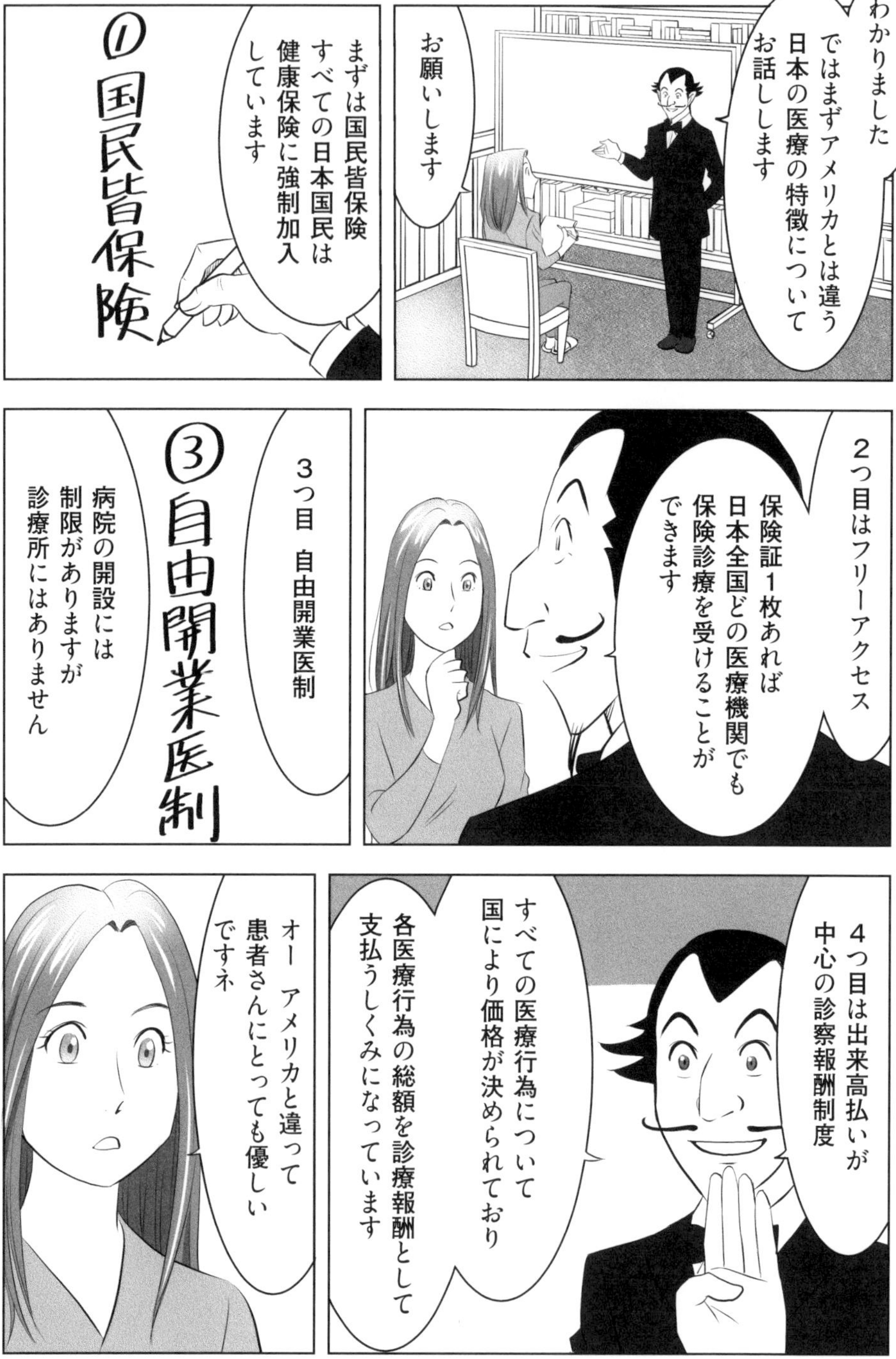

わかりました
ではまずアメリカとは違う日本の医療の特徴についてお話しします
お願いします
まずは国民皆保険 すべての日本国民は健康保険に強制加入しています
①国民皆保険
2つ目はフリーアクセス
保険証1枚あれば日本全国どの医療機関でも保険診療を受けることができます
3つ目 自由開業医制
③自由開業医制
病院の開設には制限がありますが診療所にはありません
4つ目は出来高払いが中心の診察報酬制度
すべての医療行為について国により価格が決められており
各医療行為の総額を診療報酬として支払うしくみになっています
オー アメリカと違って患者さんにとっても優しいですネ

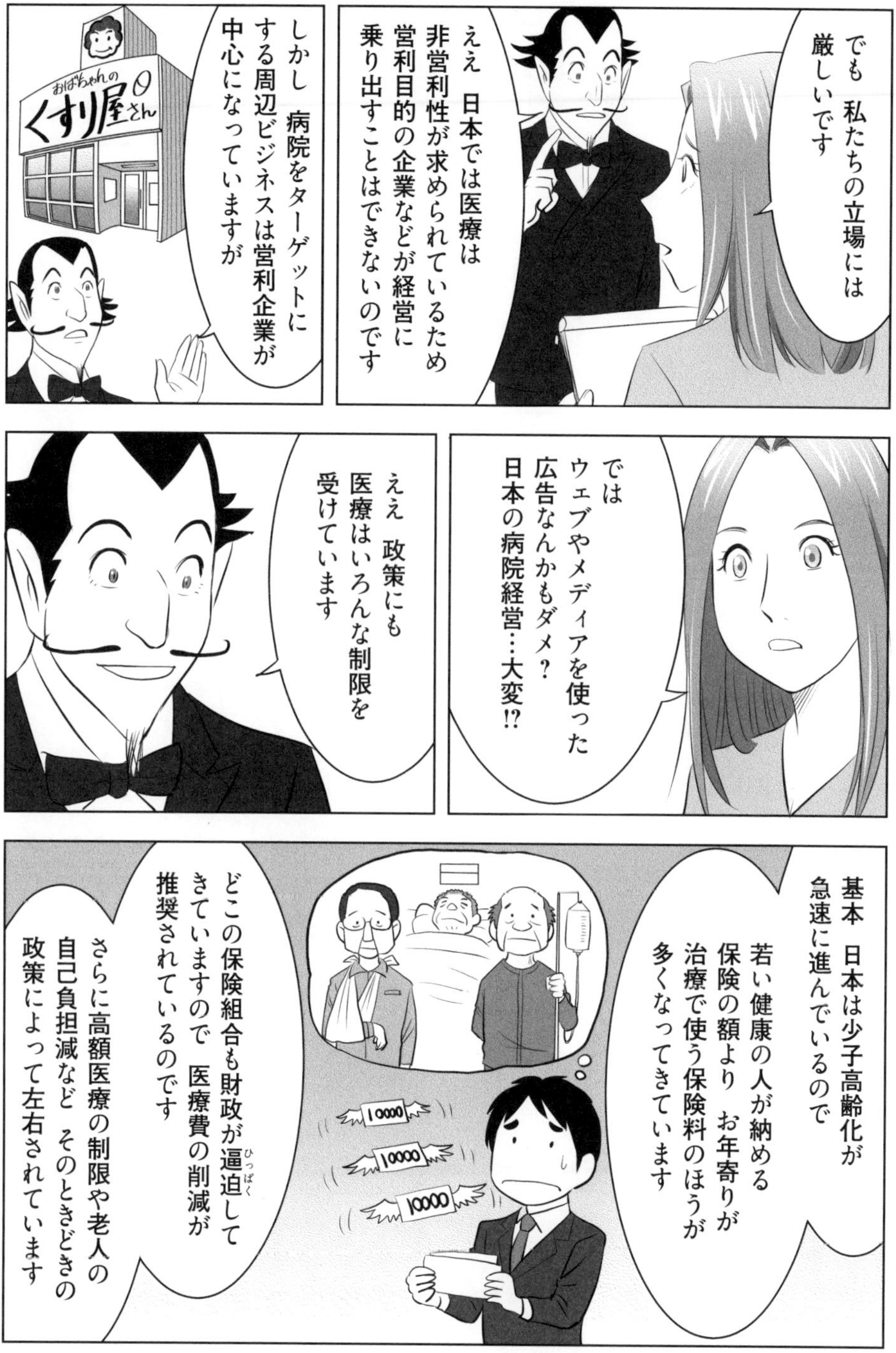
でも 私たちの立場には厳しいです
ええ 日本では医療は非営利性が求められているため営利目的の企業などが経営に乗り出すことはできないのです
おばちゃんのくすり屋さん
しかし 病院をターゲットにする周辺ビジネスは営利企業が中心になっていますが
では ウェブやメディアを使った広告なんかもダメ? 日本の病院経営…大変!?
ええ 政策にも医療はいろんな制限を受けています
基本 日本は少子高齢化が急速に進んでいるので
若い健康の人が納める保険の額より お年寄りが治療で使う保険料のほうが多くなってきています
10000
10000
10000
どこの保険組合も財政が逼迫《ひっぱく》してきていますので 医療費の削減が推奨されているのです
さらに高額医療の制限や老人の自己負担減など そのときどきの政策によって左右されています

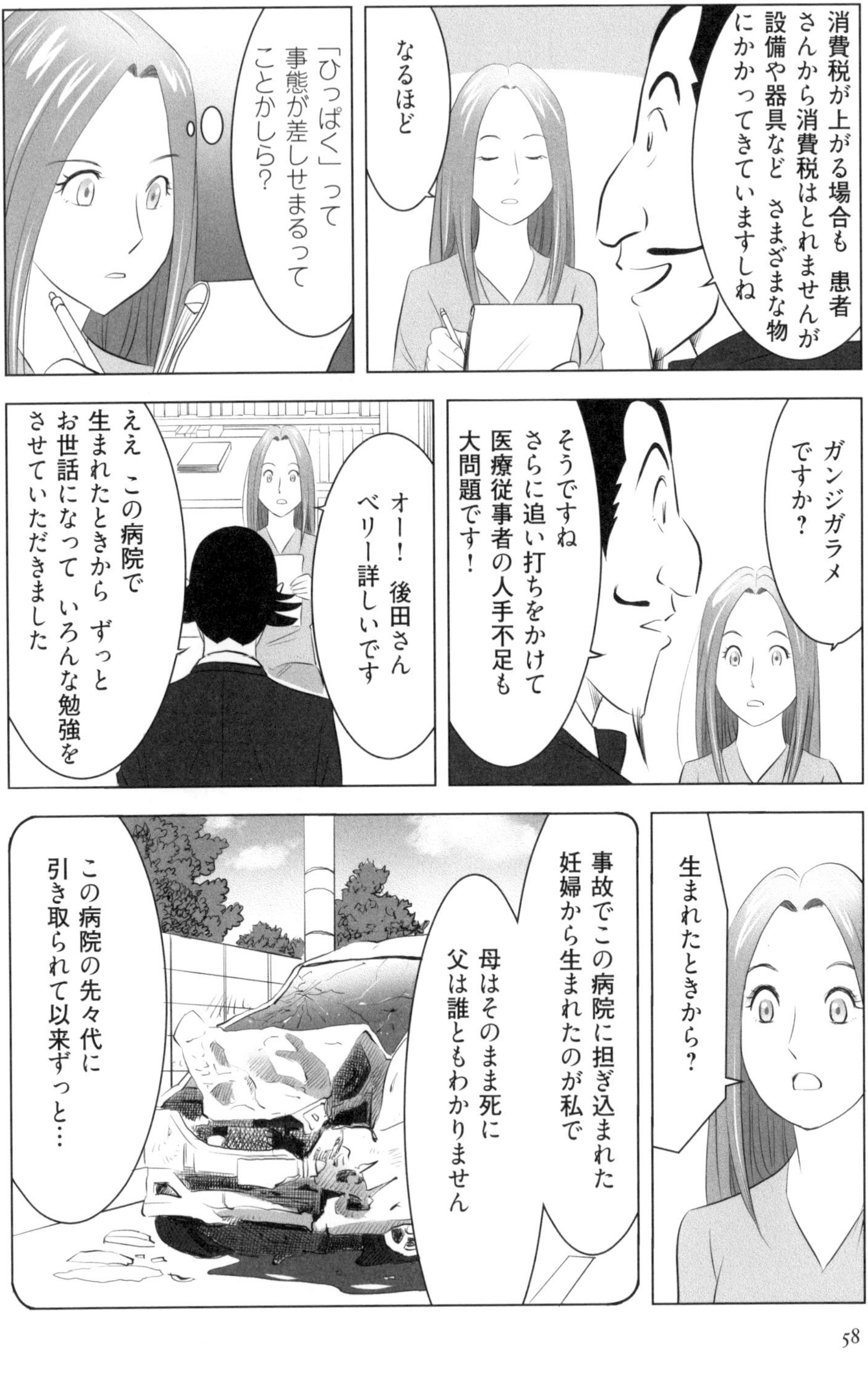
消費税が上がる場合も　患者さんから消費税はとれませんが設備や器具など　さまざまな物にかかってきていますしね
なるほど
「ひっぱく」って事態が差しせまるってことかしら？
ガンジガラメですか？
そうですね　さらに追い打ちをかけて医療従事者の人手不足も大問題です！
オー！　後田さんベリー詳しいです
ええ　この病院で生まれたときから　ずっとお世話になって　いろんな勉強をさせていただきました
生まれたときから？
事故でこの病院に担ぎ込まれた妊婦から生まれたのが私で
母はそのまま死に父は誰ともわかりません
この病院の先々代に引き取られて以来ずっと…

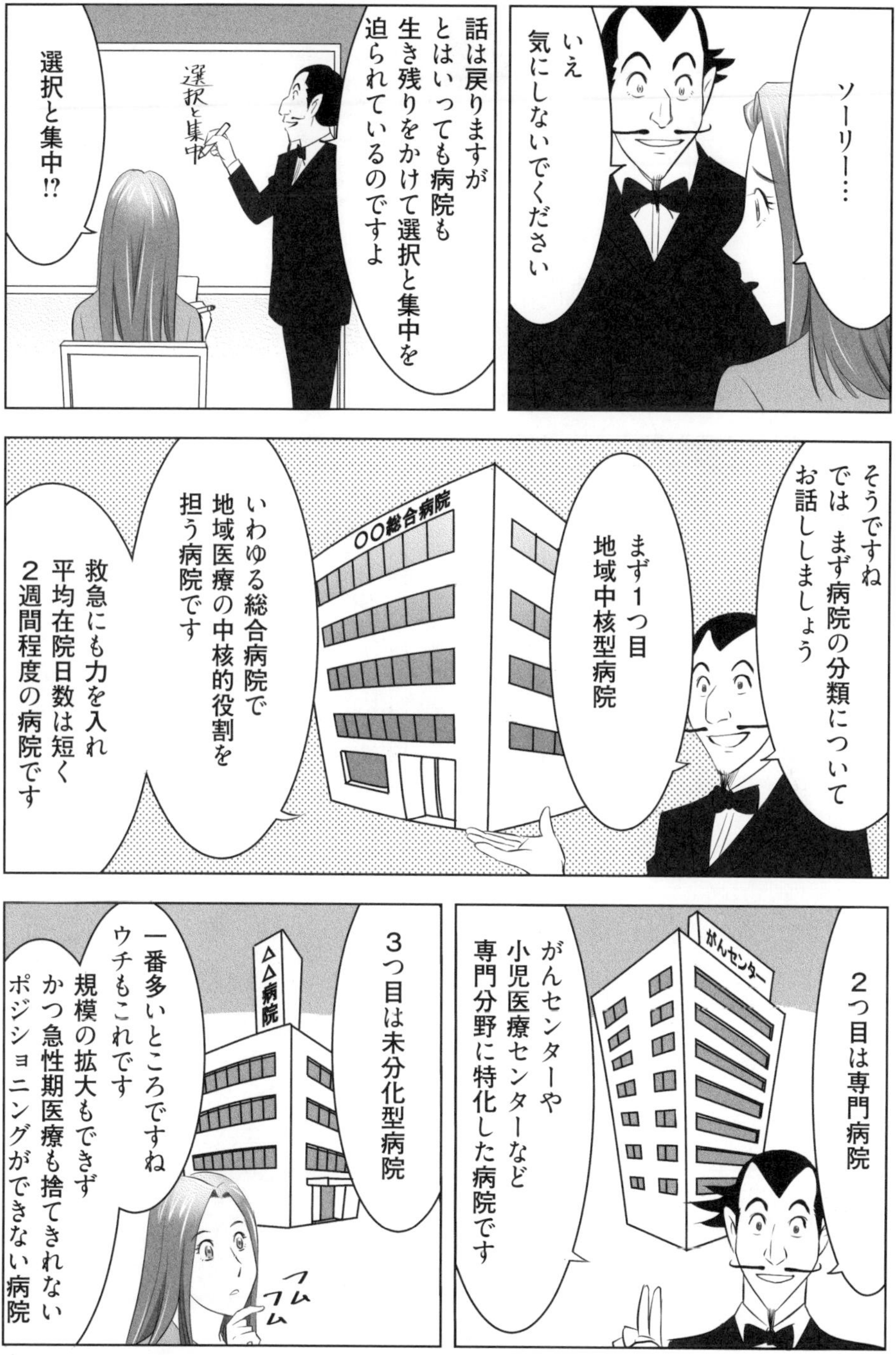
ソーリー……
いえ
気にしないでください
話は戻りますが
とはいっても病院も
生き残りをかけて選択と集中を
迫られているのですよ
選択と集中
選択と集中!?
そうですね
では まず病院の分類について
お話ししましょう
まず1つ目
地域中核型病院
○○総合病院
いわゆる総合病院で
地域医療の中核的役割を
担う病院です
救急にも力を入れ
平均在院日数は短く
2週間程度の病院です
2つ目は専門病院
がんセンター
がんセンターや
小児医療センターなど
専門分野に特化した病院です
3つ目は未分化型病院
△△病院
一番多いところですね
ウチもこれです
規模の拡大もできず
かつ急性期医療も捨てきれない
ポジショニングができない病院
フム
フム

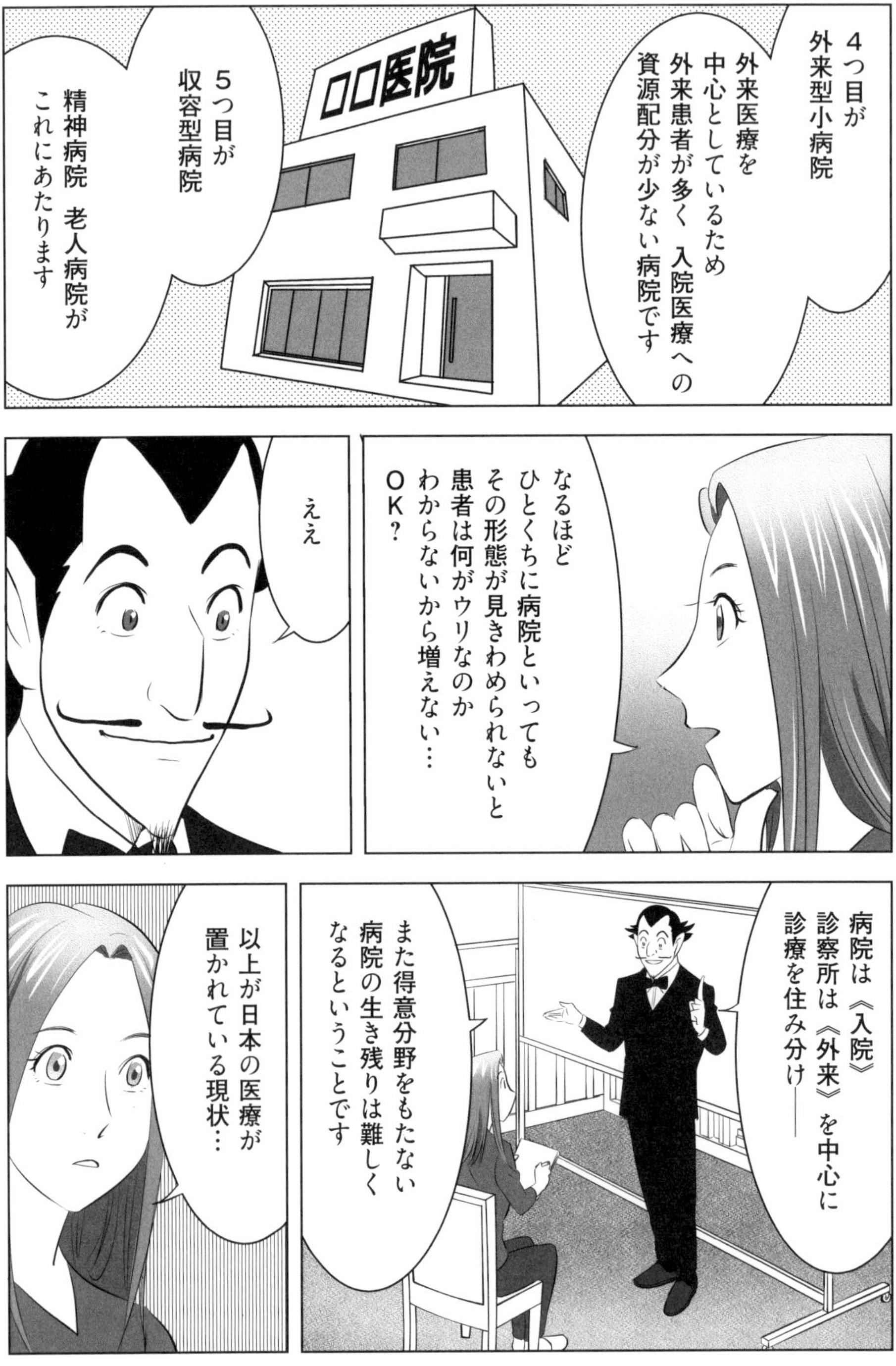
4つ目が
外来型小病院
外来医療を
中心としているため
外来患者が多く 入院医療への
資源配分が少ない病院です
□□医院
5つ目が
収容型病院
精神病院 老人病院が
これにあたります
なるほど
ひとくちに病院といっても
その形態が見きわめられないと
患者は何がウリなのか
わからないから増えない…
OK?
ええ
病院は《入院》
診察所は《外来》を中心に
診療を住み分け――
また得意分野をもたない
病院の生き残りは難しく
なるということです
以上が日本の医療が
置かれている現状…

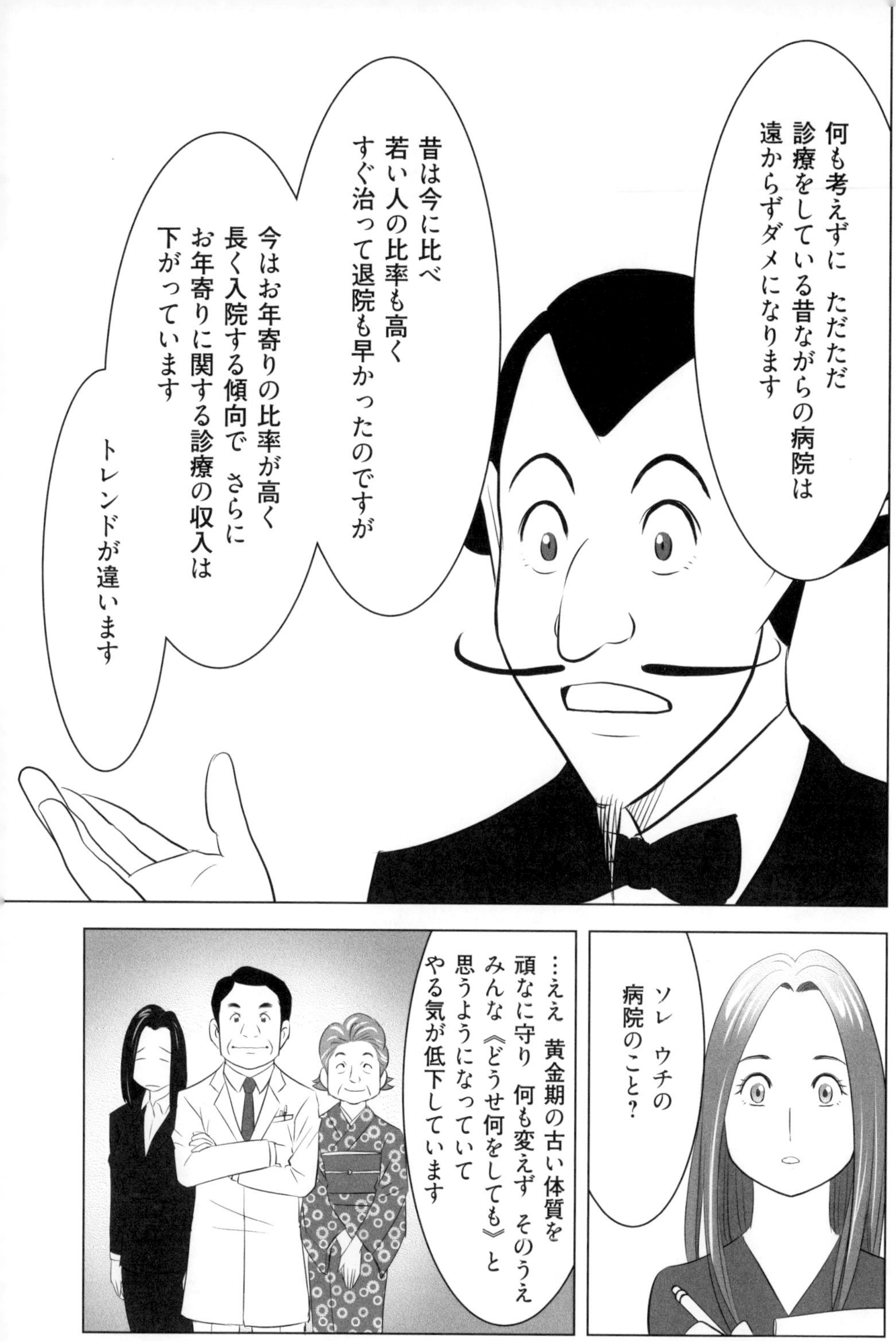
何も考えずに　ただただ
診療をしている昔ながらの病院は
遠からずダメになります
昔は今に比べ
若い人の比率も高く
すぐ治って退院も早かったのですが
今はお年寄りの比率が高く
長く入院する傾向で　さらに
お年寄りに関する診療の収入は
下がっています
トレンドが違います
ソレ　ウチの
病院のこと？
…ええ　黄金期の古い体質を
頑なに守り　何も変えず　そのうえ
みんな《どうせ何をしても》と
思うようになっていて
やる気が低下しています

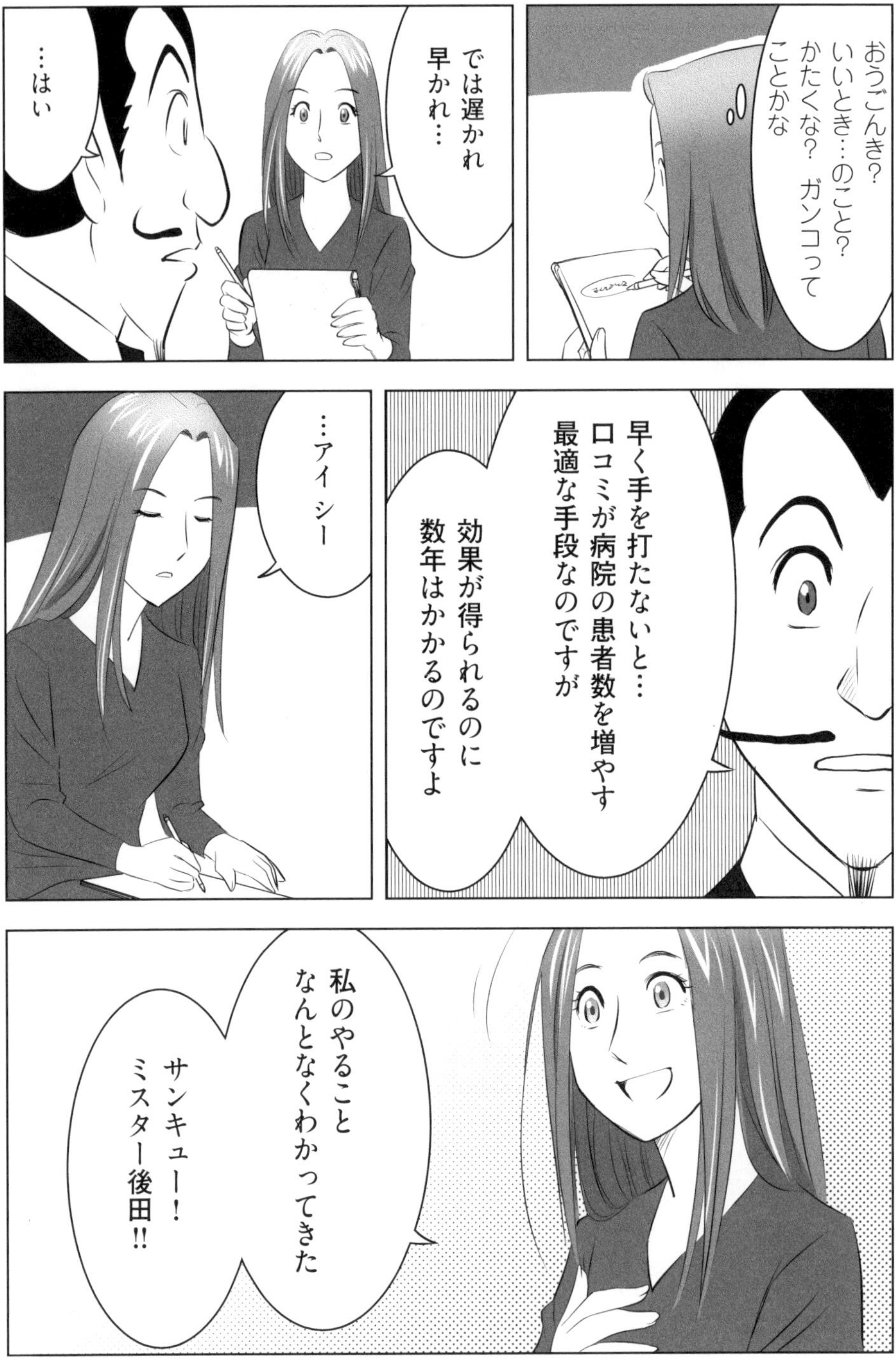
おうごんき？ いいとき…のこと？ かたくな？ ガンコって ことかな
では遅かれ 早かれ…
…はい
早く手を打たないと… 口コミが病院の患者数を増やす 最適な手段なのですが
効果が得られるのに 数年はかかるのですよ
…アイシー
私のやること なんとなくわかってきた
サンキュー！ ミスター後田!!

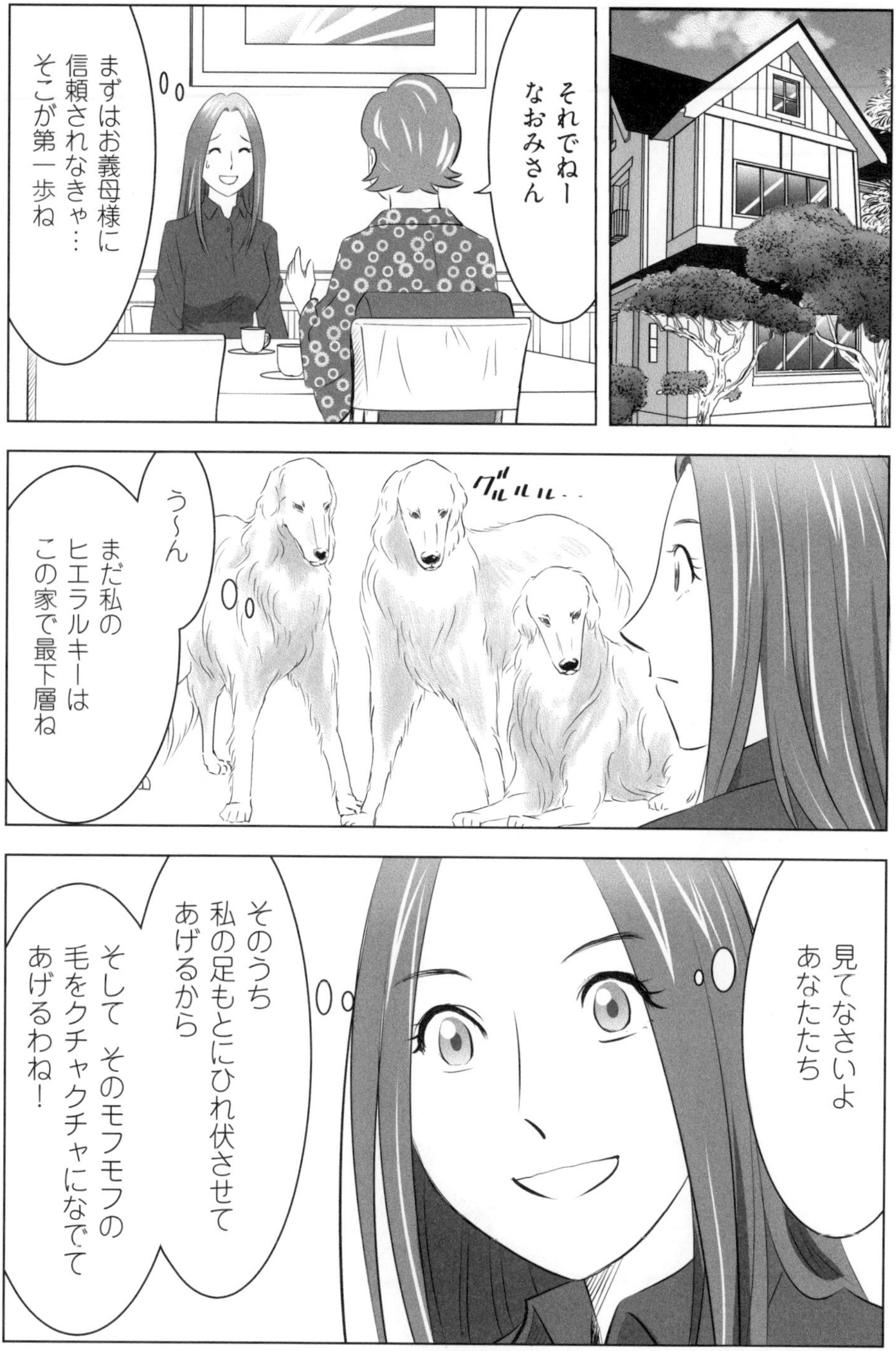
それでねー なおみさん
まずはお義母様に 信頼されなきゃ… そこが第一歩ね
グルルル…
う〜ん
まだ私の ヒエラルキーは この家で最下層ね
見てなさいよ あなたたち
そのうち 私の足もとにひれ伏させて あげるから
そして そのモフモフの 毛をクチャクチャになでて あげるわね!

第**1**章
解説

病院のおかれている現状と内部事情

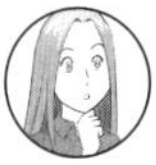

「日本の医療は、非営利性が求められるのですねぇ。アメリカと違うので、覚えるのが大変です。**国民皆保険、フリーアクセス**……」

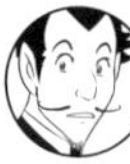

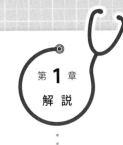

「ええ。でも、そのことを維持していくための社会保障制度の基盤が揺らいでいます。経済成長は停滞しているのに少子高齢化が進んで、制度を支える資金がこのままでは枯渇する可能性もあります」

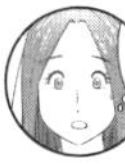

「病院経営も手をこまねいていたら、その時流の大きな波に飲み込まれてしまうのですね……」

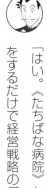

「はい。《たちばな病院》も、ただ治療をするだけで経営戦略の何もない病院です。そのことは昔から何も変わっていません。そろそろ改革が必要です」

☑日本の病院数の推移とこれから

これまで、病院の数が最も多かった年は、1990（平成2）年の1万96施設です。

その後、病院数は減少に転じ、厚生労働省の「医療施設（動態）調査・病院報告の概況」によると、2016（平成28）年1月1日現在の病院数は8471施設（対前年比25減）でした。つまり、ピーク時から1500以上の病院が減少しているのです。

◉老人医療費無料化の影響

1973（昭和48）年に実施された「老人医療費の無料化」により、老人医療の需要は拡大しました。この流れを受けて、無秩序な病床の増設が全国規模で行われ、1980（昭和55）年には1年間でなんと5万787床もの病床が増加しました。

◉病床数の規制と今後のゆくえ

先に述べた1980（昭和55）年の5年後、1985（昭和60）年に第1次医療法改正が行われ、病床数の増加を規制する「医療計画」が制度化されました。この計画は、**たとえば「この地域では1000床までを限度とし、それ以上は増やすことができない」といった、病床上限を設定するもの**です。

この制度の導入により、当時まだ病床数に空きがあった地域では、「駆け込み増床」が続出し、1986（昭和61）年には、1年間で6万8623床の増床申請があり、病院数も1990（平成2）年まで増え続けました。ただし、この年に、日常生活圏である「2次医療圏」（80ページ参照）ごとに医療計画を策定・推進することが決定したこともあり、その後の医療の提供体制は少しずつ計画的になりました。

病床の規模別の施設数でみると、50～99床の中小病院が全体の4分の1程度を占めています。ただし、**いま最も経営が厳しいのが中小病院**ですから、この規模の病院数は、今後減る可能性が高いと指摘されています。

☑ 医療のおかれている現状

◉ 崖っぷちにある医療と病院経営

医療財政の破綻や医療事故、医事訴訟、医師不足、看護師不足など、最近の医療にはあまりよい話がありません。その代表例は2006（平成18）年4月の診療報酬改定以降の病院経営にみられます。この改定は、医療財政の悪化を阻止するための緊縮財政型へ誘導する医療政策で、医療費の削減と、医療機関に対して選択と集中を迫るものです。**いま病院は、こうした医療政策により強引に業界再編を迫られているのです。**

また、福島県では出産中の大量出血で妊婦が死亡したことで、医師が逮捕される事件がありました。この医師逮捕は、産科医だけでなく医療業界全体に衝撃を与えました。これまで、医療事故による逮捕は、カルテの改ざんなどの不法行為によるものと考えられていました。ところが、この例は、医師不足に悩む地方でのやむをえない、かつ予測が難しい状態における事故での医師逮捕でした。このことから、今後、難易度の高い医療行為について受け入れ拒否が起きるのではと業界内で懸念されています。

また、地方の病院では、医師不足によって救急医療が破綻状態となっています。とくに東北地方の医師不足は深刻で、医療法で定められた法定人員を満たせない医療機関が、東北地方では多く見られます。

医師不足は、２００４（平成16）年の医師法改正による新しい臨床研修制度の導入以降、とくに深刻となりました。以前は医師免許の取得後に大学病院で研修していた医師が、この制度によって大学病院以外で研修をするようになったため、大学病院に人材がいなくなったのです。このため、大学の医局からの派遣に頼っていた病院は医師を派遣してもらえなくなり、医師不足の状況となったのです。

さらに看護師不足も深刻です。看護師のリクルートでの勝ち組と負け組でくっきり差が出てしまっている状態です。

このように、**日本の医療と病院経営は崖っぷちの状況**にあるのです。

☑ 医療制度の未来

◉ 改革法案の骨子が達成されれば

医療制度は、どこに向かっているのでしょうか。

近年の医療政策は、緊縮財政のために効率化を目指しています。そのため、２００２（平成14）年から医療費の抑制を強め、診療報酬改定を初めてマイナスの改定としたのです。この影響は大きく、経営破綻する病院も出始めました。

その後、２００４（平成16）年はプラスマイナス０、２００６（平成18）年にはさらに大幅なマイナスの診療報酬改定がなされました。

２００６（平成18）年の診療報酬改定では、それまで優遇していた長期療養のために設置された療養病床にメスを入れ、在宅医療へのシフトを推進しました。そのため、経営の厳しい地方の病院では、療養病床に入院中の患者を強引に退院させる追い出しにかかりました。地域によっては在宅医療が整備されておらず、自宅への患者の受け入れに戸惑った家族も多く、老人が老人を介護する「**老々介護**」という悲惨な状況を生み出したのです。これは、財政主導の医療制度改革がもたらした弊害なのです。

このような厳しい状態が続く医療界ですが、負の側面ばかりではありません。２００６（平成18）年に成立した**医療制度改革**により、業界の改革が着々と進みつつあります。

この制度改革の概要は次ページ上図のようなもので、公的機関から提供される詳細な医療機関情報がインターネットで閲覧可能となり、患者側のニーズに合う医療機関を選択できるようになりました。

さらに、疾病予防と健康増進の政策により、高齢者の**ＱＯＬ**（quality of life の略。「生活の質」あるいは「生命の質」と訳される）**の高い**

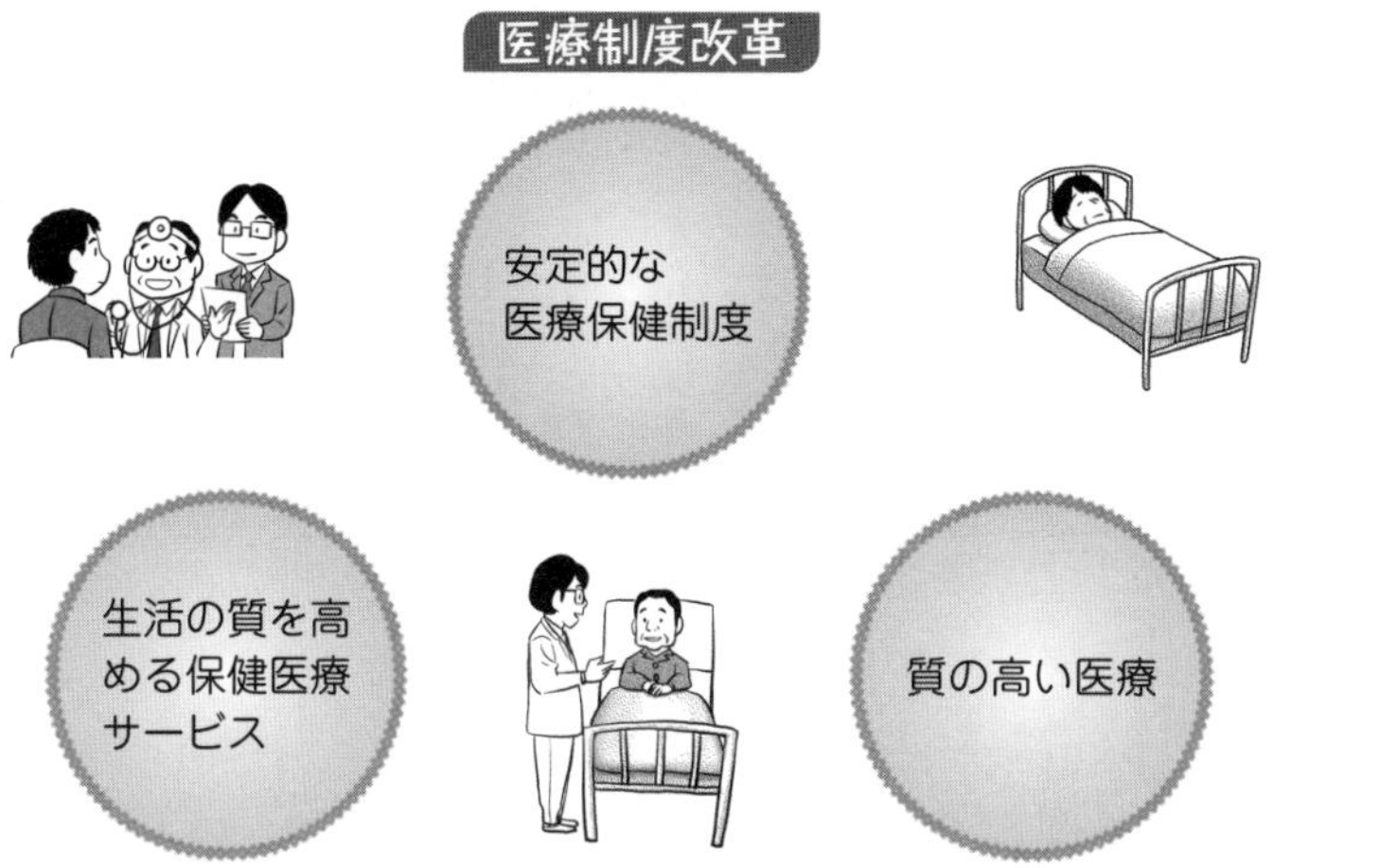

▲ 患者の視点の尊重や、質が高く効率的な医療の提供、医療の基盤整備を改革の柱として、医療制度改革は進んでいる。

暮らしができるようになるはずです。

医療保険についても、現在問題となっている医療費の都道府県格差の問題も解消され、不公平感もなくなってくるのではないでしょうか。数年後の医療界に期待が集まります。

☑ 医療と介護の関係

◉ 医療保険と介護保険は、一心同体

医療と介護は切っても切れない関係です。介護保険導入前は、次ページ下図のように、医療保険でまかなってきました。

２０００（平成12）年の介護保険導入後は、医療保険の外来医療分の訪問診療や訪問看護などが一部介護保険へ移動し、入院医療分の療養

病床の入院料の一部と老人保健施設の入院料などが、介護保険により給付されることとなりました。

ただ、保険が変わったからといって、提供するサービスは医師や看護師も関わって提供されるため、医療と介護の連携が変わることはありません。たとえば、医師が医療保険で患者を診察して訪問看護を依頼し、この依頼にもとづいて看護師が介護保険で訪問看護サービスを提供することなどは、**医療と介護の連携**にほかなりません。

国はなぜこのような複雑な制度をつくったのでしょうか。その背景には、**医療財源の枯渇**があります。そのため、新たな財源の確保と医療費の効率的利用が至上命題となっていました。年々増えていく健康保険料と患者自己負担割合

介護保険の導入

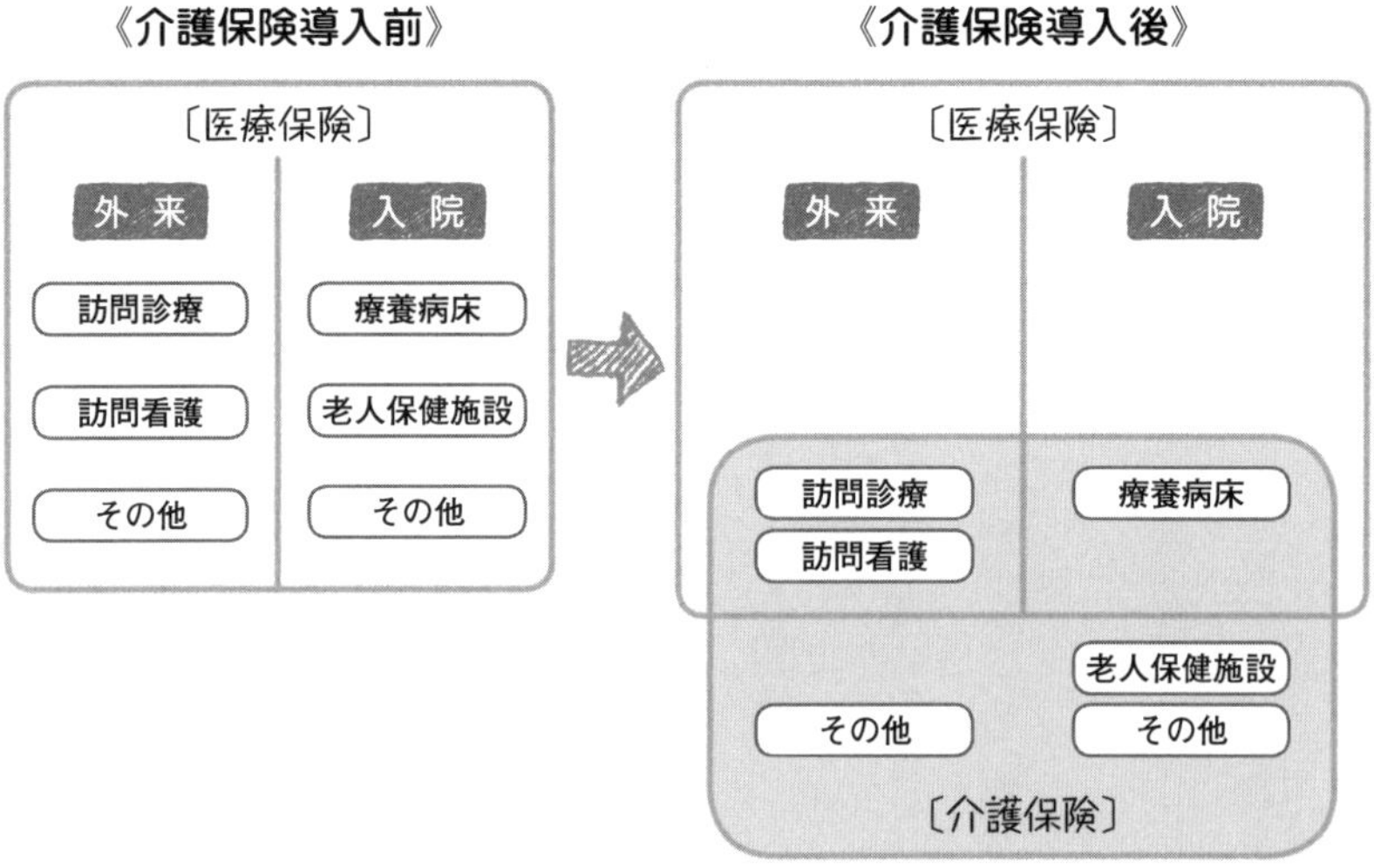

の拡大により、保険加入者と患者への負担はこれ以上望めないため、介護保険という高齢者の介護を対象とした保険が創設されたのです。

従来から、医療保険では、重症度による保険の支払限度がないため、いわゆる社会的入院による医療費の浪費が問題となっていました。そのため、介護保険では重症度にもとづいた**要介護認定**を導入することになったのです。要介護度は重症度に応じて決められ、これは給付される金額の根拠となります。

このような介護度に応じた給付限度を決めることにより、介護保険はサービスを効率的に利用できるようになりました。介護保険は、医療保険が名前を変えた、医療財源集めと効率的なサービスを提供する制度だともいえます。

☑日本の医療の特徴①——国民皆保険

◉アメリカの医療は市場原理

「日本の医療の特徴」として世界各国の医療政策研究者の間でまず挙げられるのが、**国民皆保険**です。日本の国籍をもち、日本に住む限りは、何らかの公的な医療保険に属することになります。たとえば、会社員であれば**会社の健康保険組合などの被用者保険**、自営業者などであれば市区町村などの**国民健康保険**といった形です。また、職や収入がない人であれば**生活保護制度**により医療費もカバーされます。このことは日本では当たり前であるために、ありがたみを感じることは少ないかもしれません。

一方、アメリカでは、国民が医療保険に加入するかは自己判断とされています。当然「医療保険に加入しない」という選択もできるため、無保険者の増加が社会問題となっています（現在、全国民の約2割が無保険者といわれる）。さらに、この無保険者の問題は、無保険者が事故や重篤な病気で医療機関に治療を受けた際には、医療費により自己破産するという事態にもつながります。

アメリカの保険事情は、公的な医療保険は高齢者向けのメディケアと低所得者向けのメディケイドの2種類であり、残りは、企業が支払ってくれる民間の医療保険や個人が加入する民間の医療保険となります。

アメリカの医療保険は市場原理に委ねられているため、よい面と悪い面があります。よい面は、柔軟に新しい医療技術がどんどんカバーされていくことであり、悪い面は、保険によって医療のアクセスやカバーされる医療技術に差があるということです。高額な医療保険には柔軟性があるものの、安価な医療保険では受けられる診療に制限があり、最低限の医療しか受けられないということも珍しくありません。

交通事故で気を失って救急車で医療機関に運ばれたところ、保険会社から救急車に乗る前に許可を取らなかったことで保険給付を断られるということも、アメリカでは現実の問題なのです。

☑日本の医療の特徴②——自由開業医制度とフリーアクセス

◉諸外国の医療に対する制限と日本の医療

日本には、「**自由開業医制**」と「**フリーアクセス**」という制度があります。「自由開業医制」とは、「**医師は自由に開業できる**」という制度です。ドイツでは保険医が登録制のため、保険医の空きがない地域では、開業して保険医療を行うことができません。この点、日本では、基本的に開業により保険医としても登録できます。

フリーアクセス（**保険証1枚で好きな医療機関を受診できる制度**）は、日本の医療制度に慣れている国民にとっては、もはや当たり前のことですが、イギリスでは、医療はＧＰ（General Practitioner）と呼ばれる家庭医により、コントロールされています。つまり、国民は特定の家庭医に登録し、病気になったら、まずはこの家庭医にかかります。家庭医の了承なしには、原則として別の医師や病院に直接かかってはいけないルールになっています。

アメリカは、保険会社が医療提供に関して介入します。自分の加入している保険会社が契約している医師や医療機関でなければ、かかることはできません。また、診療についても保険ごとに制限がありますので、特殊な治療や薬を使う場合は、医師が保険会社と交渉を行い、保険会社の了承が出た時点で使います。了承されない場合には、患者が自費で支払うか、治療しないかのどちらかを選択することになります。

1つの医療機関で診療を受け、気に入らなければ違う医療機関で同じ病気に対して治療を受けることができるフリーアクセスは日本特有の制度です。諸外国は、好きな医療機関を受診す

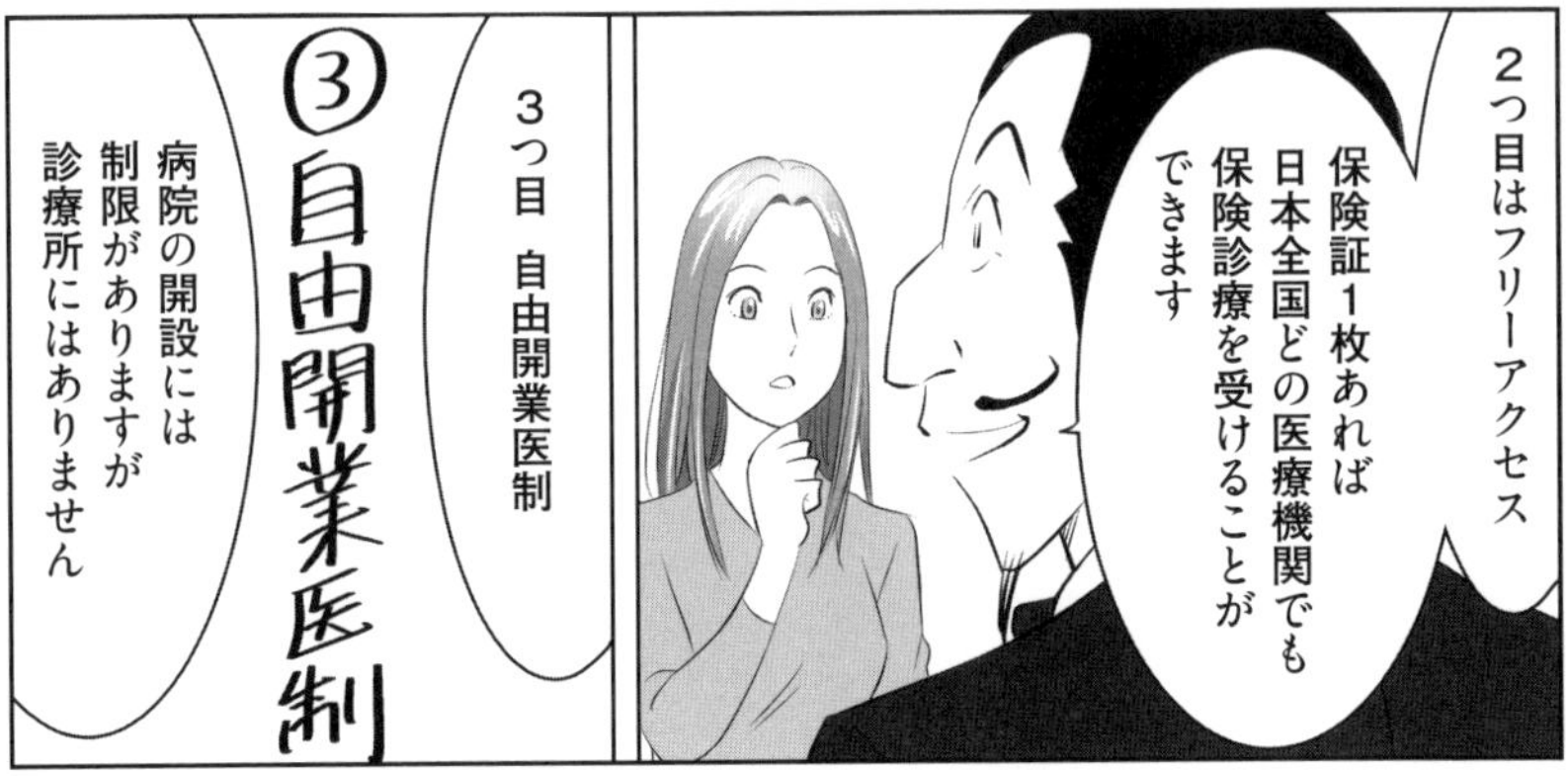
2つ目はフリーアクセス
保険証1枚あれば
日本全国どの医療機関でも
保険診療を受けることが
できます
3つ目　自由開業医制
③自由開業医制
病院の開設には
制限がありますが
診療所にはありません

るには、高額な保険に加入するか、別途で高額の支払いをする必要があります。そう考えると、日本の医療制度は非常に優れたものといえるでしょう。

☑ 細分化を続ける診療科と広告規制

現在、医療施設には数多くの診療科があり、その中でも**広告ができるものとできないものに分けられています。**前者は、患者が主体的に適切な医療機関を選択できる情報の範囲を守りながら、少しずつ規制が緩和されてきています。

2008（平成20）年度からは、「内科」と「外科」は、単独で診療科名として広告することが可能であるとともに、それまで診療科名として認められなかった、①身体や臓器の名称、②患者の年齢・性別等の特性、③診療方法の名称、④患者の症状、疾患の名称——についても、「内科」「外科」と組み合わせることによって、**新しい診療科名として広告することが可能**になりました。

また、「血液・腫瘍内科」「糖尿病・代謝内科」「小児腫傷外科」「老年心療内科」「老年・呼吸器内科」「女性乳腺外科」など、複数の事項を組み合わせた診療科も理論的に可能になりました。一方で、呼吸器科、消化器科、胃腸科、循環器科など、以前から馴染みの深い診療科名は2008（平成20）年度以降、呼吸器内科や呼吸器外科などとしなければ広告することが認められなくなりました。

すでに、2002（平成14）年度からは専門医資格について、また、2007（平成19）年度からは薬剤師、看護師その他の専門性についても、厚生労働大臣に届出がなされた団体の**認定する資格名が広告できるようになっています。**

たとえば、看護師の専門資格では、「がん看護専門看護師」「精神看護専門看護師」「乳がん看護認定看護師」「認知症看護認定看護師」など、27種類あります。

◉専門特化していく診療

2008（平成20）年度から実施された改正により、「病気がある程度想定できれば受診する診療科の選択」という迷いは、かなり払拭されました。

しかし、診断と治療技術の進化は、診療科の多様化へとつながっていくので、まだまだ患者が診療費や治療を選ぶことは難しいかもしれません。

☑ 病院と診療所はどこが違う？

プロローグで紹介したように、病院と診療所の違いは医療法で明確に決められており、患者を入院させるベッドが20床以上が病院、19床以下が診療所と区分されています。

ここで、診療所数を紹介しておきましょう。2016（平成28）年1月1日現在の一般診療所数は、10万1145施設（病床数は10万5940床）、歯科診療所は6万8780施設となっています。**一般診療所の数は10万を超えましたが、そろそろ飽和状態**であると思われます。

◉ 病院は入院、診療所は外来という機能分担

日本の医療機関は、**規模を拡大してきた歴史**にあります。診療所から有床診療所、有床診療所から小規模病院、小規模病院から中規模・大規模病院へと徐々に規模を拡大してきました。その中で外来を捨てきれない病院が多いため、診療所と病院での役割分担ができていない現状もあります。現在の医療政策は、医療機関の機能を分化していくことが中心で、その第一歩が「病院は入院中心、診療所は外来中心」という方向づけです。

◉ 外来診療は、競争から連携へ

「病院は入院中心、診療所は外来中心」という流れは厚生労働省による構想ですが、10年以上前は病院と診療所は競合であり、外来患者の奪い合いをしていたため、連携して患者を紹介し合うということは、あまり行われませんでした。

そのため、厚生労働省は１９８５（昭和60）年から施設間の紹介料（診療情報提供料）を設定し、患者の紹介に経済的インセンティブをつけました。これ以降、病院と診療所間の役割分担が進むようになってきています。

経済的インセンティブは、診療情報提供という診療報酬点数であり、高く設定されており、たとえば、大病院が退院後の治療計画や検査、画像診断等の必要な情報を含めて患者を診療所に紹介した場合、再診料の6倍程度の報酬を得ることができます。

☑ 医療機関のベッドも規制対象

◉ 医療法で定義されるベッド

病院は医療法により、**特定機能病院、地域医療支援病院、その他の病院**と定義されています。

それに対して病床（ベッド）については、医療法により、**①精神病床、②結核病床、③感染症病床、④療養病床、⑤一般病床**の５つに分けられます。

療養病床と一般病床は、つい最近までは同じ病床として定義されていました。そのため、慢性期の患者が長期間、急性期の病床に入院していたり、**社会的入院**（入院治療の必要がなくなったにもかかわらず、家庭に介護者がいないなどの理由で退院できない状態）といった問題

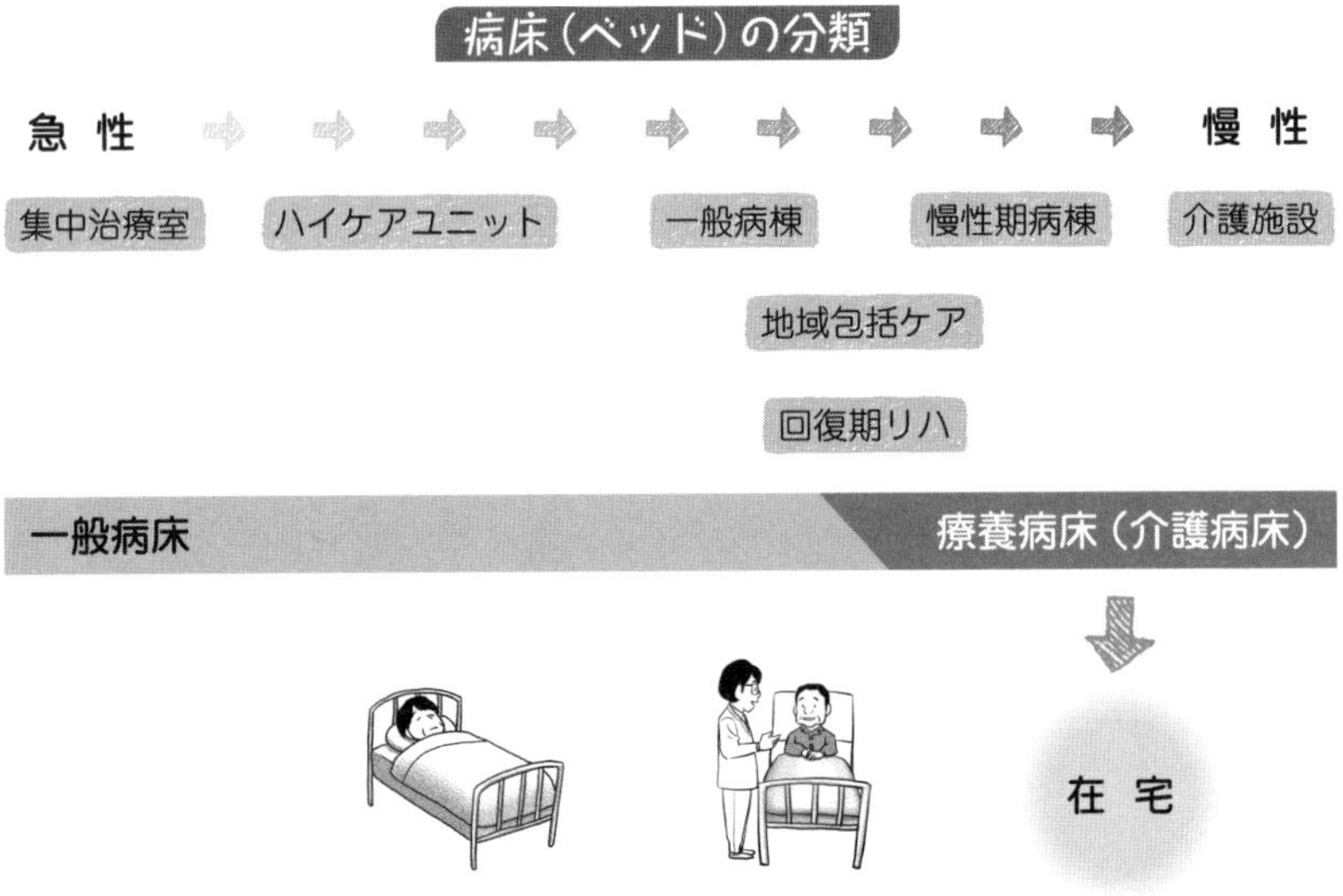

が発生していました。

◉専門性のある病床の分類

前述のように、医療法による病床の種類は5つですが、診療報酬点数上の病床は、医療の機能分化を図るために、病床の分類をさらに細かくしています。

たとえば、入院の基本的な点数では、次のような超急性期を担うベッドから慢性期を担うベッドまであります。

①救命救急入院料
②特定集中治療室管理料
③ハイケアユニット入院医療管理料
④脳卒中ケアユニット入院医療管理料

⑤小児特定集中治療室管理料
⑥新生児特定集中治療室管理料
⑦総合周産期特定集中治療室管理料
⑧新生児治療回復室入院医療管理料
⑨一類感染症患者入院医療管理料
⑩特殊疾患入院医療管理料
⑪小児入院医療管理料
⑫回復期リハビリテーション病棟入院料
⑬地域包括ケア病棟入院料
⑭特殊疾患病棟入院料
⑮緩和ケア病棟入院料
⑯精神科救急入院料
⑰精神科急性期治療病棟入院料
⑱精神科救急・合併症入院料
⑲児童・思春期精神科入院医療管理料
⑳精神科療養病棟入院料
㉑認知症治療病棟入院料
㉒特定一般病棟入院料
㉓地域移行機能強化病棟入院料

☑ 数量規制がある地域のベッド

日本の医療提供体制は、1990年代前半まで「量」を重視した整備を進めたため、現在では需要と供給のバランスに問題が生じています。

供給を増やす、つまり**病床を増やすことにより国民医療費は上昇**していきます。これは、医療従事者が需要をつくれるためであり、ベッドの増加に制限を設けないと、国民医療費はどんどん上昇することになります。

こうした問題を解消するため、1985（昭和60）年の第1次医療法改正では医療計画が制度化され、既存病床数が**基準病床数**という**地域によって決められた病床数を上回っている地域では、原則として増床はできない**こととされました。

具体的には、都道府県内をいくつかに区切った2次医療圏ごとに一般病床の必要数を、都道府県単位の3次医療圏に精神病床、結核病床、感染症病床の必要数を定めています。

ちなみに、医療圏という考え方の大まかな定義は以下のとおりです。

・1次医療圏

「かかりつけ医」機能をもった医師の存在する範囲

・2次医療圏

主として、一般の病床に入院するときに医療を確保できる範囲であり、病床整備に係る単位であり日常生活圏を意識した範囲

・3次医療圏

特殊・専門医療を対象とし、肝臓移植などの高度先進医療や特殊医療機器を使う医療を提供する単位であり、原則として都道府県に1つとされている範囲

◉病床数の規制が強まる方向性

既存病床数が基準病床数をすでにオーバーしている病床過剰地域では、それ以上病床を増やすことはできません。したがって、一般の病床

をもつ病院は原則として開設できないことになります。この「基準病床数」は、2001（平成13）年に第4次医療法改正が施行される以前は、「必要病床数」という名称でしたが、第4次医療法改正により「**基準病床数**」に変わり、さらに病床数を削減するようなしくみが盛り込まれました。

具体的には、基準病床数の算定式の中に、地域間格差を是正する数値や平均在院日数推移率が盛り込まれました。

☑医療における広告の定義

医療の世界では、「情報の非対称性（サービスの提供側と受け手側で情報の量、質、理解力に格差があること）」を背景に、医師誘発需要（医師主導でサービス内容と提供が決まること）の要素がかなりの部分を占めると指摘されています。そのため、少し昔までは医療情報リテラシーの低い医療を受ける側を「保護するため」に、広告できる事項を最小限にしてきました。

しかし、近年における「良質な医療を受けたいという国民のニーズの高まり」⬇「患者自らの判断で適切な医療機関を選択するための情報提供の整備」という流れを受け、第2次医療法改正（1992（平成4）年）、第3次医療法改正（1998（平成10）年）、第4次医療法改正（2001（平成13）年）、第5次医療法改正（2007（平成19）年）と、徐々に**広告の規制が緩和**されてきました。

◉年々進化する広告規制

2007（平成19）年の第5次医療法改正では、医療における広告規制が大幅に緩和されました。従来の「専門医の認定」や「手術件数」のような「ポジティブリスト方式」から、一定の性質をもった項目群ごとにまとめた「**包括規定方式**」に改められることになりました。

この改正により、同年4月以降は次のような項目が広告可能になりました。

「AGA治療薬を取り扱っております」

＊薬事法等の他法令に抵触しないことが求められるため、「医薬品『〇〇錠』を処方できます」とは広告できません。

「当院ではジェネリック医薬品を採用しております」

「日曜・祝日も専用の透析室で、人工透析を行っています」

しかし、従来どおり、客観的な事実であっても、次のような「**比較広告」は認められません**。

「肝臓がんの治療では、日本有数の実績を有する病院です」

「当院は県内一の医師数を誇ります」

「本グループは全国に展開し、最高の医療を広く国民に提供しております」

ほかにも、「専門外来」（標榜診療科名と誤認を与えるため）や「死亡率、術後生存率等」「未承認医薬品（海外の医薬品やいわゆる健康食品等）による治療の内容」「著名人が治療を受けたこと」などについては広告できないことが示されています。

一方、次のような「治療の方針」については、成功率、治癒率等の治療効果等を説明することなく、広告可能な事項の範囲であれば、記載しても差し支えないとされています。

「術中迅速診断を行い、可能な限り温存手術を行います」

「手術療法のほかに、いくつかの薬物療法の適用があるので、それぞれのメリット・デメリットをご説明し、話し合いのもとで治療方針を決定するようにしております」

なお、インターネット上のホームページは、引き続き原則として広告とはみなされませんが、インターネットの検索結果に報酬を支払っている医療機関については、検索結果の表示が広告として規制されることとなります。

☑ 営利法人による開設が禁止の病院業界

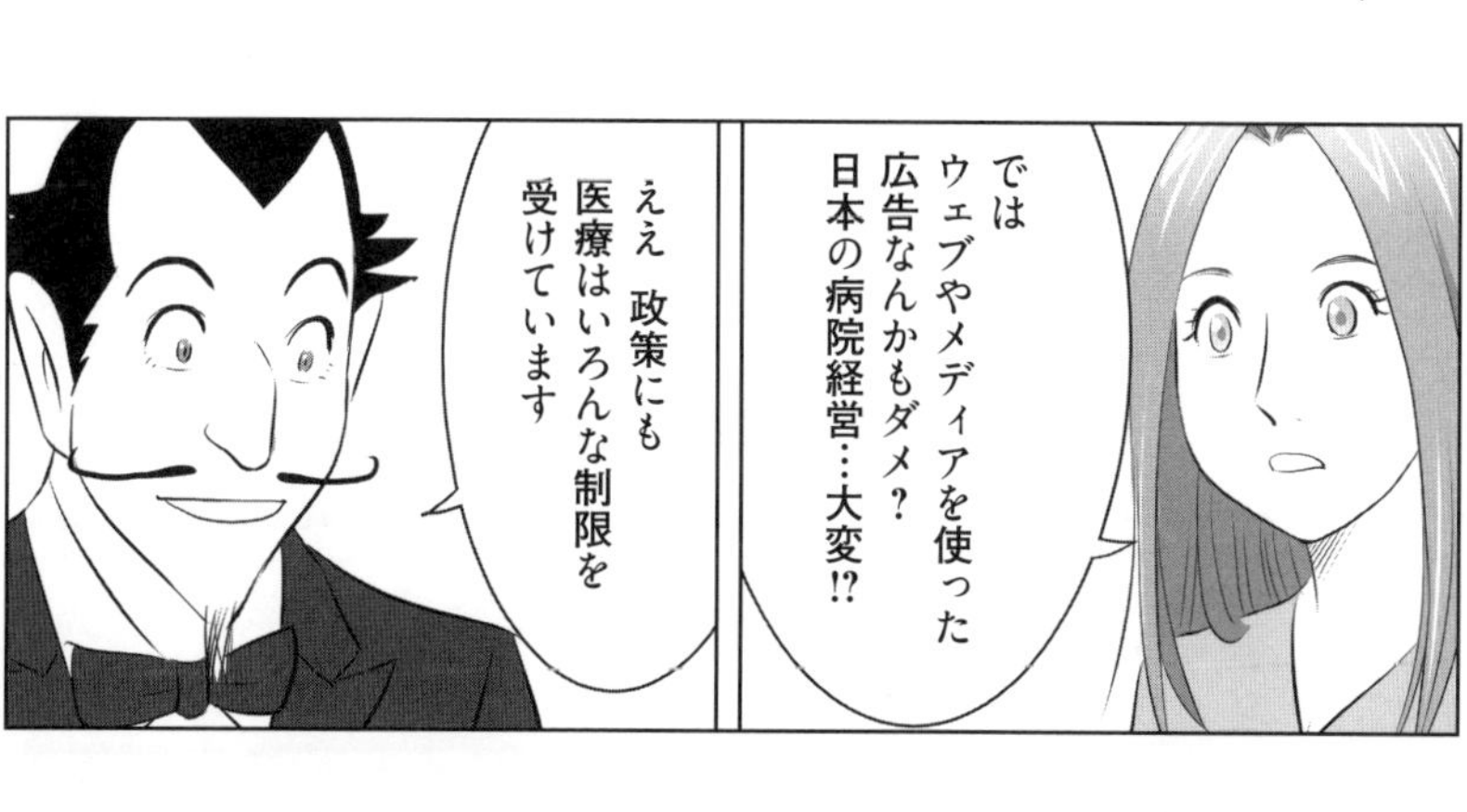
では
ウェブやメディアを使った
広告なんかもダメ？
日本の病院経営…大変!?
ええ　政策にも
医療はいろんな制限を
受けています

病院の開設者には、さまざまな母体があります。2016（平成28）年1月末時点の「開設者別にみた施設数及び病床数」によると、全病院のうち、医療法人が約6割を占めているのがわかります。

「独立行政法人国立病院機構」とは、国立病院・療養所を運営する、国とは独立した法人格をもつ法人で、2004（平成16）年4月に154施設でスタートしました（その後の再編成により、最終的には143施設）。

営利法人立は48病院ありますが、これは法成立以前に設立されたもので、現在は営利法人による病院経営は、規制改革の俎上にはのぼるものの、認められていません。

◉医療特化の会社組織である医療法人

医療法人制度は、1950（昭和25）年の医療法改正で創設されました。この制度の主旨は、「医療事業の経営主体が医業の非営利性を損なうことなく法人格を取得することにより、資金の集積を容易にし、医療機関の経営に永続性を与えること」とされています。

つまり、私人としての医療機関経営の継続性の困難さを緩和するためにつくられた制度といえます。

この医療法人制度が発足してから、さまざまな矛盾点が露呈されてきました。そのため、第5次医療法改正には、医療法人の非営利性を高める改革が盛り込まれました。

具体的には、現行の医療法人を、①**非営利性**

を徹底した医療法人（出資額限度法人）、②公益性の高い認定医療法人（社会医療法人）の2類型としました。

☑地域の医療提供体制が地域医療計画

80ページでも説明しましたが、病床数は2次医療圏ごとに管理されています。2次医療圏は、都道府県が作成した医療計画において、一般的な疾患で入院が必要な際に医療を確保できる範囲として、広域市町村圏などをもとに受診状況や交通事情の整備状況などを考慮して策定されています。各都道府県はいくつかの2次医療圏に区分しており、全国に344エリアあります（2013（平成25）年4月1日現在）。

たとえば、群馬県の2次医療圏は10圏域あります。そのうちの1つである「太田・館林医療圏」には、太田市、館林市、板倉町、明和町、千代田町、大泉町、邑楽町が含まれています。

◉5疾病と5事業で地域の医療提供体制整備

2013（平成25）年度に見直された医療計画では、「**5疾病5事業および在宅医療**」に係る医療提供施設相互間の機能分担と業務の連携を確保するための体制が盛り込まれることになりました。前回（2008（平成20）年度）の見直しとの大きな違いは、各疾病と事業について、数値目標を設定したうえでPDCAサイクルを回すことを推進することです。

・**5疾病**

がん、脳卒中、急性心筋梗塞、糖尿病、精神疾患

・**5事業**

救急医療、災害医療、へき地医療、小児医療、周産期医療

5疾病は**国民医療費に占める割合が高い疾患**であり、急性期から在宅療養という医療の切れ目のない流れを構築することにより、医療費を適正化したいと厚生労働省は考えています。

新しい医療計画の最大のポイントは、各疾病の医療連携体制について、医療機関・施設の具体的な名称が明記されたことです。

こうした情報公開化の流れにより、「5疾病の連携体制に名前が出てこない医療機関」は地域から四面楚歌の状態となる可能性があります。同様に、地域で連携していた医師たちも、このような情報をもとに、連携先を再考することも考えられます。

☑病院による診療連携のしくみ

医療施設間において行われる「紹介」という医療業界独特の連携システムは、医療法の医療提供理念に起因します。

医療法によると、「医療提供施設において診療に従事する医師及び歯科医師は、医療提供施

設相互間の機能の分担及び業務の連携に資するため、必要に応じ、医療を受ける者をほかの医療提供施設に紹介し、……（以下略）」と定義されています。

◉医療連携の考え方

医療における連携は、医療の質や効率性を高めるために行われます。

❶診療科と連携

各医師は診療についての専門分野をもっています。大学を卒業して国家試験に合格すれば医師免許がもらえます。その後、2年間の前期研修を終え、後期研修で選択した専門分野に対する3年間の研修を行います。各診療科には専門分野の守備範囲があり、その分野を超えるときは、ほかの診療科へ紹介します。

このようなことから、同一医療機関内でも診療科間の連携体制がとられ患者紹介が行われます。一方、同一医療機関内で対処できないケースでは外部の医療機関へ患者を紹介することになります。

❷医療体制と連携

病院の規模により、提供できる医療には限りがあります。医療は、**1次医療**（プライマリーケア）といわれる軽いものから、高度な医療機器や医療技術が必要な**3次医療**まで存在します。また、入院が必要な患者が無床診療所へ来院した場合は、すぐに入院ができる医療機関へ紹介する必要があります。このような医療の必要レベルに応じて紹介が必要なケースもあります。

❸治療ステージと連携

治療にはステージが存在します。病気が発症して間もない状態を「**急性期**」、やや安定してきた状態を「**回復期**」または「**亜急性期**」（急性期から慢性期の間の医療）、病状が安定して治癒をしない状態を「**慢性期**」（長期療養）といいます。

病院は、急性期の病院、回復期の病院、亜急性期の病院、慢性期の病院に大きく分けられます。急性期の病院では、入院期間が2週間以内で退院をすることが一般的とされているため、その期間を超えての継続した治療が必要な患者の場合、次の回復期や亜急性期の病院で治療を行うことになります。こうした理由で、医療施設間で紹介が行われる場合もあります。

こうした医療業界における連携において患者を紹介するしくみは、患者に対して最適な医療施設で最善な治療を行うためでもあり、医療の質を保証する側面もあるのです。

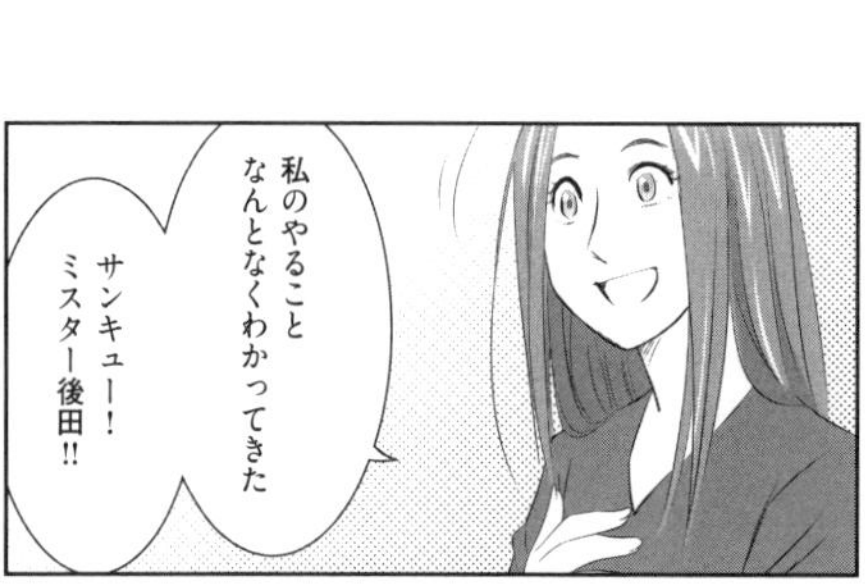

私のやること
なんとなくわかってきた
サンキュー！
ミスター後田!!

第2章

さまざまな医療従事者

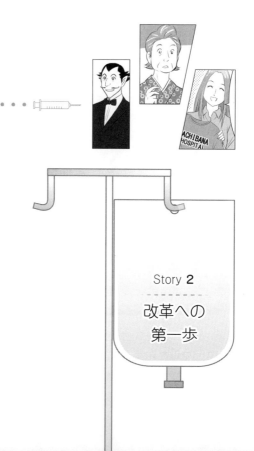

Story 2

改革への第一歩

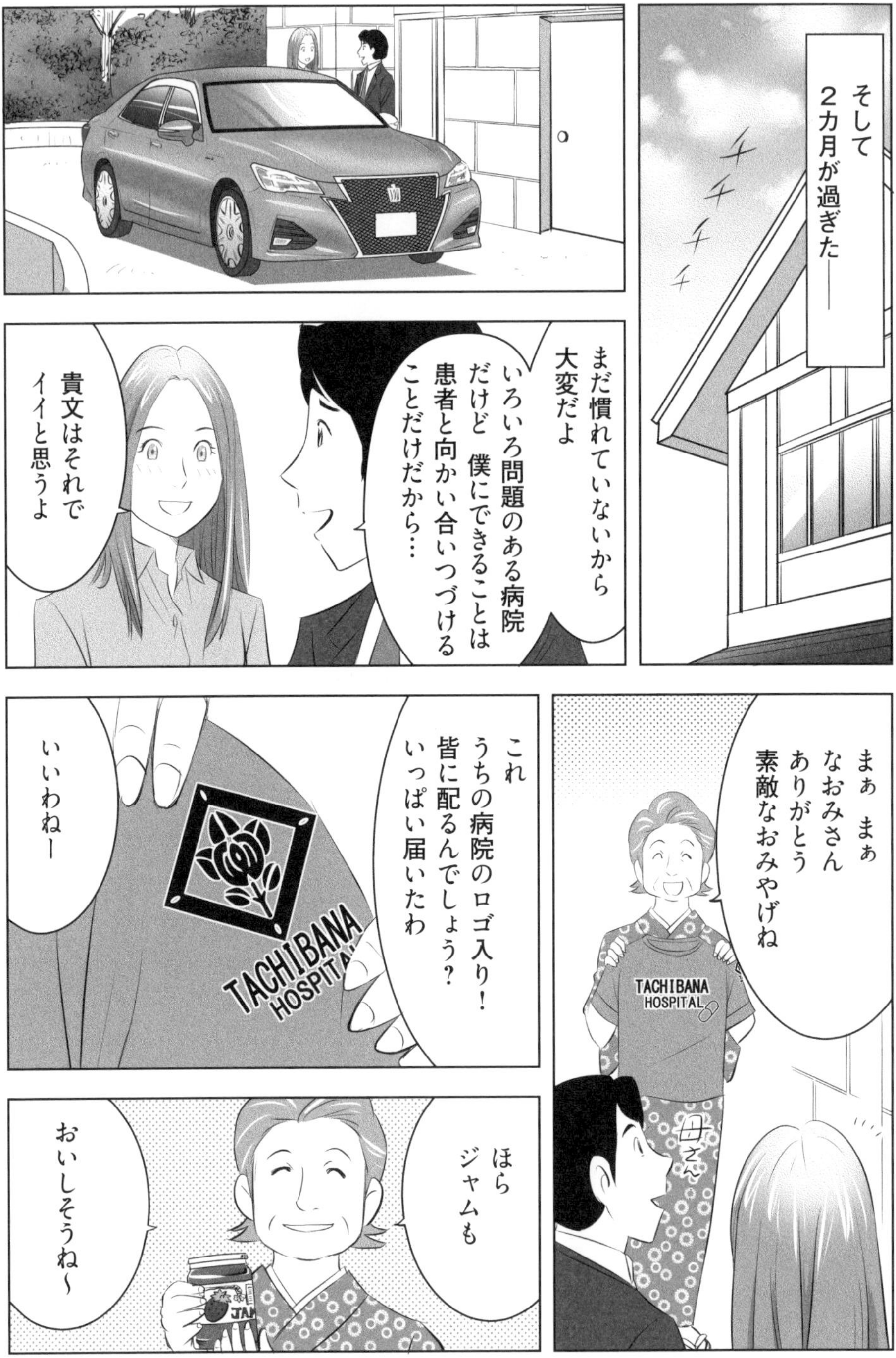
そして
2カ月が過ぎた——
チチチチ
まだ慣れていないから大変だよ
いろいろ問題のある病院だけど 僕にできることは患者と向かい合いつづけることだけだから…
貴文はそれでイイと思うよ
まぁ まぁ なおみさん ありがとう 素敵なおみやげね
TACHIBANA HOSPITAL
母さん
これ うちの病院のロゴ入り! 皆に配るんでしょう? いっぱい届いたわ
TACHIBANA HOSPITAL
いいわねー
ほら ジャムも
おいしそうね〜

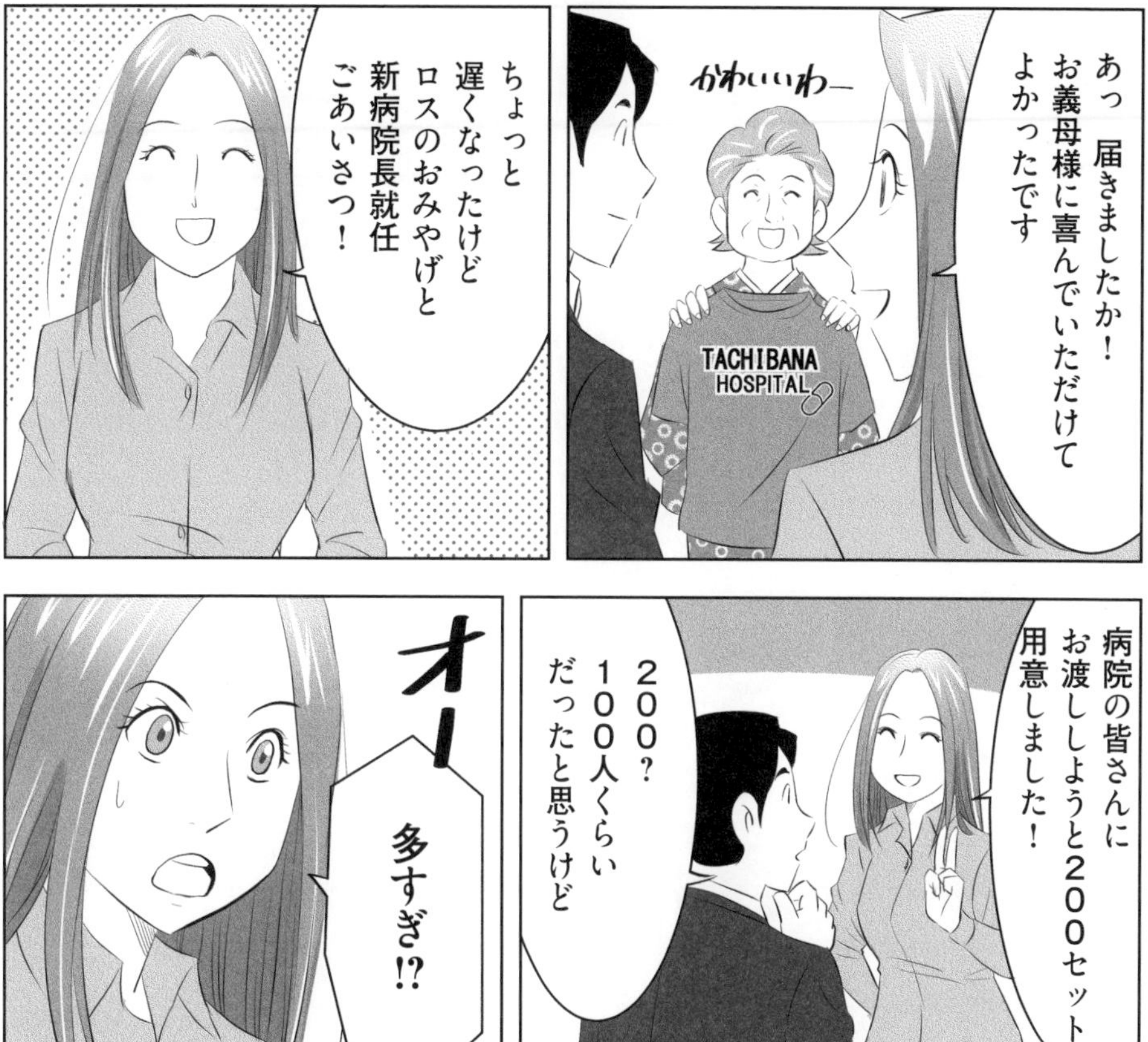
あっ 届きましたか！
お義母様に喜んでいただけてよかったです
かわいいわ～
TACHIBANA HOSPITAL
ちょっと遅くなったけどロスのおみやげと新病院長就任ごあいさつ！
病院の皆さんにお渡ししようと200セット用意しました！
200？100人くらいだったと思うけど
オー
多すぎ⁉
アメリカでは1ベッドにスタッフが4人くらいいます
日本はそれより少ないと聞いてかなり減らしたのですがまだ多いですかァ
詳しいことは後田に聞いて！行ってくる
あっ ちょっと待って

＊日本では１ベッドに１～２名が平均。

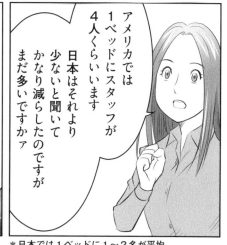

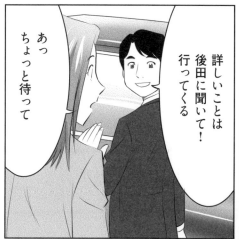

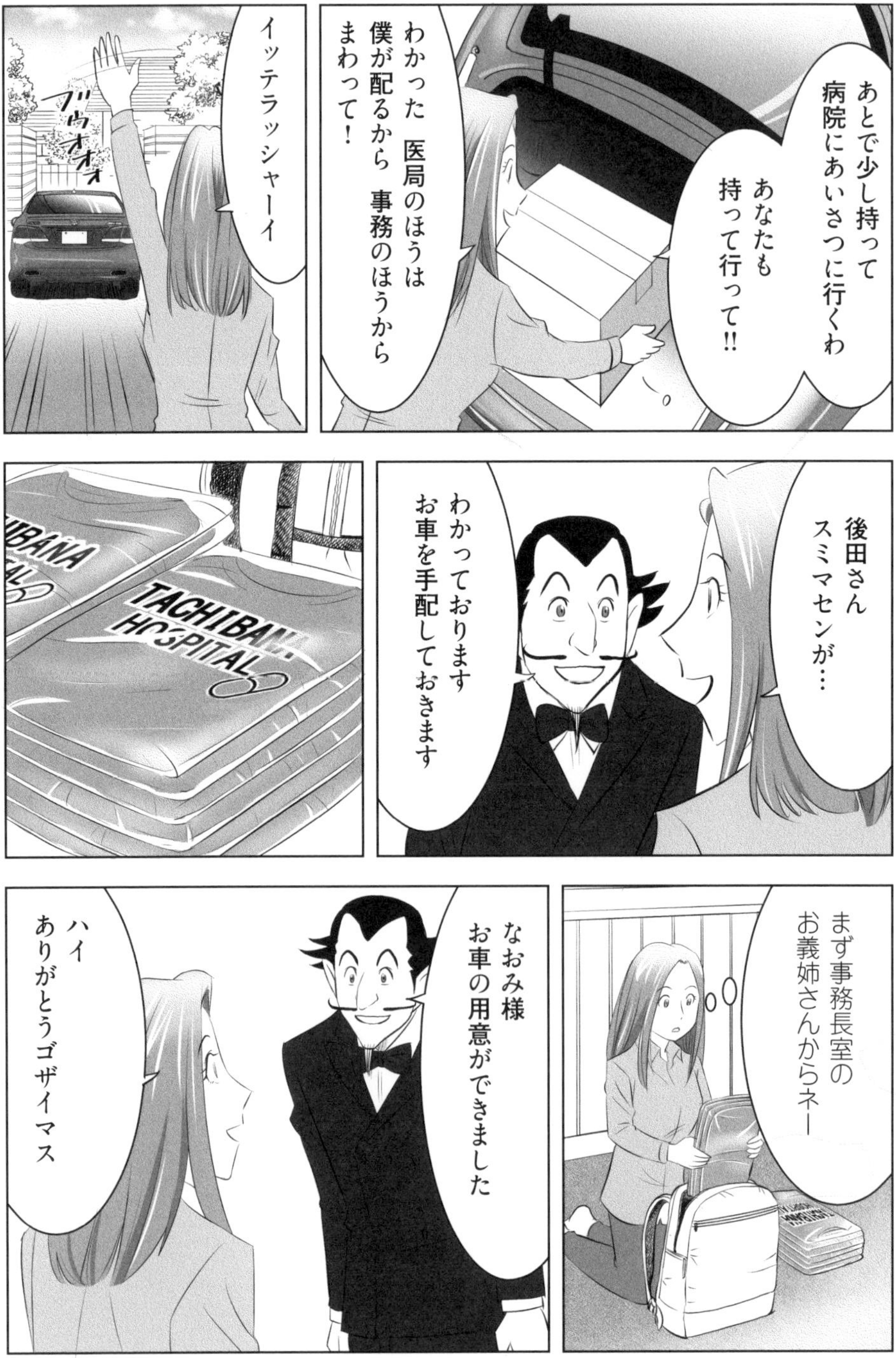
あとで少し持って
病院にあいさつに行くわ
あなたも
持って行って!!
わかった 医局のほうは
僕が配るから 事務のほうから
まわって!
ブルウオオオ
イッテラッシャーイ
後田さん
スミマセンが…
わかっております
お車を手配しておきます
TACHIBANA
HOSPITAL
まず事務長室の
お義姉さんからネー
なおみ様
お車の用意ができました
ハイ
ありがとうゴザイマス

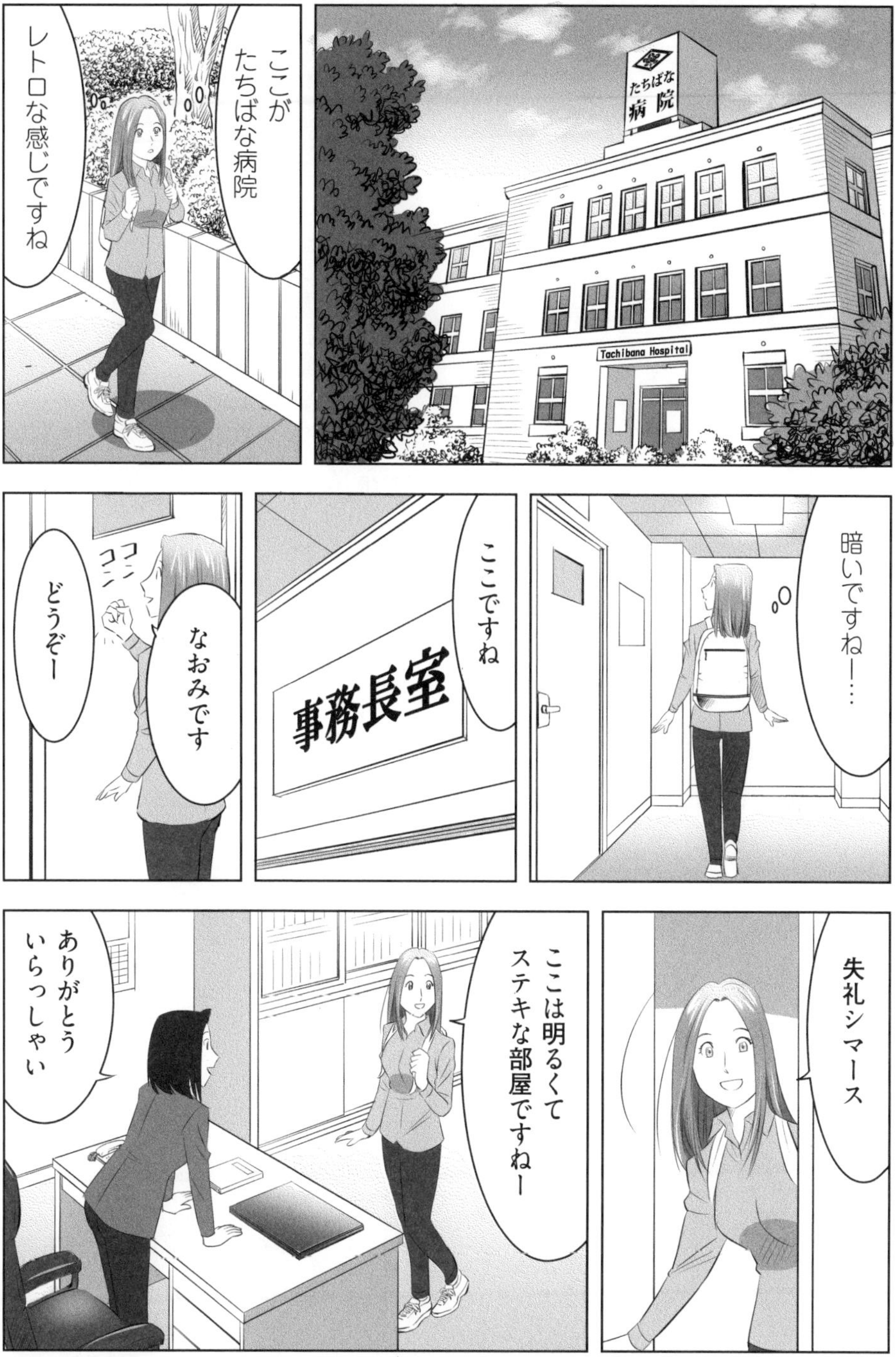
たちばな病院
Tachibana Hospital
ここがたちばな病院
レトロな感じですね
暗いですねー・・・
事務長室
ここですね
コンコン
なおみです
どうぞー
失礼シマース
ここは明るくてステキな部屋ですねー
ありがとういらっしゃい

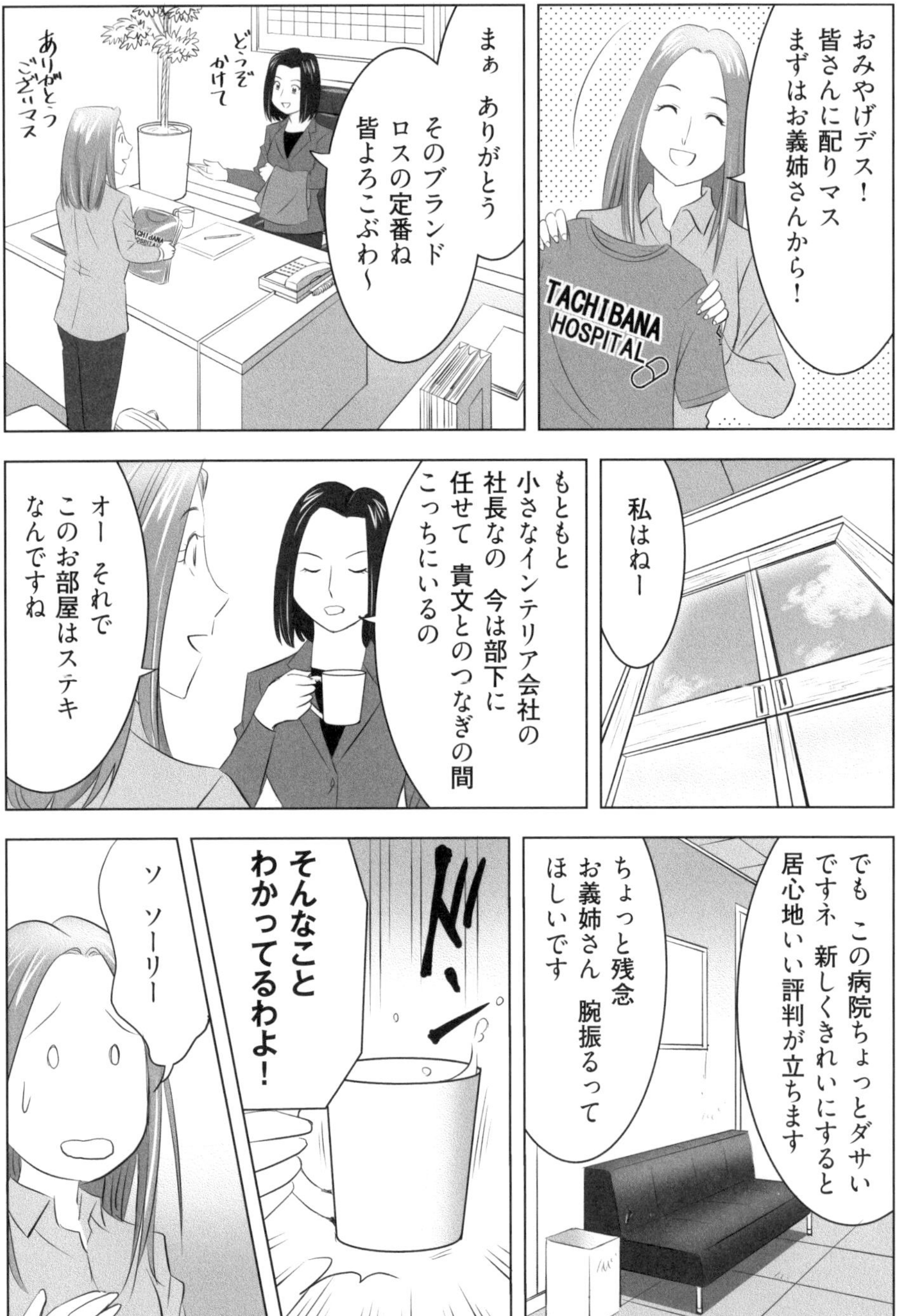
おみやげデス！
皆さんに配りマス
まずはお義姉さんから！
TACHIBANA HOSPITAL
まぁ ありがとう
そのブランド
ロスの定番ね
皆よろこぶわ～
どうぞかけて
ありがとうございマス
私はねー
もともと
小さなインテリア会社の
社長なの 今は部下に
任せて 貴文とのつなぎの間
こっちにいるの
オー それで
このお部屋はステキ
なんですね
でも この病院ちょっとダサい
ですネ 新しくきれいにすると
居心地いい評判が立ちます
ちょっと残念
お義姉さん 腕振るって
ほしいです
そんなこと
わかってるわよ！
ソ ソーリー

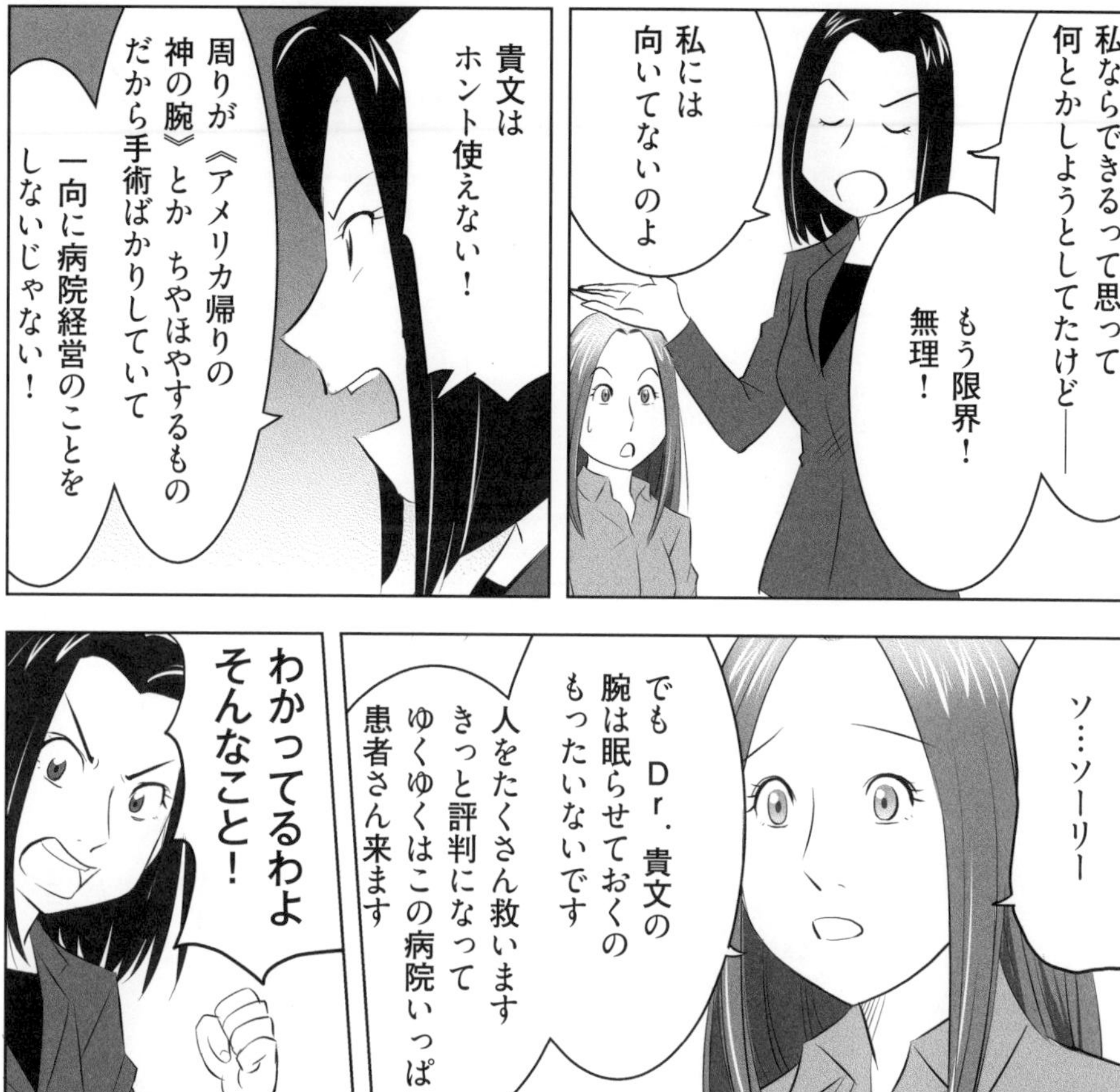
私ならできるって思って何とかしようとしてたけど――
もう限界！無理！
私には向いてないのよ
貴文はホント使えない！
周りが《アメリカ帰りの神の腕》とかちやほやするものだから手術ばかりしていて一向に病院経営のことをしないじゃない！
ソ…ソーリー
でもDr.貴文の腕は眠らせておくのもったいないです
人をたくさん救いますきっと評判になってゆくゆくはこの病院いっぱい患者さん来ます
わかってるわよそんなこと！
みんなわかってるの！でもどうにもならないのよこの病院は!!
ソーリー
は〜〜…
おじいさんが築き上げたこの病院をお父さんの代で使いつぶしてしまって
今早く手を打たないといけないのに母さんは「何も変えるな」貴文は手術私はど素人…

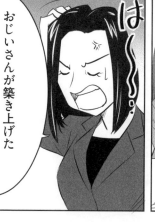

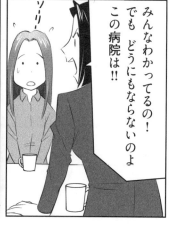

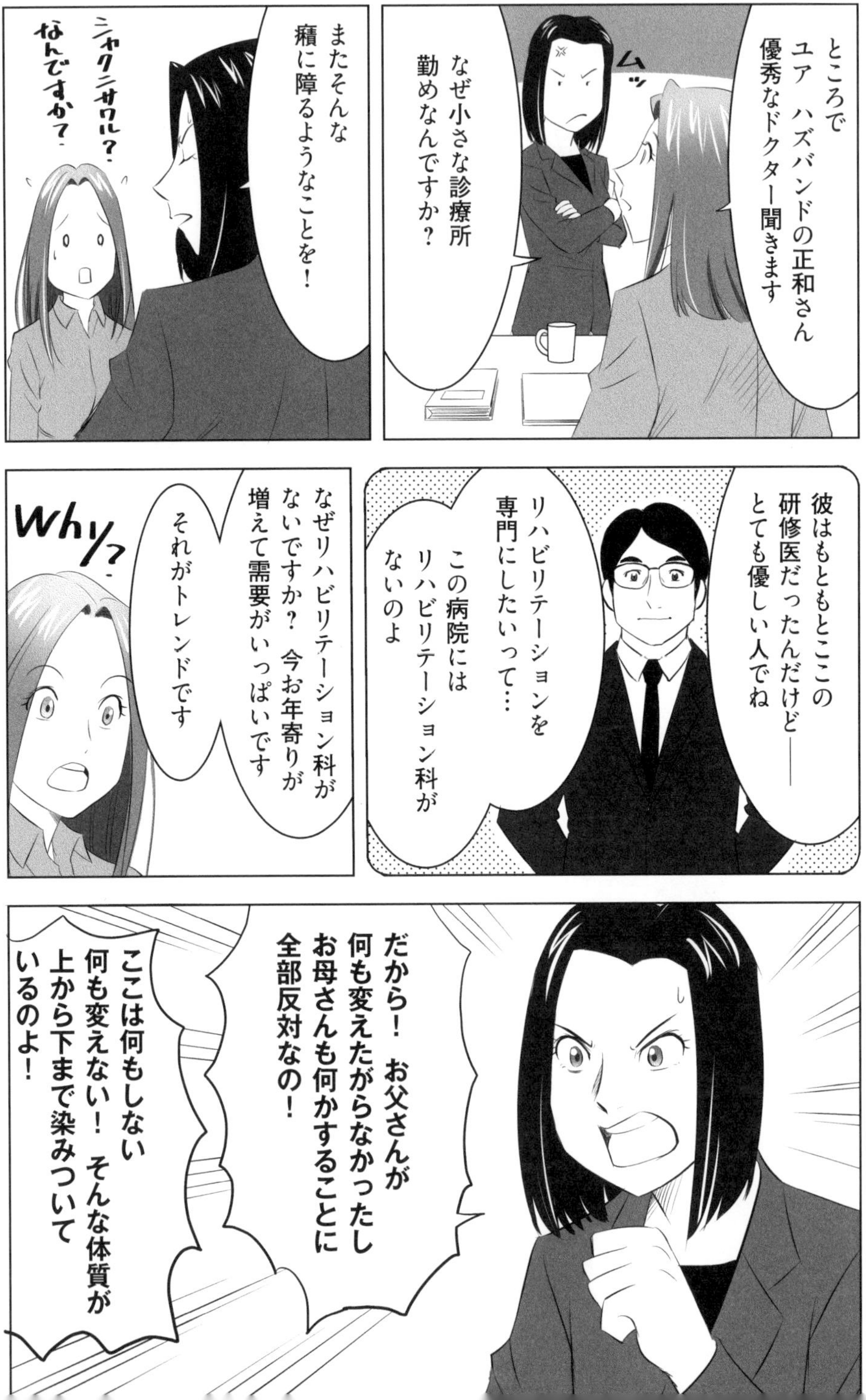

ところで
ユア　ハズバンドの正和さん
優秀なドクター聞きます
ムッ
なぜ小さな診療所
勤めなんですか？
またそんな
癪に障るようなことを！
シャクニサワル？
なんですかそれ？
彼はもともとここの
研修医だったんだけど——
とても優しい人でね
リハビリテーションを
専門にしたいって…
この病院には
リハビリテーション科が
ないのよ
なぜリハビリテーション科が
ないですか？　今お年寄りが
増えて需要がいっぱいです
それがトレンドです
Why!?
だから！　お父さんが
何も変えたがらなかったし
お母さんも何かすることに
全部反対なの！
ここは何もしない
何も変えない！　そんな体質が
上から下まで染みついて
いるのよ！

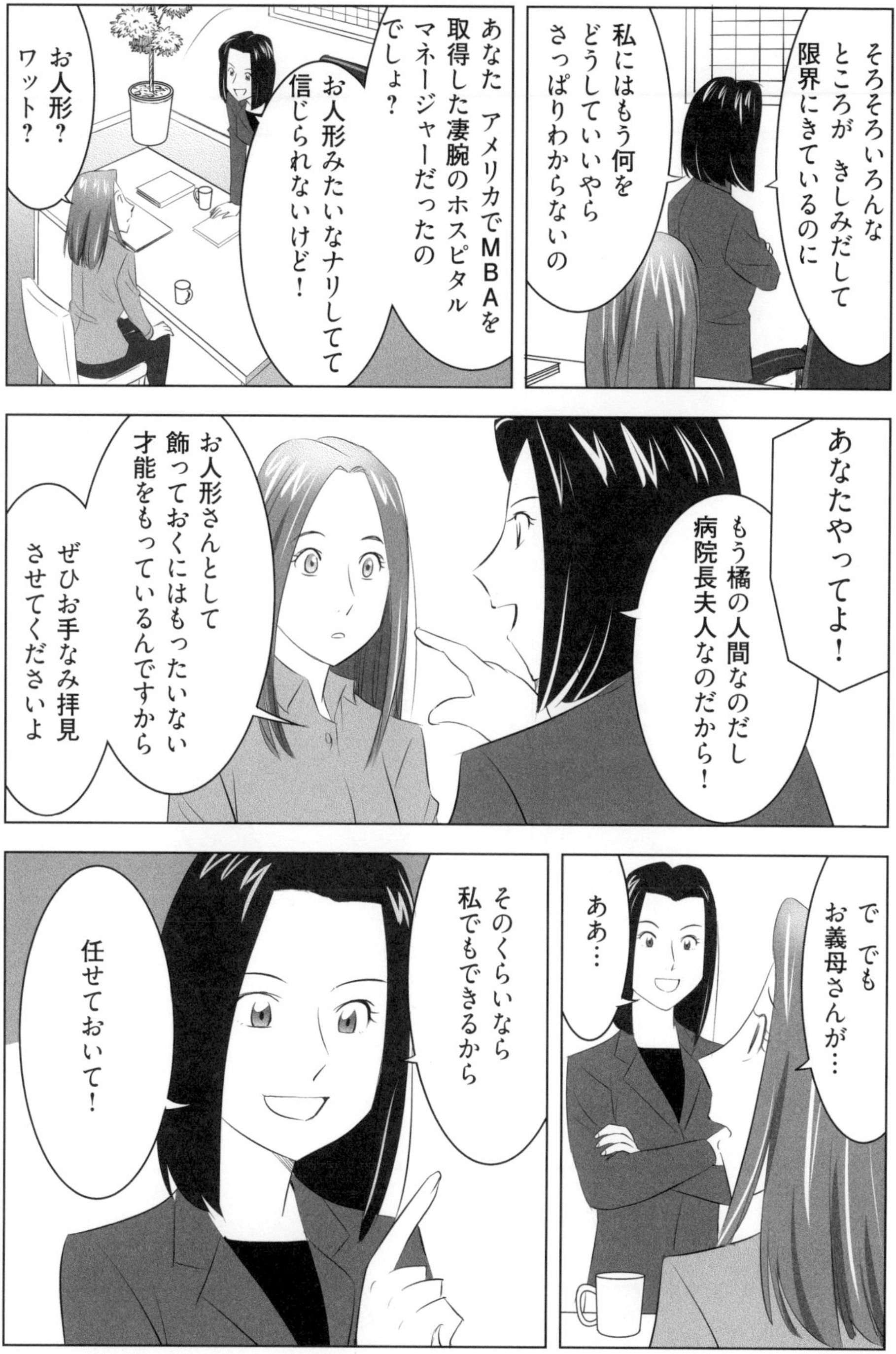
そろそろいろんなところが きしみだして限界にきているのに
私にはもう何をどうしていいやらさっぱりわからないの
あなた アメリカでMBAを取得した凄腕のホスピタルマネージャーだったのでしょ?
お人形みたいなナリしてて信じられないけど!
お人形? ワット?
あなたやってよ!
もう橘の人間なのだし病院長夫人なのだから!
お人形さんとして飾っておくにはもったいない才能をもっているんですから
ぜひお手なみ拝見させてくださいよ
で でもお義母さんが…
ああ…
そのくらいなら私でもできるから
任せておいて!

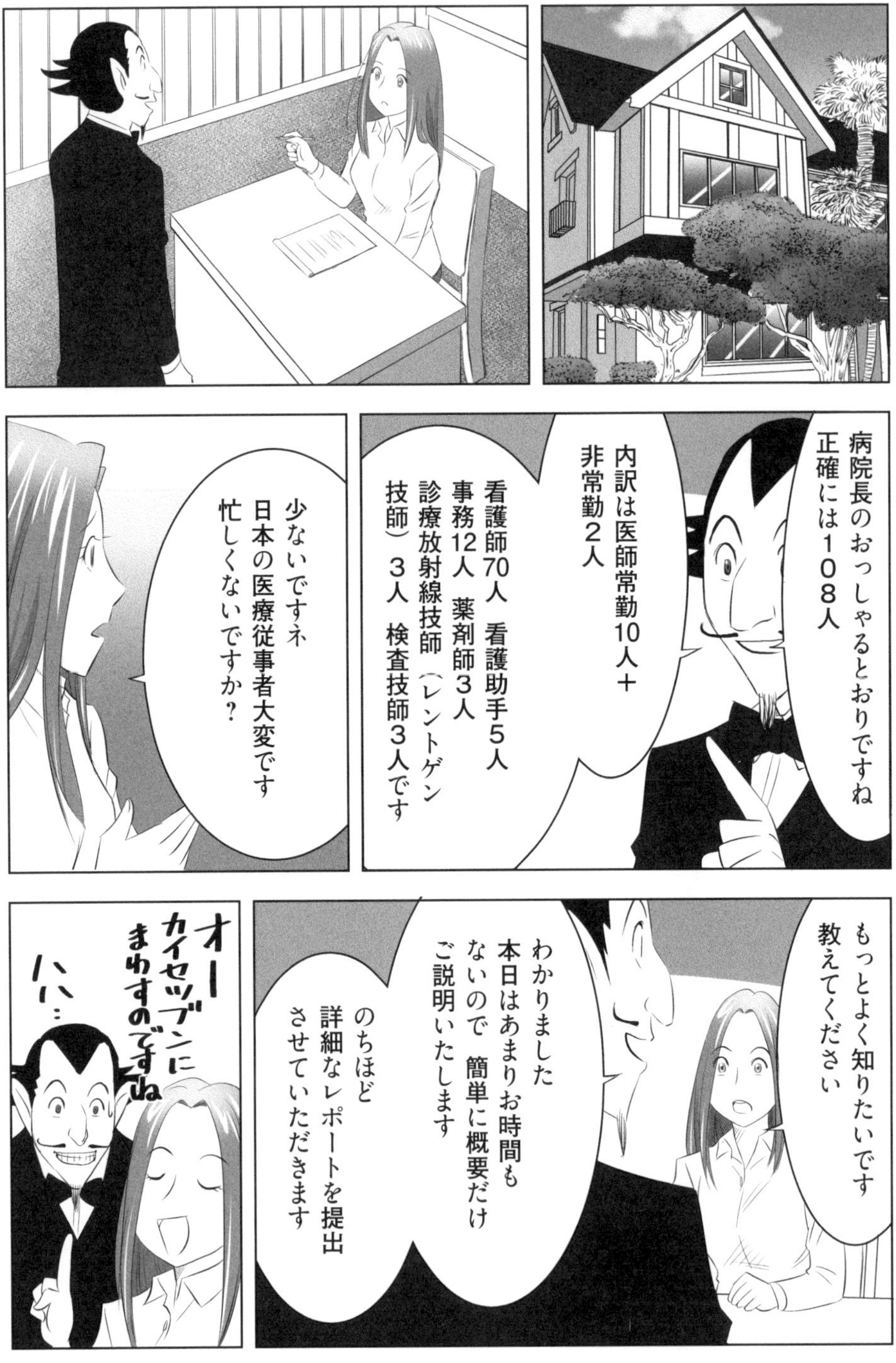
病院長のおっしゃるとおりですね
正確には１０８人
内訳は医師常勤10人＋
非常勤２人
看護師70人　看護助手５人
事務12人　薬剤師３人
診療放射線技師（レントゲン
技師）３人　検査技師３人です
少ないですネ
日本の医療従事者大変です
忙しくないですか？
もっとよく知りたいです
教えてください
わかりました
本日はあまりお時間も
ないので　簡単に概要だけ
ご説明いたします
のちほど
詳細なレポートを提出
させていただきます
オー
カイセツブンに
まわすのですね
ハハ…

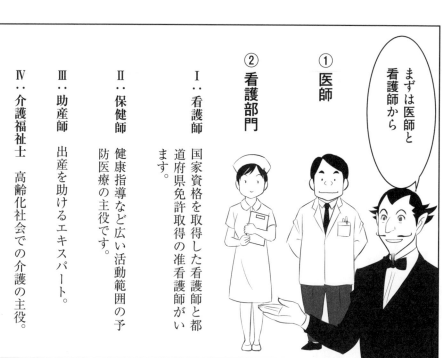

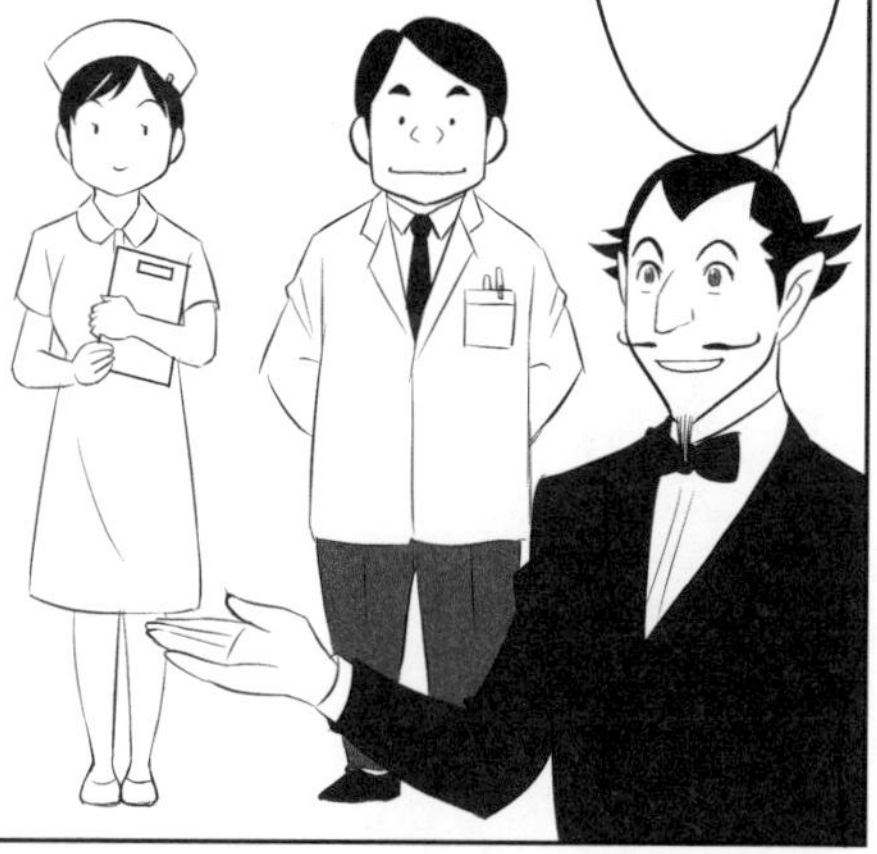

①医師

②看護部門

Ⅰ：看護師　国家資格を取得した看護師と都道府県免許取得の准看護師がいます。

Ⅱ：保健師　健康指導など広い活動範囲の予防医療の主役です。

Ⅲ：助産師　出産を助けるエキスパート。

Ⅳ：介護福祉士　高齢化社会での介護の主役。

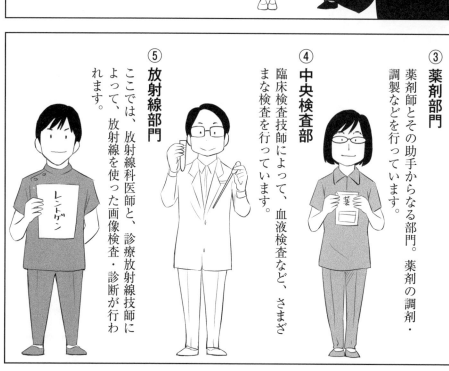

③薬剤部門

薬剤師とその助手からなる部門。薬剤の調剤・調製などを行っています。

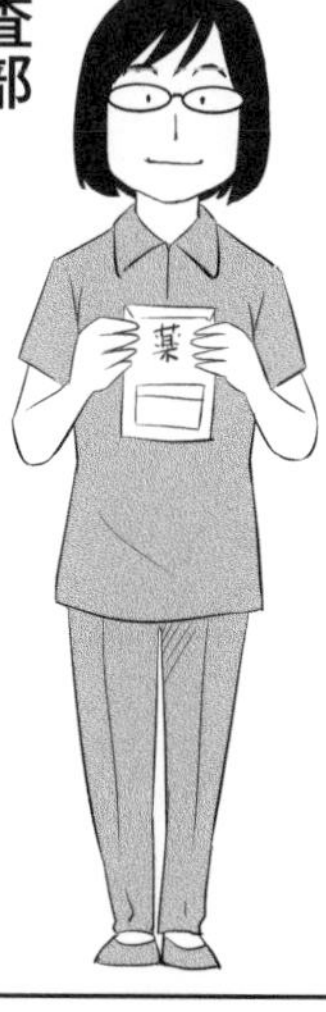

④中央検査部

臨床検査技師によって、血液検査など、さまざまな検査を行っています。

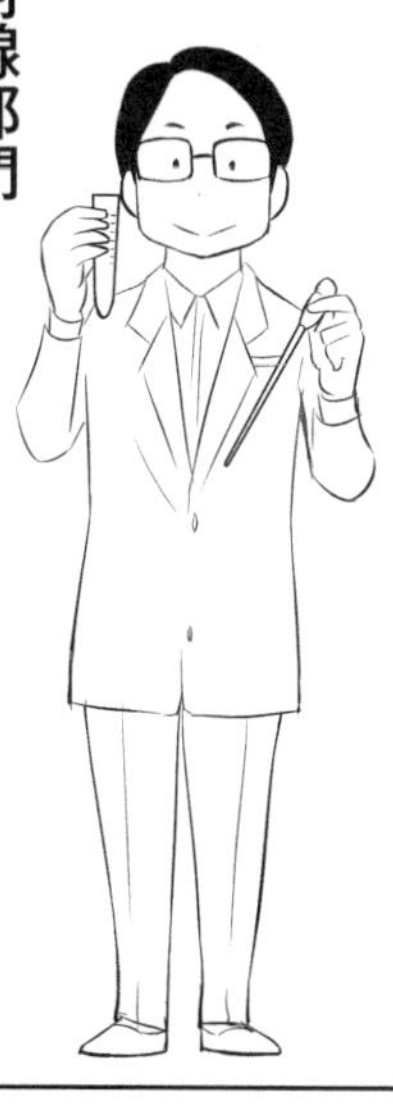

⑤放射線部門

ここでは、放射線科医師と、診療放射線技師によって、放射線を使った画像検査・診断が行われます。

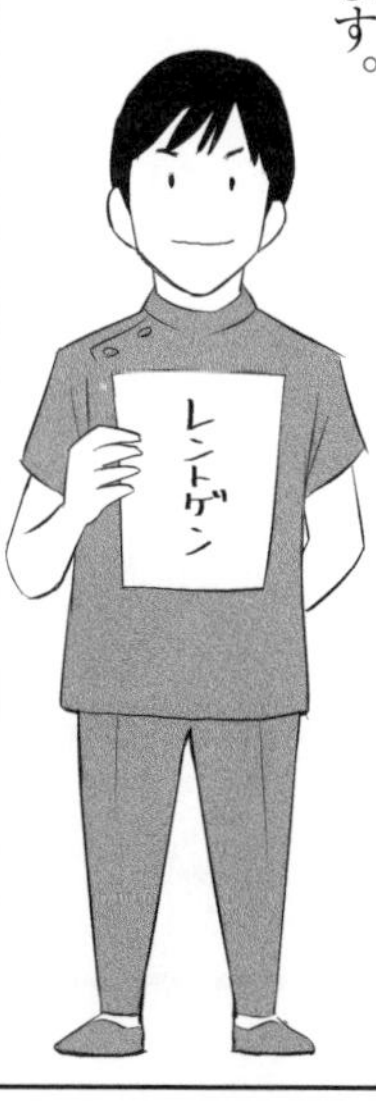

⑥リハビリテーション部門

リハビリテーション専門の医師や看護師、理学療法士、作業療法士、言語聴覚士が患者の社会復帰に向けての訓練をサポートしています。

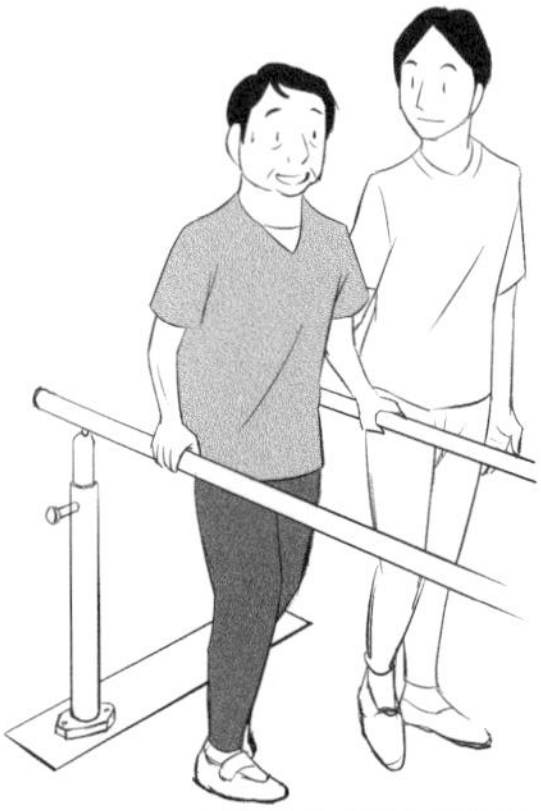

⑦栄養部門

管理栄養士、栄養士、調理師などが所属。給食業務と栄養指導業務を行っています。

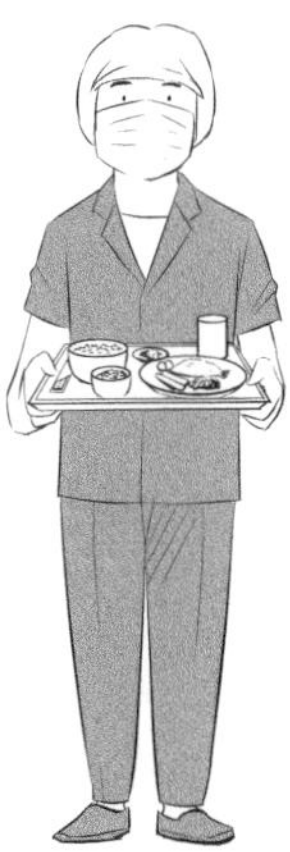

⑧相談部門・地域医療連携部門

医師・看護師・事務員や社会福祉士が、患者の転院・福祉的な相談を行っています。

⑨事務部門

病院における経理や総務などの管理部門と、診療報酬請求などを行う医事部門に分かれます。また、診療情報を管理する部門には診療情報管理士という資格をもつ事務系職員が配置されています。

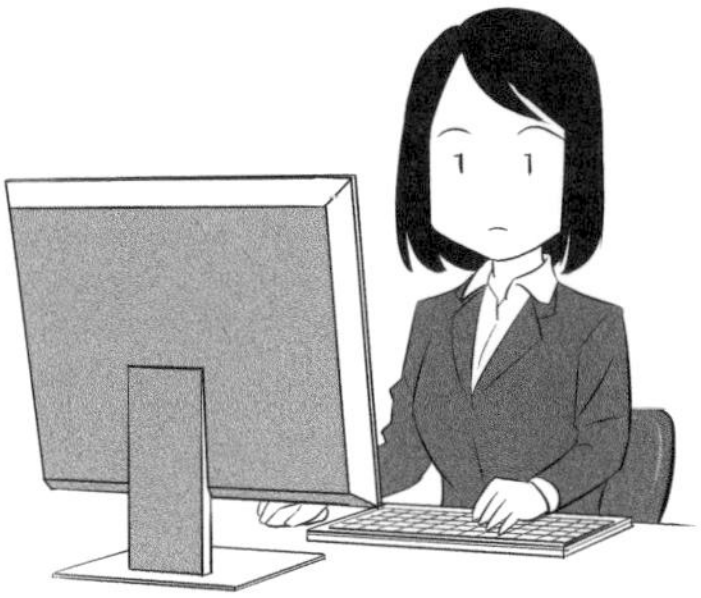

⑩その他

視能訓練士、介護支援専門員、義肢装具士、救急救命士、健康運動指導士、健康運動実践指導者といった資格もあります。

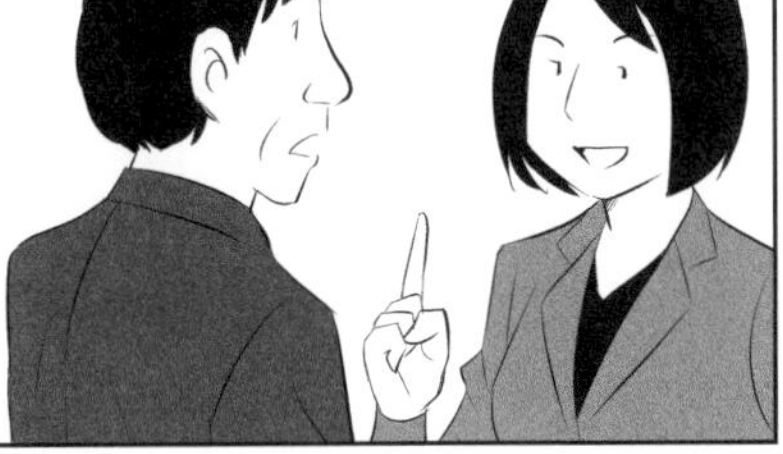

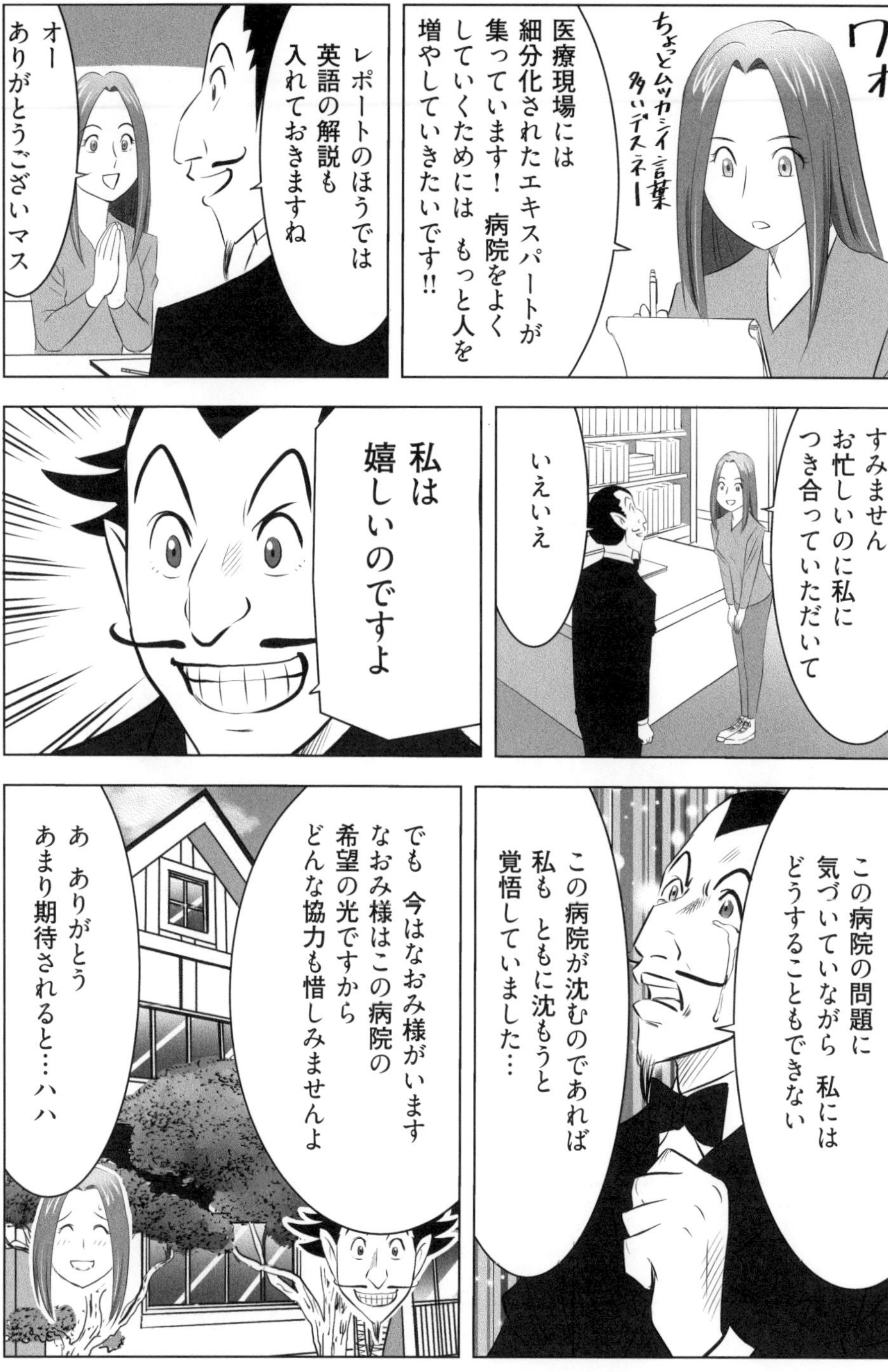
ワオ
ちょっとムツカシイ言葉多いデスネー
医療現場には細分化されたエキスパートが集っています！ 病院をよくしていくためには もっと人を増やしていきたいです!!
レポートのほうでは英語の解説も入れておきますね
オーありがとうございマス
すみません お忙しいのに私につき合っていただいて
いえいえ
私は嬉しいのですよ
この病院の問題に気づいていながら 私にはどうすることもできない
この病院が沈むのであれば 私も ともに沈もうと覚悟していました…
でも 今はなおみ様がいます なおみ様はこの病院の希望の光ですから どんな協力も惜しみませんよ
あ ありがとう あまり期待されると…ハハ

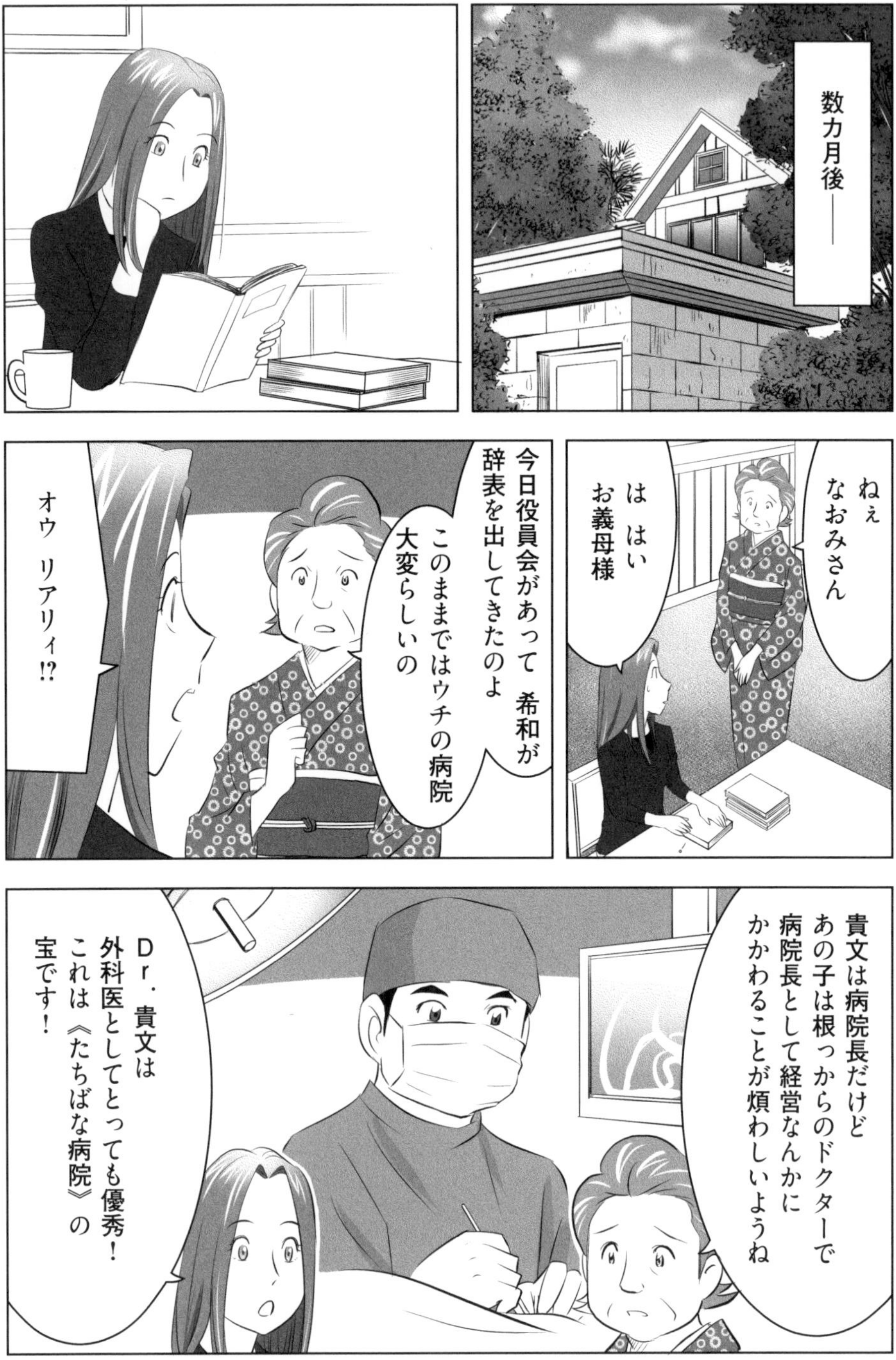
数カ月後――
ねぇ なおみさん
は はい お義母様
今日役員会があって 希和が辞表を出してきたのよ
このままではウチの病院大変らしいの
オウ リアリィ!?
貴文は病院長だけど あの子は根っからのドクターで 病院長として経営なんかに かかわることが煩わしいようね
Dr. 貴文は 外科医としてとっても優秀! これは《たちばな病院》の 宝です!

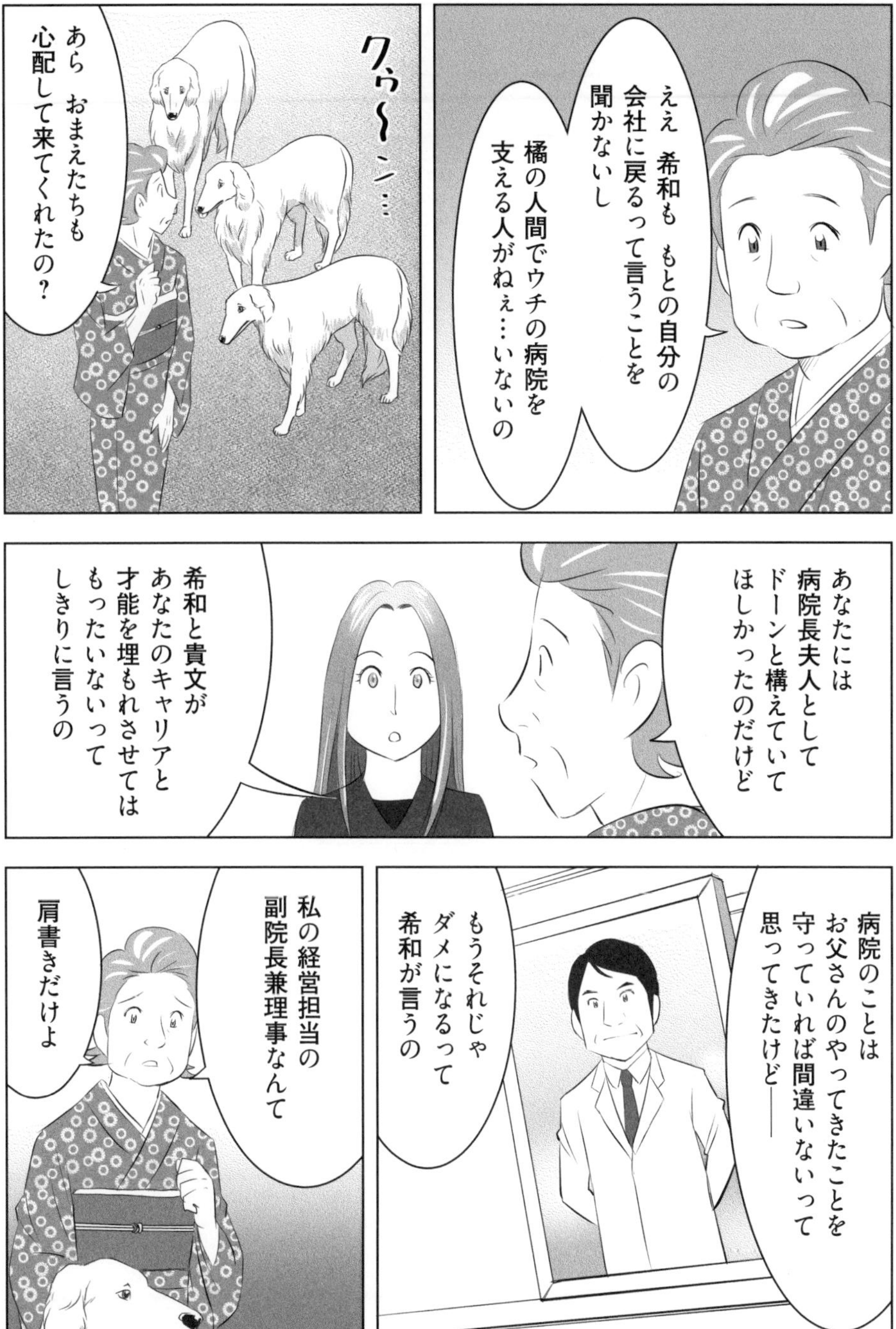
ええ 希和も もとの自分の会社に戻るって言うことを聞かないし
橘の人間でウチの病院を支える人がねぇ…いないの
クゥ〜ン…
あら おまえたちも心配して来てくれたの？
あなたには病院長夫人としてドーンと構えていてほしかったのだけど
希和と貴文があなたのキャリアと才能を埋もれさせてはもったいないってしきりに言うの
病院のことはお父さんのやってきたことを守っていれば間違いないって思ってきたけど——
もうそれじゃダメになるって希和が言うの
私の経営担当の副院長兼理事なんて
肩書きだけよ

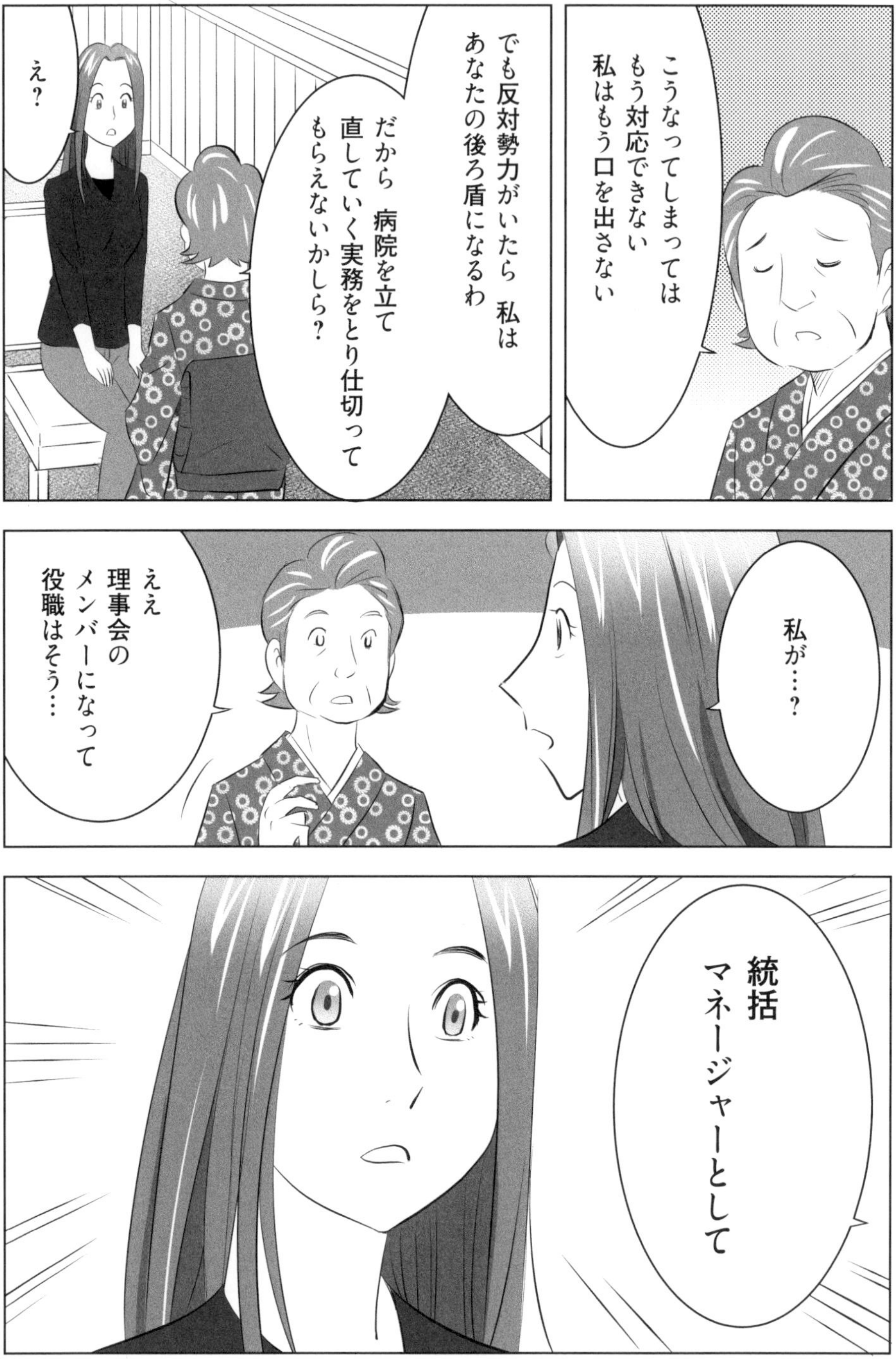
こうなってしまっては もう対応できない 私はもう口を出さない
でも反対勢力がいたら 私は あなたの後ろ盾になるわ
だから 病院を立て 直していく実務をとり仕切って もらえないかしら？
え？
私が…？
ええ 理事会の メンバーになって 役職はそう…
統括 マネージャーとして

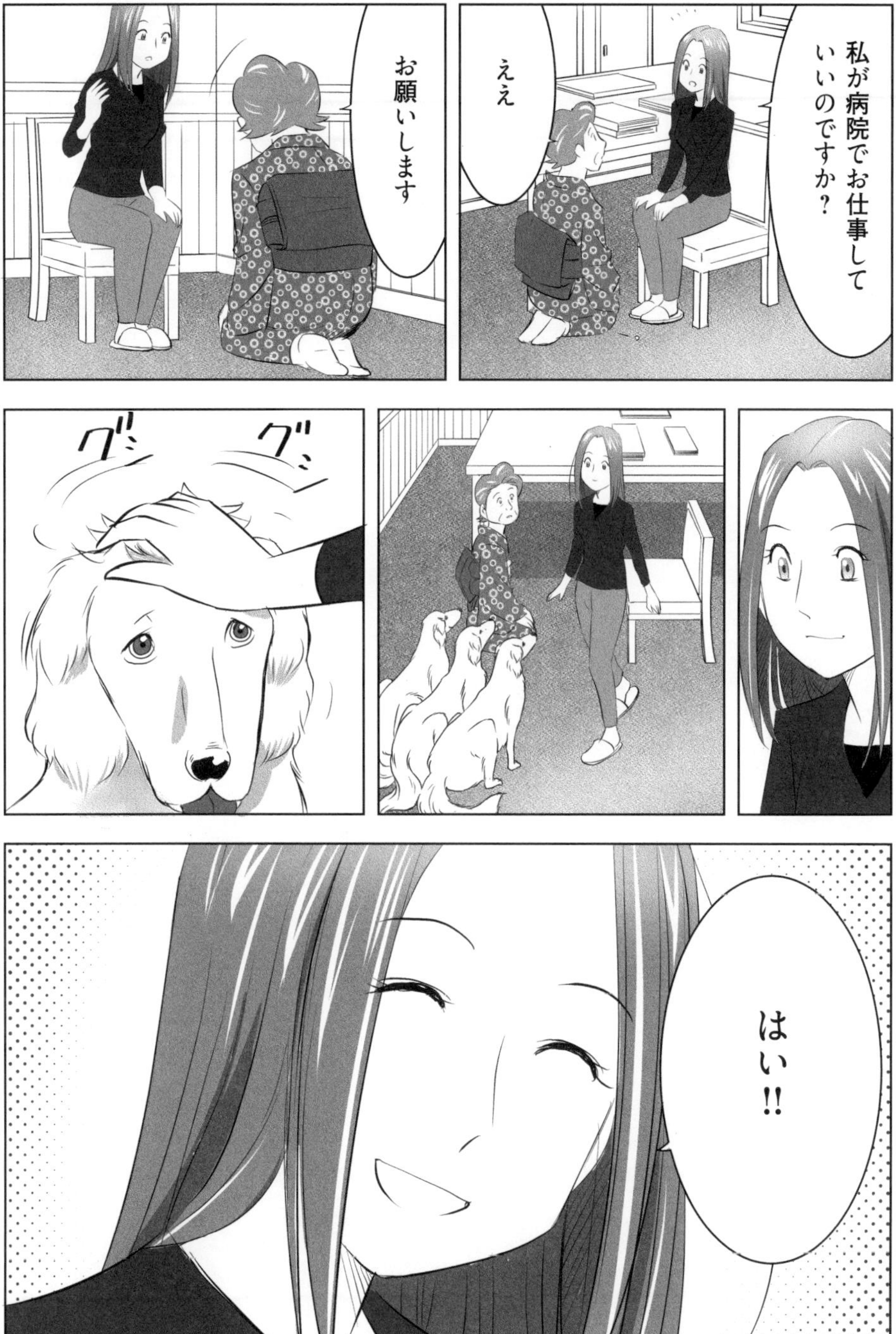
私が病院でお仕事していいのですか？
ええ
お願いします
グシ グシ
はい!!

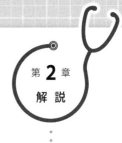

医療従事者とは？

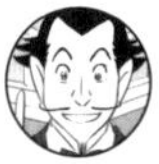

「たちばな病院は100人規模の病院ですが、ウチの病院で働く職員の方々以外でも医療従事者の職種は多岐にわたります。アメリカとは比較になりませんが、さまざまな専門資格をもつ職員が医療の現場で働いています」

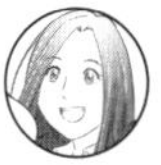

「オウ、ドクター、ナース、アンドパラメディカル　パーソンズ！」

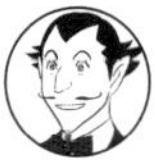

「はい。医師、たくさんの看護師、そしてそれ以外の医療従事者ですね。奥様、英語圏ではパラメディカルといいますが、日本では和製英語のコメディカルという呼称が定着しています。最近では、コメディカルから医療従事者全体の呼称としてメディカルスタッフへと用語が変更されています」

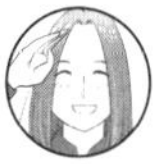

「OKです！」

☑「医療」とは

◉さまざまな専門資格者による複雑な連係プレイ

「医療」と一口にいうと、大きな病院、エリートの代表である医師、白衣の天使である看護師といったイメージがあります。最近では、救命救急センターを特集したテレビ番組や名医を紹介した本、病院ランキングなどが巷にあふれています。

なぜ医療のテレビ番組や本などは私たちを虜にしてしまうのでしょうか。これには、2つの理由があります。1つは健康に興味があるため、もう1つは一般社会にとって医療はブラックボックスであるためです。

1章でもふれたように、医療は、医療サービスを提供する側と医療を受ける側の間に情報の非対称性があるといわれています。しいていうならば、素人にはわかりにくいのも医療の特徴なのです。この医療の情報の非対称性は、医療技術の広さと深さに関係があります。

医療は、**医師**や**看護師**をはじめ、コメディカルといわれる**薬剤師**、**臨床検査技師**、**診療放射線技師**、**理学療法士**、**作業療法士**、**言語聴覚士**など、挙げたらきりがないほどの多種多様な国家資格をもつ、さまざまな専門職の連係プレイにより提供されています。たとえば医師は、医師国家資格を取得したあとに、それぞれ個々に専門分野を決め一人前になっていきます。ここでいう医師の専門分野とは、内科や外科などの30以上の診療科を指します。

医療機関もいろいろで、病院にも、医療法で定められている特定機能病院や地域医療支援病院などがあり、概念上では、長期療養型病院や専門病院、ケアミックス病院などもあります。

医療はこれほどまでに多種多様であり、医療に従事している専門家でもすべてを理解することは難しいのです。

☑「医療従事者」とは

◉国家資格をもつ多くの専門家集団

医療関係のテレビドラマでは、医師や看護師が中心となって活躍していますが、医療機関にはほかの専門職はいないのでしょうか。実際には、先に挙げたようなさまざまな国家資格の専門職が従事しています。また、都道府県知事により免許を受ける准看護師や栄養士などもあります。さらに医療事務員のような民間資格所有者や、資格をもたない者もいます。

国家資格は免許を得ることにより特定の業務を行える「**業務独占**」があります。たとえば医師法は、「医師でなければ医業をなしてはならない」と定めており、免許の取得方法については、「医師になろうとする者は、医師国家試験に合格し、厚生労働大臣の免許を受けなければならない」と定めています。看護師も、所定の教育機関で基礎教育を受け、看護師国家試験に合格して厚生労働大臣から免許を受けます。このように、国家資格については法律により定められているのです。

ところが、医療従事者は、試験に合格し免許が交付されれば一人前というわけではありません。医療従事者はその道のプロフェッショナルになるためには経験が必要となります。経験により腕が磨かれ、専門職として成長していきます。また、医療技術は日進月歩なので、ベテランでも常に勉強し、技術を研鑽しなければ臨床能力が落ちてしまいます。そういった意味では、**国家資格を取得し免許が交付されただけでは、医療人としてのスタート地点に立ったに過ぎないのです。**

これは、医師や看護師だけでなく、ほかの医療従事者についてもいえることです。

☑ 医師になる――医学部医学科とは

◉ 一般教養、専門課程、実習、国家試験までの6年間

医師になるには、大学の医学部において学ばなければなりません。日本の医学部は全国で81あり、６年制で各学年約９４２０人が在籍しています。医師国家試験の合格率が約90％なので、毎年８０００人以上の新人医師が誕生しています。医学部の男女比は、男性が9割近くの大学から10割が女性の東京女子医科大学などさまざまです。

医学部のカリキュラムは、最初の2年は一般教養、３年目から解剖をはじめとする基礎医学講義が始まり、４年目の臨床医学講義を経て５、6年で実際の臨床実習が大学の附属病院で行われます。近年はより効率的に質の高い医学教育

を行う目的で「**モデル・コア・カリキュラム**」という教育内容ガイドラインが策定され、臨床実習が始まる前の4年目修了時に知識と技能の両方で試験が行われます（共用試験）。この試験に合格しないと臨床実習へ進めません。

臨床実習では、少人数の学生グループで附属病院の各診療科を週単位でローテートしながら実際の臨床現場を経験します。医学生はこの実習を通して医師に必要な診療知識、技能を身につけることになりますが、必ずしも診療に積極的に参加する実習ばかりではなく、実際は病棟でチームの一員とみなされず、見学だけで終わるケースもあります。一般的には臨床実習は6年目の前半には修了し、後半は卒業試験と医師国家試験の準備に費やされます。医学部では卒業にあたって卒業論文は必要なく、卒業試験に通ればよいのです。医師国家試験は卒業前の2月に行われます。

医学部生活は平均的には約100人という少人数の同期と6年間も一緒に過ごすため、非常に濃密な人間関係が築かれます。この関係は卒業し医師となったあとも続くため、同期生は専門外の疾病などの相談を気軽にできる、ありがたい存在でもあるのです。

なお、近年の医師不足、医師偏在の反省から、2009（平成21）年以降、**医学部の入学定員は拡大**されています。

☑ 白い巨塔のしくみ

◉ 専門分野に特化した臨床と研究活動の場

「**大学医局**」とは、教授を頂点とした専門診療科別の組織体で、その機能は複雑です。従来は、臨床を志す医師の多くは、この大学医局という組織を経て、医師としてのキャリアを形成してきました。多くの医師が大学医局に所属するメリットには、3つの理由が考えられます。

1つ目は、医師は**専門分野に特化した臨床経験を多く積める**ということです。とくに大学附属病院はまれな疾患が集まり、一般病院では経験できない症例を診ることができます。また、ローテート方式により複数の病院で臨床経験を積むことも可能です。さらに、大学医局に所属することで学会活動や厚生労働省などの国家的プロジェクトに参加しやすくなるため、臨床と研究を実践する場としても魅力があります。

2つ目は、医局は研究活動が行える場所であ

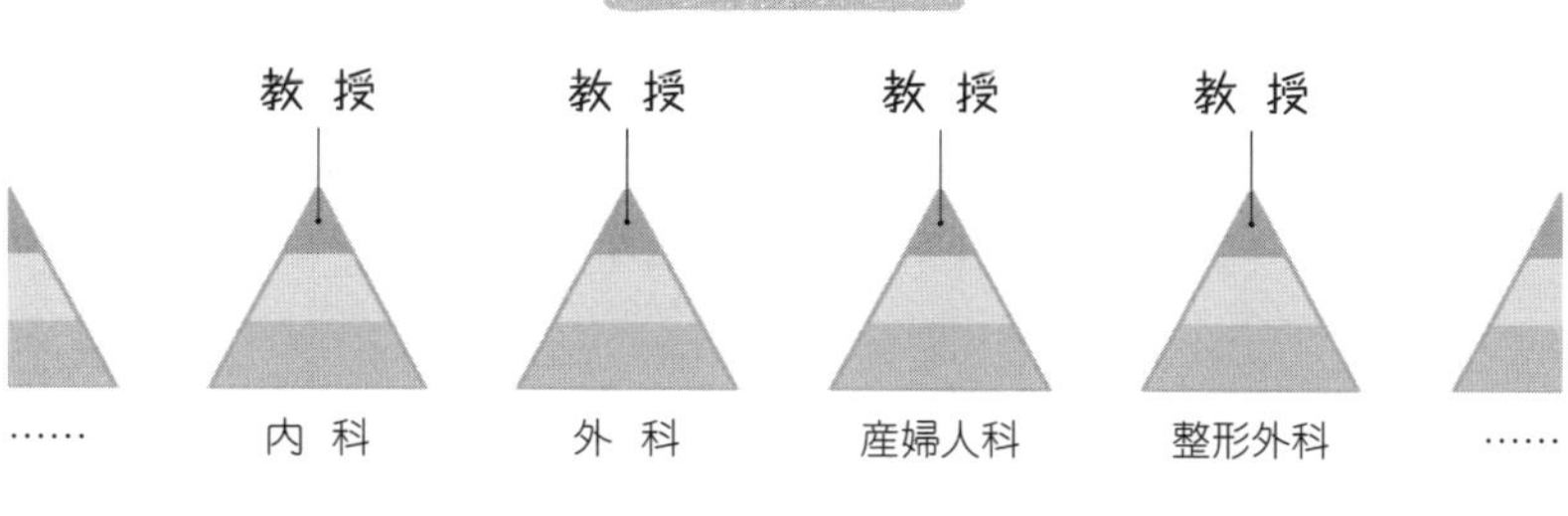

▲大学医学部の医局は、専門診療科別の教授を頂点とした、大学内の講座（教室）で、一般病院の医師の集まりの場である医局とは違っている。それぞれ専門化された診療科で豊富な臨床症例をもつ組織体。

り、その結果として**博士号を取得できる**ことです。研究活動を多忙な一般病院で行うことは難しいのですが、業績が論文などで評価される現在の大学という組織では、臨床と同等に研究活動が奨励されます。医学が学問である以上、医師は研究活動によって新たな診断方法や治療法を探し出していく必要があり、それにより医学、医療の進歩がもたらされます。その意味で、医局における研究活動やその結果としての博士号取得は、医師が入局を選択する1つの理由になるのです。

3つ目は、**医局による人事権**です。医局は歴史的に地域に関連病院を複数もち、それら関連病院で働くためには、多くの場合、医局の人事を通す必要があります。

ところが、2004(平成16)年の臨床研修制度必修化の影響で、医局の人事権は様変わりしつつあります。また、博士号取得より専門医取得に価値をおく医師も増え、医局の役割も時代とともに変化しています。

☑内科系診療科と内科

◉いわゆる一般内科と専門性の内科

一般的に内科系診療科とは、厚生労働省の医療施設調査による分類では、**内科、呼吸器内科、消化器内科、循環器内科、小児科、精神科、神経科、神経内科、心療内科、アレルギー科、リウマチ科**をいいます。

これら内科の中心的存在は、**呼吸器疾患、消化器疾患、循環器疾患**です。風邪を引いたときに内科を受診するのは、風邪は呼吸器系の疾患だからなのです。また高血圧のような疾患は、本来であれば専門の循環器科を受診することが望ましいのですが、内科は循環器疾患も包括しているために、内科・循環器内科どちらでも診ることができます。

このような診療科の標榜のしかたは、医療機関の規模によっても異なります。診療所や中小病院では、「循環器内科」よりも「内科」を標榜したほうが対象疾患が広くみえ、患者を呼び込めます。そのため、循環器専門の医師でも診療所で内科系の1次医療（プライマリーケア）に関する診療を行い、専門外来で循環器内科の診察を行ったりします。

一方、大病院では1日に数千人の外来患者が訪れるため、外来を専門分野別に細分化して診察を行います。ただ、最初から神経内科やアレルギー科などの専門の診療科を患者が各自で判断して受診することは難しいため、内科を一般内科や総合診療科とし、**専門診療科への振り分け機能を担わせるケース**も少なくありません。

なお、**在宅医療も内科系の診療科の医師が中心**となります。在宅療養の患者は、寝たきり状態もあり、多くは慢性疾患です。そのため、一部の高密度医療を除いては、在宅における疾病管理が主な医療となります。今後の在宅医療の発展は、内科系の医師の腕にかかっているともいわれています。

☑ 外科系診療科と外科

◉ 深刻な人材不足の外科

内科と対極にある診療科が、外科ではないでしょうか。外科は、Surgeon（外科医）によって標榜される診療科で、Surgeon は「Surgery（手術）をする人」です。**手術は、生体にメスを入れたりする侵襲的な治療の代表**です。

一般病院での外科診療プロセスで多いパターンは、内科での診断を受けて外科手術の適応となる患者の治療です。たとえば、消化器内科の「大腸がん」の疑いや診断で外科外来を紹介⬇外科医による手術の必要性の説明と手術日の決定⬇外科病棟に入院⬇外科医によるインフォームドコンセントや術前処置⬇手術（手術時間は疾患によってさまざま）⬇手術直後の回復室を経て一般病棟に戻る⬇術後の検査や治療⬇全身状態や術創の回復をみて退院となります。

外科系の診療科目は、厚生労働省の分類では16科です。近年では外科系診療科が細分化されてきているため、外科を「**一般外科**」ともいいます。「一般外科」とは、呼吸器や消化器、内分泌（甲状腺など）、乳腺などを対象疾患としていま

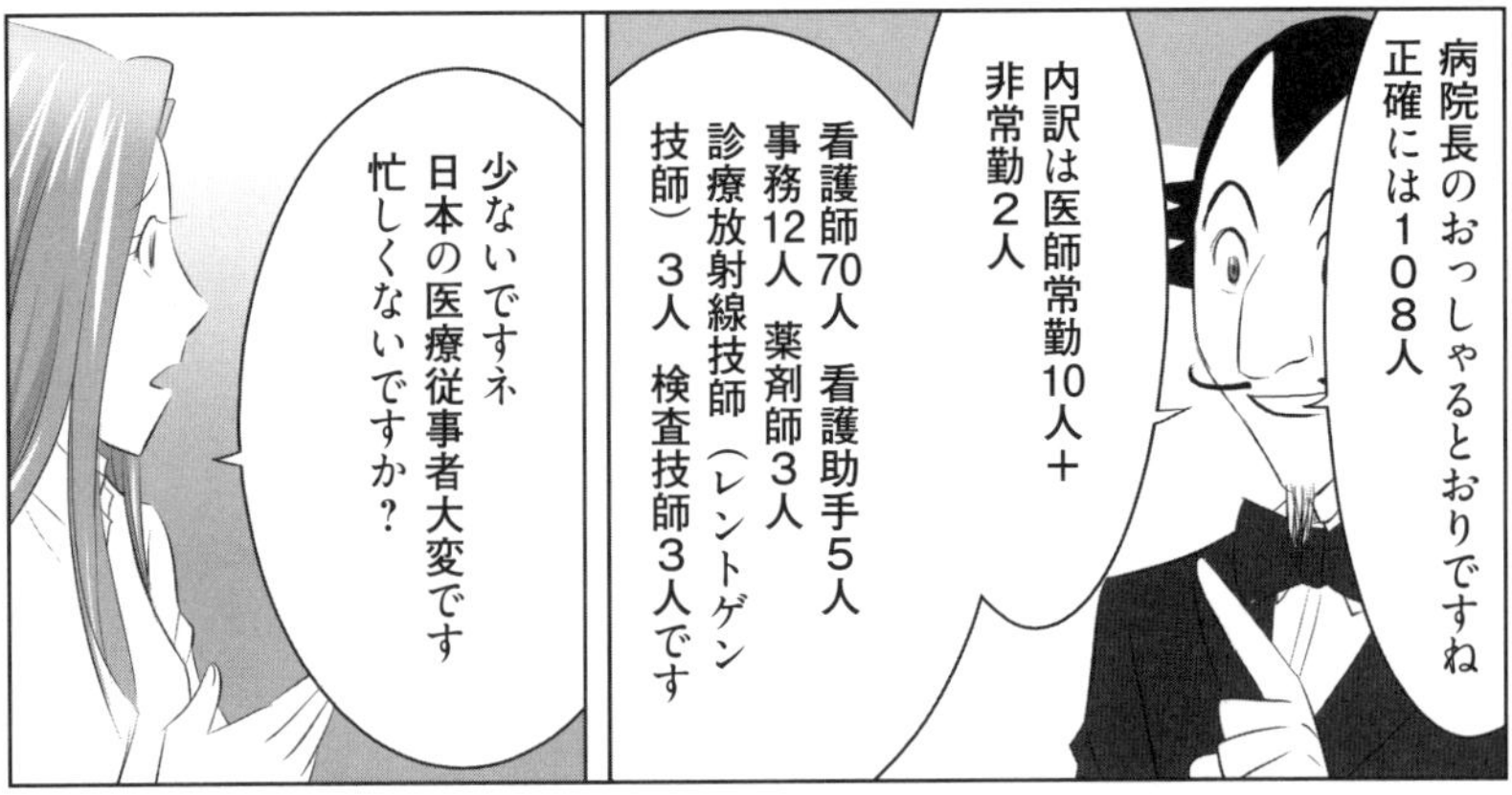
病院長のおっしゃるとおりですね
看護師70人 看護助手5人
診療放射線技師（レントゲン
技師）3人 検査技師3人です
日本の医療従事者大変です

す。

なお、治療技術の進歩により、近年は内科領域と外科領域の境が曖昧になっています。内科でも侵襲的な治療が行われるようになり、外科でも術前、術後の抗がん剤治療などの薬物療法が行われるようになってきています。

最近は、重労働や訴訟の多さなどの理由で**外科を志望する新人医師の数が減少**しています。残念ながら、現在においても手術や治療はすべてが同じ結果となるわけでなく、まれに予想外の不幸なことも起こります。最近では、外科医がベストを尽くした結果であっても訴訟となることが珍しくありません。外科医が萎縮する社会は、外科医を目指す医師の減少だけでなく治療の進歩などが鈍るといった影響も考えられ、将来深刻な問題を引き起こす懸念があります。

☑ 看護部門

◉ 病院職員の約半数は看護部門

看護部門は、**看護師を中心に准看護師や看護補助者、介護職員など**が所属する、病院における一番大きな組織であり、**病院職員の約半数**を占めます。また、**保健師**や**助産師**も看護部門に所属しています。

看護部門の業務は、**外来部門**や**入院部門**、**手術部門**、**訪問看護**に分けられます。

外来部門は、主に医師の指示にもとづいて外来診察の補助や検査の説明、点滴・処置などを行います。

外来部門で重要なことは、**いかに効率よく医師に患者を診察してもらうか**です。外来の段取

りをよく し効率よく患者をさばいていくのは、医師のサポートをする看護師次第なのです。

次に、入院部門では、医師の指示にもとづいた点滴や処置など外来と同様の医療処置をチーム体制で提供します。「看護過程」といわれる患者に対するアセスメント、看護診断、看護計画の立案、実施、評価というPDCA（plan-do-check-act）のサイクルにより看護を展開していきます。**看護計画にもとづいて患者の自然治癒力を高めていく**のは病棟の提供される看護次第でもあります。

手術部門は、入院部門などからの手術患者の受け入れや手術の介助、中央材料室（中材ともいう）という部門で**手術器具や病院内で使用される医療器具の滅菌などを行い手術に備えます。**

訪問看護部門は、在宅療養している患者に対して看護師が居宅（自宅などの住まい）などを訪問して提供します。**自宅を病室と見立てて、医師と連携**して看護過程を展開していきます。

昨今の看護部門では、看護師の離職とリクルートが問題となっています。看護の仕事が厳しい状況にあるため離職する看護師が増加し、離職率が上がっています。看護師の離職では、新卒看護師の1年以内の離職の増加傾向が、深刻な人手不足に追い打ちをかけています。また、離職した看護師を補充するため紹介業者などを活用するため、紹介料が高額化し病院経営の負担が増すようになっています。

近年の医療政策は看護師の集約化を行っており、看護師が必要な医療機関に集中するように制度がつくられています。看護のあり方は医療の質を左右するものだけに、問題は深刻です。

☑薬剤部門

◉薬物療法のプロフェッショナル

薬剤部門は**薬剤師**と**薬剤師を補助する助手**から構成され、職員数も少なく、病院内でも小さな部門です。その業務は、薬剤の調剤・調製業務、服薬指導業務、ＤＩ（drug information）業務、医薬品管理業務に分けられます。

薬剤の調剤業務では、まず処方せんの薬剤名、用法、用量、相互作用、投与制限などを確認します。その後、錠剤やカプセル、散剤（粉薬）、外用剤、液剤について調剤を行い、最後に、処方せんと調剤した医薬品が間違っていないか、同僚の監査を受けます。

調製業務は、注射せん（点滴や注射の処方せん）にもとづいて点滴を用意します。点滴は、輸液といわれる栄養や水分を体内へ補給するものから、抗がん剤のような患者に危険性が高いものまで、たくさんあります。薬剤師がこのような点滴などを注射せんにもとづいて用意し、混ぜ合わせていきます。

服薬指導業務は、安全で有効な薬物療法が行われるために患者に対して医薬品の指導を行う業務です。薬剤名、効能、効果、副作用についての情報提供、患者の疑問への対応、飲み方や飲み忘れのないようにするためのアドバイスなどを行います。

ＤＩ業務は、医薬品の情報を正しく病院内に伝える業務です。緊急性を要する医薬品の副作用情報、新規薬剤を採用するときの製薬会社からの情報収集と医師への情報提供なども行います。

医薬品管理業務は、医薬品の仕入・在庫管理と品質管理です。医薬品は治療に不可欠なものであり、欠品や劣化を避けるためには厳重な管理が求められます。そして、医薬品の種類も多いため、管理には手間がかかります。

薬剤部門の課題は、病院内の**医薬品数の増加抑制と医療の安全管理**です。医薬品数は新薬の登場により、年々増加の一途をたどっています。なるべく医薬品数を増加させず、安全に運用していくことが薬剤部門に求められています。

薬剤師には、ほかの医療従事者と共同で安全に患者へ薬物療法を提供できるようにするための情報整備と業務構築を行っていくことが求められています。また、病院における薬剤師は、チーム医療としての臨床への参加も課題となっ

③ 薬剤部門

薬剤師とその助手からなる部門。薬剤の調剤・調製などを行っています。

④ 中央検査部

臨床検査技師によって、血液検査など、さまざまな検査を行っています。

⑤ 放射線部門

ここでは、放射線科医師と、診療放射線技師によって、放射線を使った画像検査・診断が行われます。

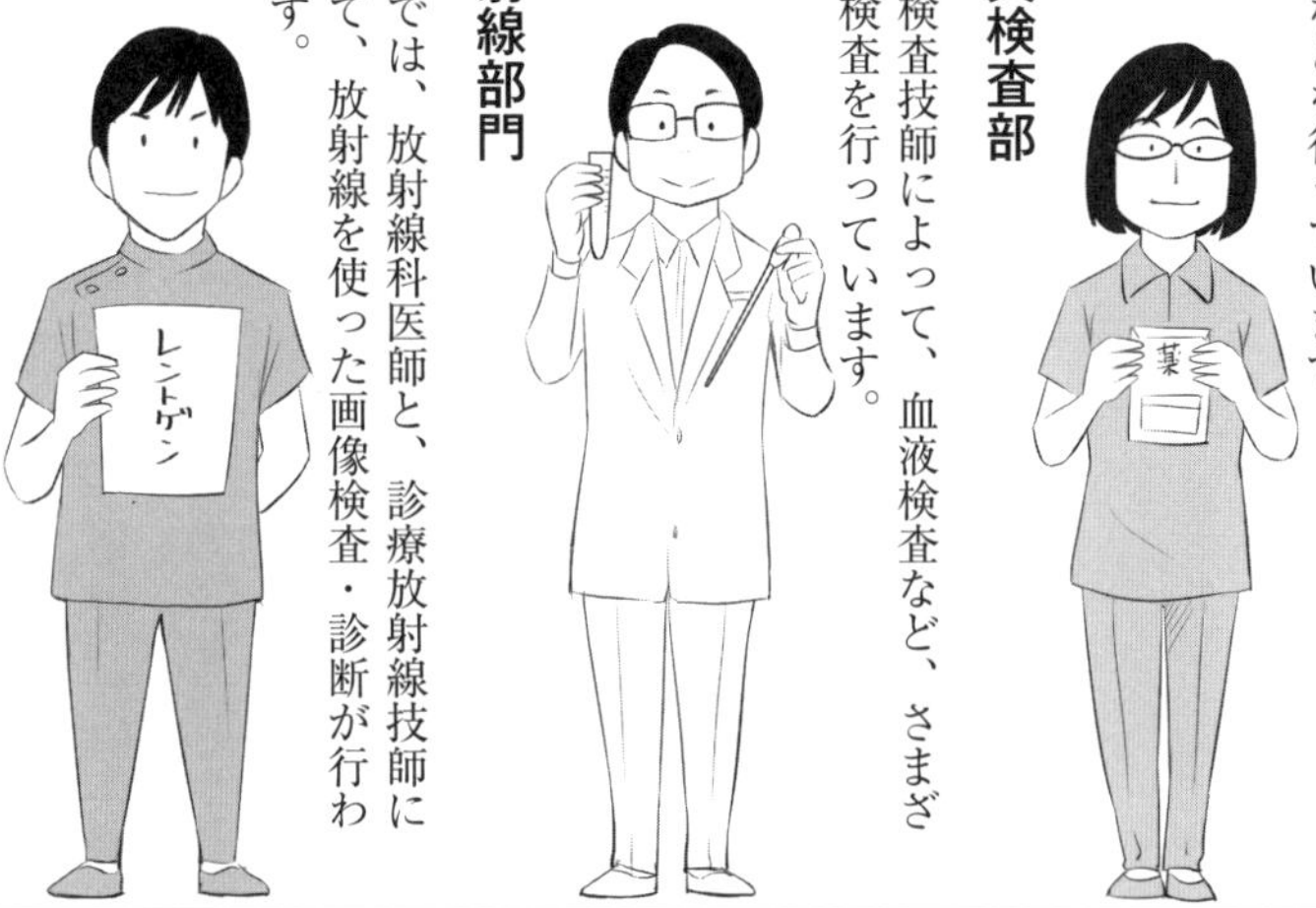

ています。これまでは医薬品と医薬品情報の管理を中心としてきた薬剤部門ですが、今後は臨床チームとして医療現場に参加することが求められているのです。

☑ 中央検査部

◉ 診断精度を左右する部門

中央検査部は、医療の質を左右する部門といってもいいでしょう。医師の診断は検査結果がもとになります。そのため、精度の高い検査は精度の高い診断へとつながります。

中央検査部では、**臨床検査技師**によって微生物学的検査、免疫・血清学的検査、血液学的検査、病理学的検査、寄生虫学的検査、生化学的検査、生理学的検査など、さまざまな検査が行われます。

近年の検査部門の特徴は、**検査の種類が多いこと**と、**検査の自動化**が進んでいることです。さまざまな検査が自動で行われるようになっています。

ところが、こうした検査の自動化は、検査技師の生産性を上げる一方で、検査機器の高額化へとつながっています。診断精度が高額の検査機器や検査試薬にも依存していることもあり、検査部門は、医療機関にとっても医療機器や物品の管理に気を遣わなければならない部門となっています。

いま検査部門の課題は、検査機器や検査試薬の効率・効果的な運用と、検体検査の委託業者（256ページ参照）と直営のバランスです。

検査機器などの自動化と委託業者の活用は、医療機関のコストを下げることにつながります。しかし、緊急の検査への対応という観点では、検査の委託化を進めすぎると、**緊急検査へ対応できない**などの問題も発生します。

そのため、医療政策では、検査業務の緊急時の対応などに対してインセンティブをつけています。緊急時の対応は直営に頼ることになりますが、経営効率は悪くなります。この**直営と委託のバランス**をどのようにするのかが、臨床検査部門トップの腕の見せどころといえるでしょう。

このように、検査部門は医療機関の医療の質を握っているばかりでなく、経営をも左右する部門でもあるのです。

☑リハビリテーション部門

◉病気からの社会復帰はリハビリ次第

リハビリテーション部門は、心臓大血管疾患や脳血管疾患、運動器系疾患などで回復期の状態にある患者に対して社会復帰を目指しての機能訓練を行う部門です。**リハビリテーションの専門の医師や看護師、理学療法士、作業療法士、言語聴覚士**が活躍しています。リハビリテーションは、医療保険と介護保険により提供されます。

この部門の活躍の場は、リハビリテーション室（リハ室）や病棟とベッドサイド、在宅療養の場、介護における予防活動に及んでいます。

リハ室は、診察室、理学療法を提供するエリア、作業療法を提供するエリア、言語聴覚療法、デイケア（通所リハビリテーション）、介護予防リハビリテーション（筋力トレーニングなど）に分けられ、スタッフと患者が1対1もしくは、1対多数でリハビリテーションを提供します。

疾病の発症早期では、リハビリテーション部門のスタッフがベッドサイドに出向き、病棟やベッドサイドでリハビリテーション（急性期におけるリハビリテーションや回復期におけるリハビリテーション）を提供します。在宅療養では、在宅医療や在宅介護を行っている場に出向いてリハビリテーションを提供します。介護における予防活動は、リハ室や介護施設において、介護の予防として筋肉トレーニングなどを行います。リハビリテーションの質は、患者の早期退院や社会復帰に影響を与えます。そのため、昨今では、急性期の医療機関でも力を入れるようになってきました。

これまでは、理学療法、作業療法、言語聴覚療法など、機能別のリハビリテーションを提供してきましたが、近年では診療報酬点数表により、疾病別（心臓大血管疾患、脳血管疾患、運動器疾患、呼吸器疾患）のリハビリテーションの体制に変わりました。したがって、これからは、組織としてリハビリテーションを提供する体制が求められることになります。

また、眼科領域で活躍する**視能訓練士**、要介護者などの介護保険の資源配分を行う**ケアマネージャー（介護支援専門員）**、身体機能の代替となる義肢などを制作する**義肢装具士**などが病院外からリハビリテーションをサポートします。

☑ **栄養部門**

◉ **健康を保つためのキープレイヤー**

栄養部門は、**管理栄養士**、**栄養士**、**調理師**などが所属し、食事を提供する**給食業務**と、患者に対する**食事指導**を行う栄養指導業務に分けられます。

最近の病院給食は、従来の悪いイメージ――まずい、早い、冷たいといった悪評――から脱却しつつあります。適時適温給食、夕食なら18時に、温かい食事は温かく、冷たい食事は冷たく提供されることが当たり前になっています。食事の味も、元コックが調理室に入ることで改善され、食器についても、これまでのプラスチック素材から磁器が使われる病院もあり、盛りつけにも気を遣うようになってきました。

これまでの栄養部門は、患者が栄養状態がよくなるように食事をつくり、給仕することが中心でした。しかし近年では、予防医療の進展とともに、生活習慣病などの患者に対する食事指導や栄養指導が積極的に行われるようになってきました。この栄養指導は管理栄養士が行います。患者が現状の自分の栄養状態を知り、食習慣を変えていくことにあります。

食習慣の改善は、病気のさらなる進展を防ぐことにもつながります。とくに、糖尿病や高血圧、高脂血症の予防対策は大切です。近年では、生活習慣があまりよくない健常者に対する保健指導の一環として特定保健指導（運動、栄養、休息などの指導）が管理栄養士などにより提供されるようになってきました。

現在、栄養部門は転換期にあります。給食業務については、**給食業者に委託**することも増え、病院の栄養部門は、**献立作成**を行うことに集中するようになっています。また栄養指導も、**NST**（Nutrition Support Team）という医師、看護師、管理栄養士などが中心となった栄養支援チームにより患者個々の栄養管理が行われるようになってきました。このように、栄養部門は「食事という物をつくる部門」から「**栄養に関する情報を扱う部門**」へと変貌をとげようとしています。

☑ 相談部門・地域医療連携部門

◉ 社会資源の相談と地域医療連携の窓口

相談部門・地域医療連携部門では、**医師や社会福祉士、看護師、事務員**が活躍しています。相談部門は「**社会福**

⑥ リハビリテーション部門

リハビリテーション専門の医師や看護師、理学療法士、作業療法士、言語聴覚士が患者の社会復帰に向けての訓練をサポートしています。

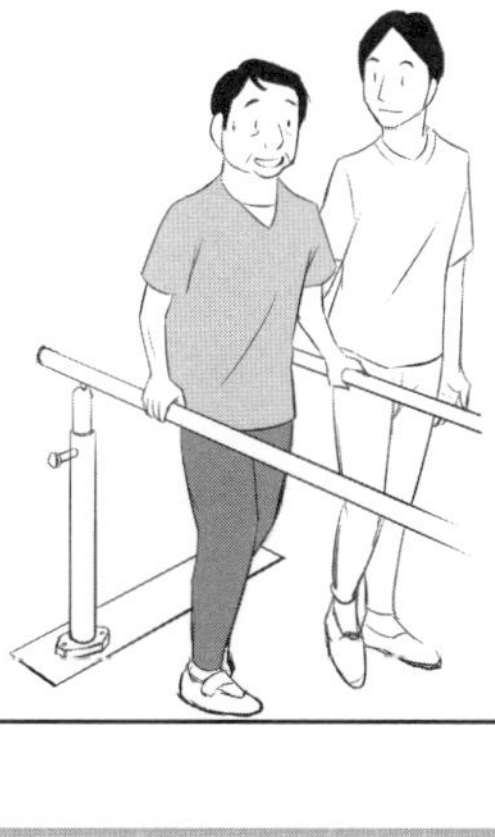

⑦ 栄養部門

管理栄養士、栄養士、調理師などが所属。給食業務と栄養指導業務を行っています。

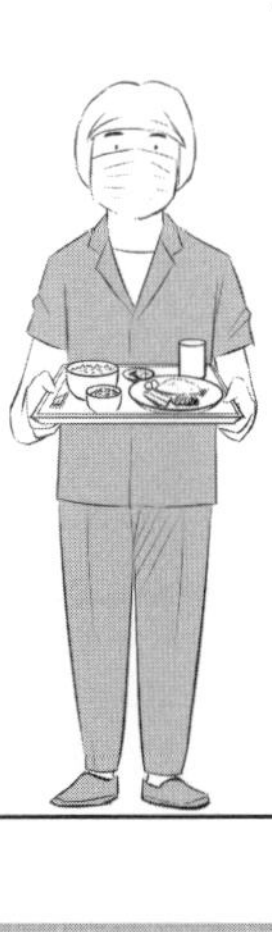

祉相談部門」ともいわれ、社会福祉士が中心となって患者の転院や福祉的な相談対応を行っています。**地域医療連携室**は地域の医療機関間の連携を担当する部門で、いわば医療機関紹介の窓口です。そのため、院長や副院長が連携室の責任者となり、医師や看護師、事務員が活躍しています。

最近の社会情勢の悪化や医療政策の変化で、相談室はますます多忙になっています。医療費を支払うことができない患者や家族に対して社会資源をどのように活用するかの相談対応時には、さまざまな福祉的な制度の説明や活用の橋渡しをしたり、医療従事者や医療機関、介護施設、福祉施設の間に入って調整を行ったりします。とくに、転院や在宅医療を受ける場合の調整が増加しています。

一方の地域医療連携室は、医療機関や介護施設などと連携してシステマチックに患者を紹介します。医療政策における医療機関の機能分化を推進するために急性期病院は急性期としての医療を、回復期を担う病院は回復期に専門特化して医療を行えるようにするために、医療機関の連携をサポートしています。実際には、「**地域連携パス**」といわれる、地域の医療機関で共有する治療計画などを利用して患者の転院などを行っていきます。また、地域の診療所からの紹介の窓口にもなり、紹介患者の入院の受付などもスムーズに行えるようになっているのです。

近頃では、この2つの部門は統合される傾向にあります。転院の紹介などは病院内で一本化することが合理的だということがその理由の一つですが、今後この部門が、地域の患者や地域住民、地域の医療機関にとっての窓口となることは間違いありません。

☑事務部門

◉病院運営と経営の黒子

病院が最高の医療を提供するため、組織を円滑に動かすための黒子が事務部門です。病院の窓口受付から経営の支援まで、業務は多岐にわたります。事務部門は、医療事務という診療報酬点数の計算などを行う**医事部門**や、物品の購入や管理を行う**用度部門**、病院の出納を管理する**会計・経理部門**、人材の管理や労務管理を行う**人事労務部門**、病院の経営や将来を計画する**経営企画部門**、診療情報というカルテなどの情報を管理する**診療情報管理部門**に分けられます。

病院の事務部門は基本的に資格を必要としない部門ですが、医事部門では医療事務系の資格所有者、診療情報管理部門では診療情報管理士の資格所有者が働いています。

医療政策により病院経営が厳しくなっている現在では、事務部門の活躍が病院経営にとって不可欠なものとなりつつあります。そこで、経営企画部門は幹部候補として大卒以上を総合職として採用するなど高学歴化が進んでいます。

その一方で、医事部門は経営合理化のため委託化による組織のスリム化が進んでいます。

これまでの病院経営は、医療政策のあと追いをしていれば事足りた側面がありましたが、現在は、経営戦略や戦術を考えないと病院も破綻してしまいます。また、昨今では医療機器の購入や建築計画も資金計画から収支計画まで緻密に計画されるようになり、高度な資金調達のしくみも活用するようになっています。

このように、事務部門には10年前とは異なり、医療事務の知識だけでなく高度なビジネススキルを求められています。これからの病院経営は事務部門次第といっても過言ではありません。

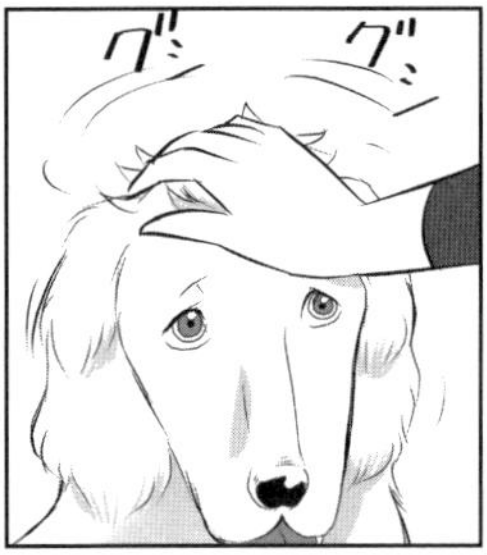

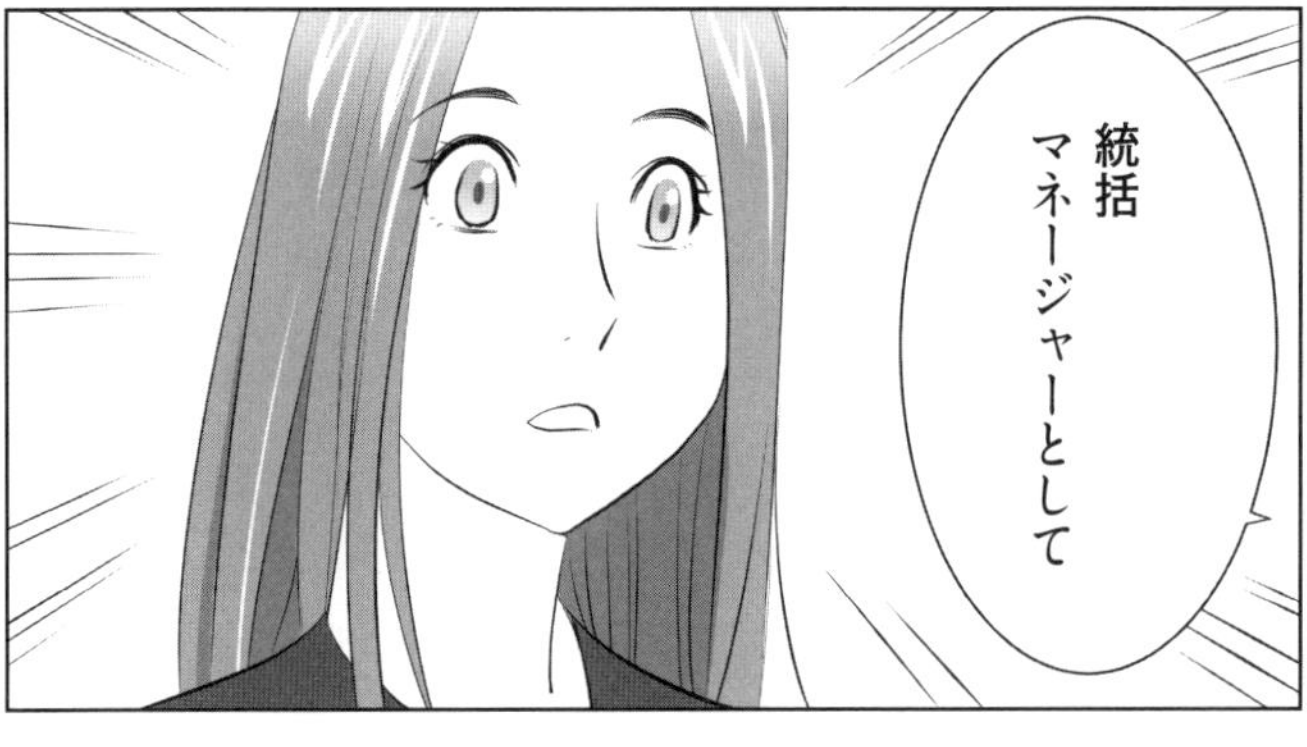

第3章

医療政策の傾向

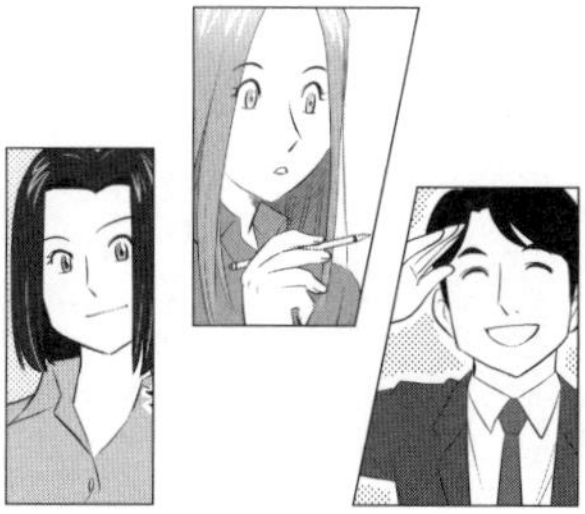

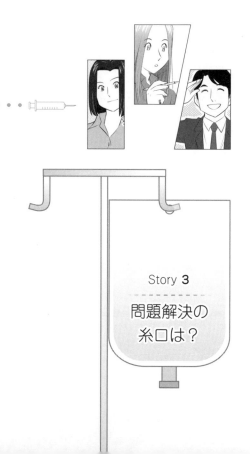

Story 3

問題解決の糸口は？

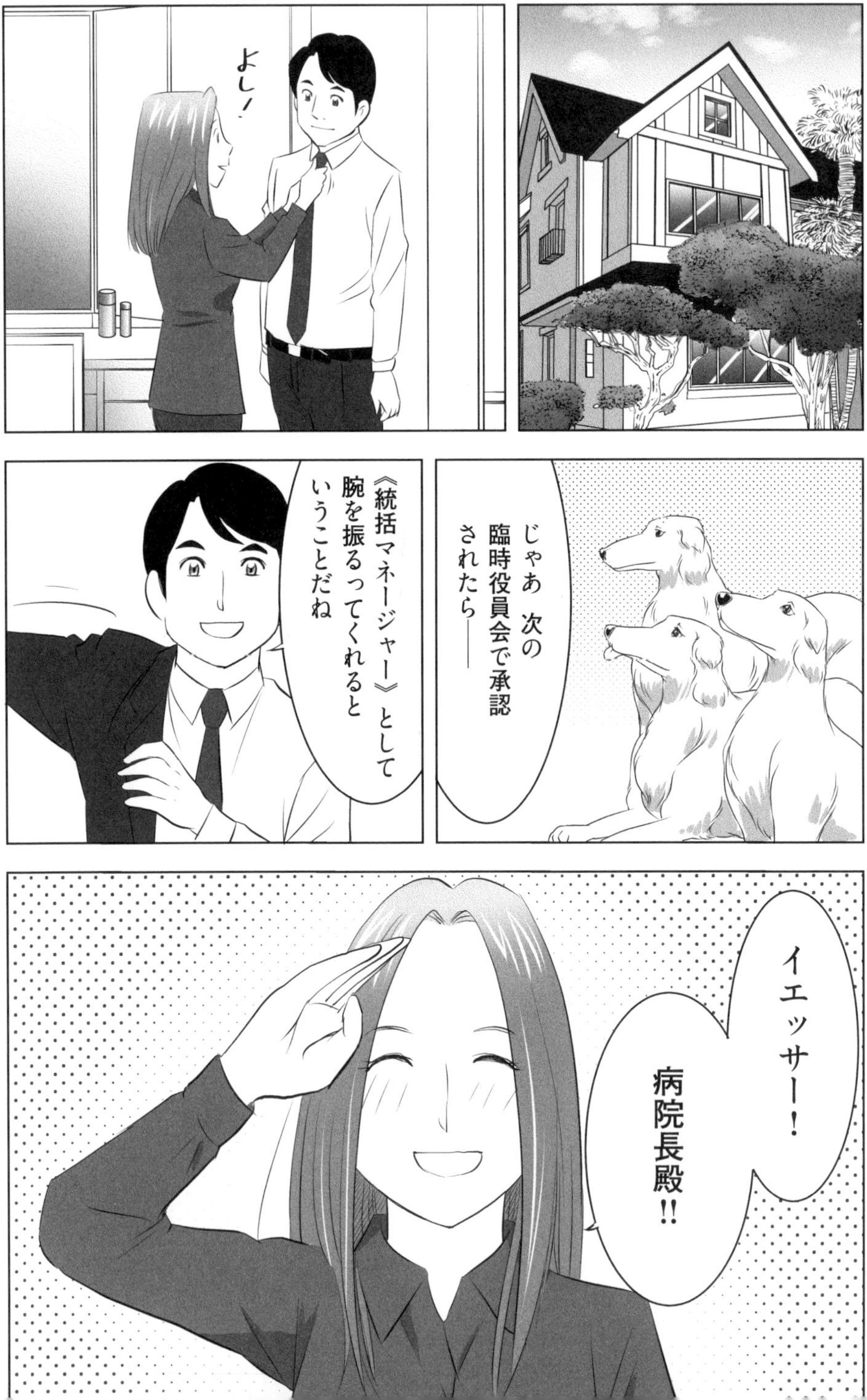
よし！
じゃあ 次の臨時役員会で承認されたら──
《統括マネージャー》として腕を振るってくれるということだね
イエッサー！
病院長殿!!

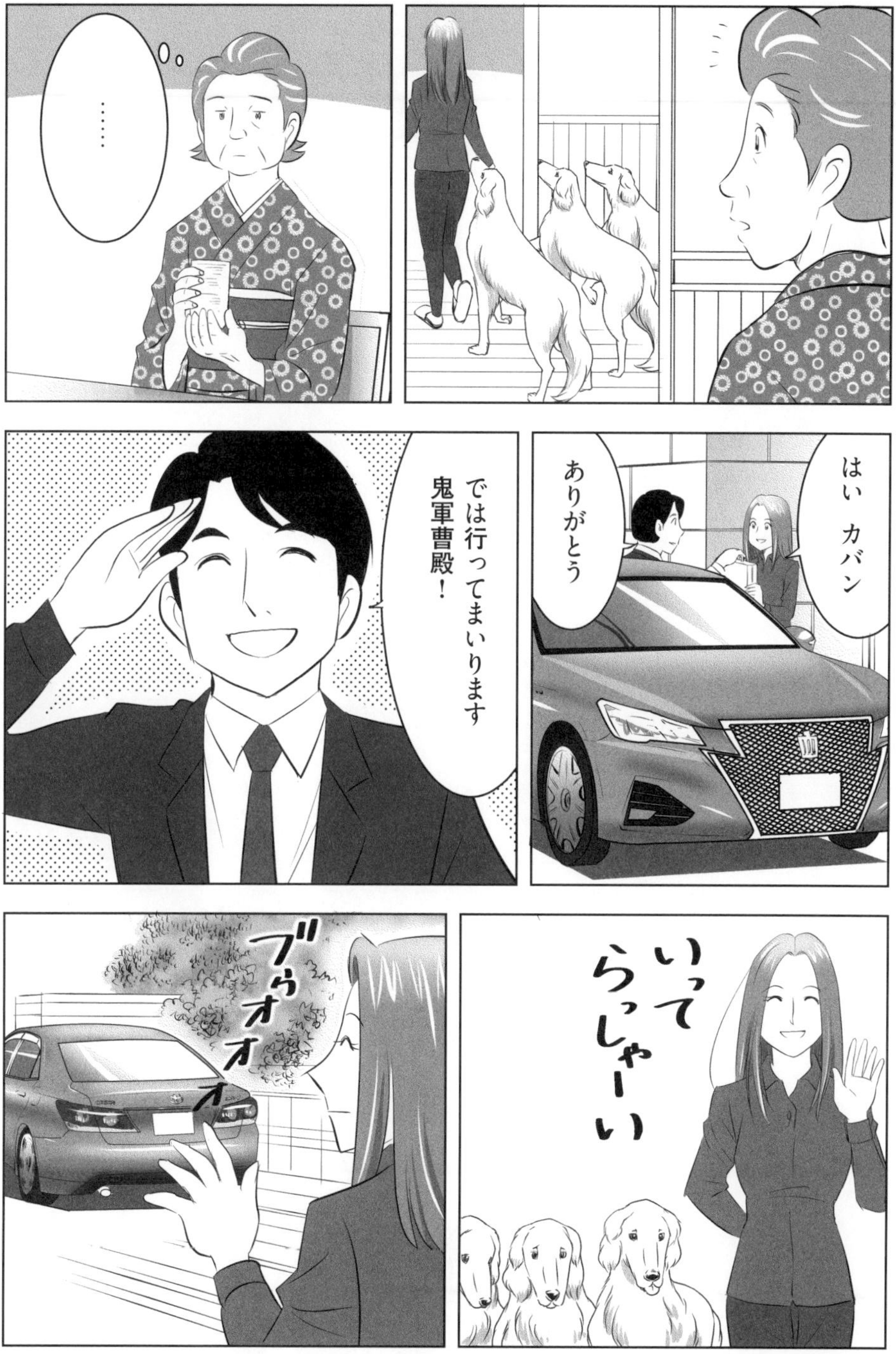
……
はい　カバン
ありがとう
では行ってまいります
鬼軍曹殿！
いってらっしゃーい
ブゥオオォ

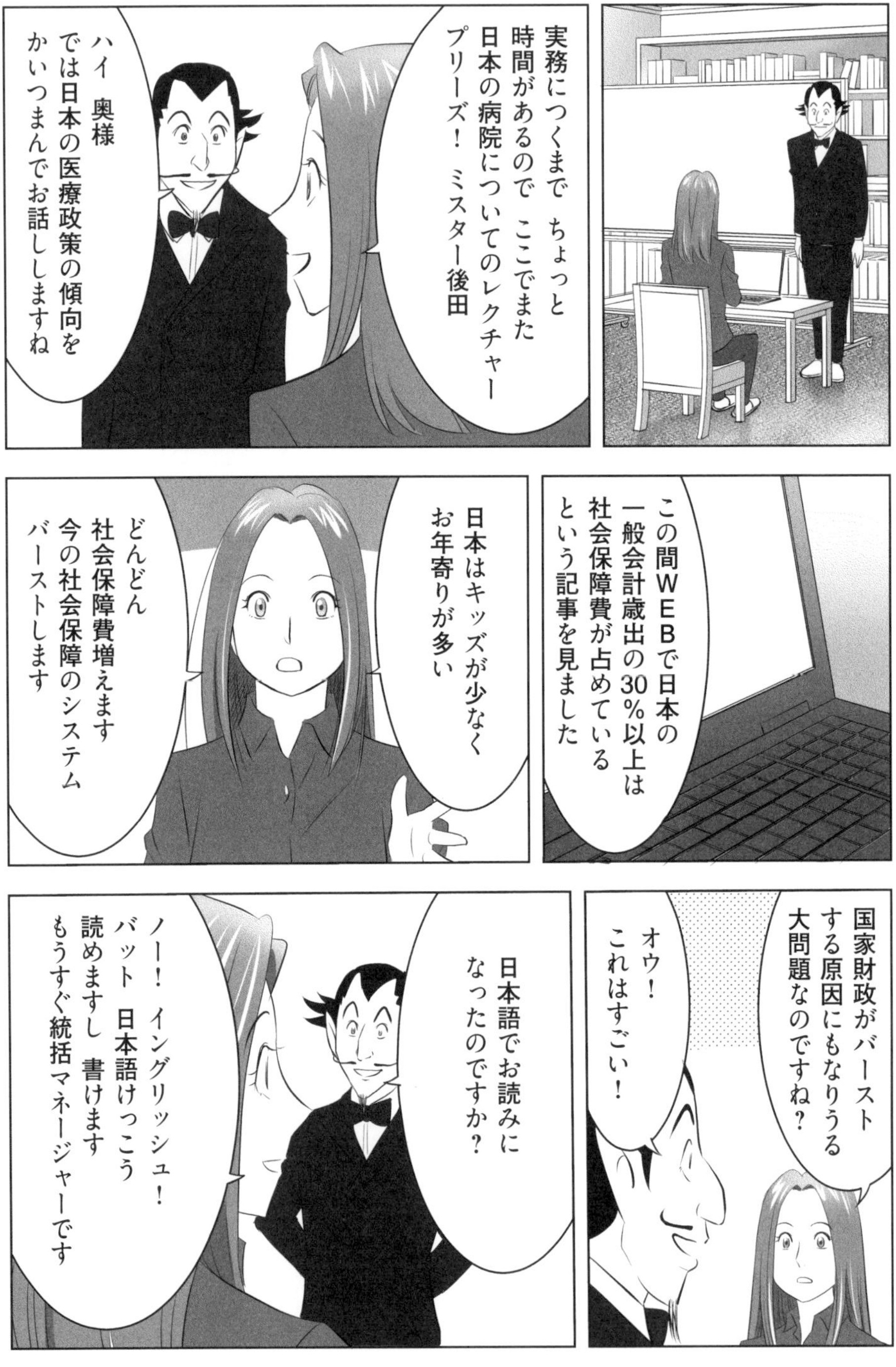
実務につくまで ちょっと 時間があるので ここでまた 日本の病院についてのレクチャー プリーズ！ ミスター後田
ハイ 奥様 では日本の医療政策の傾向を かいつまんでお話ししますね
この間WEBで日本の 一般会計歳出の30％以上は 社会保障費が占めている という記事を見ました
日本はキッズが少なく お年寄りが多い
どんどん 社会保障費増えます 今の社会保障のシステム バーストします
国家財政がバースト する原因にもなりうる 大問題なのですね？
オウ！ これはすごい！
日本語でお読みに なったのですか？
ノー！ イングリッシュ！ バット 日本語けっこう 読めますし 書けます もうすぐ統括マネージャーです

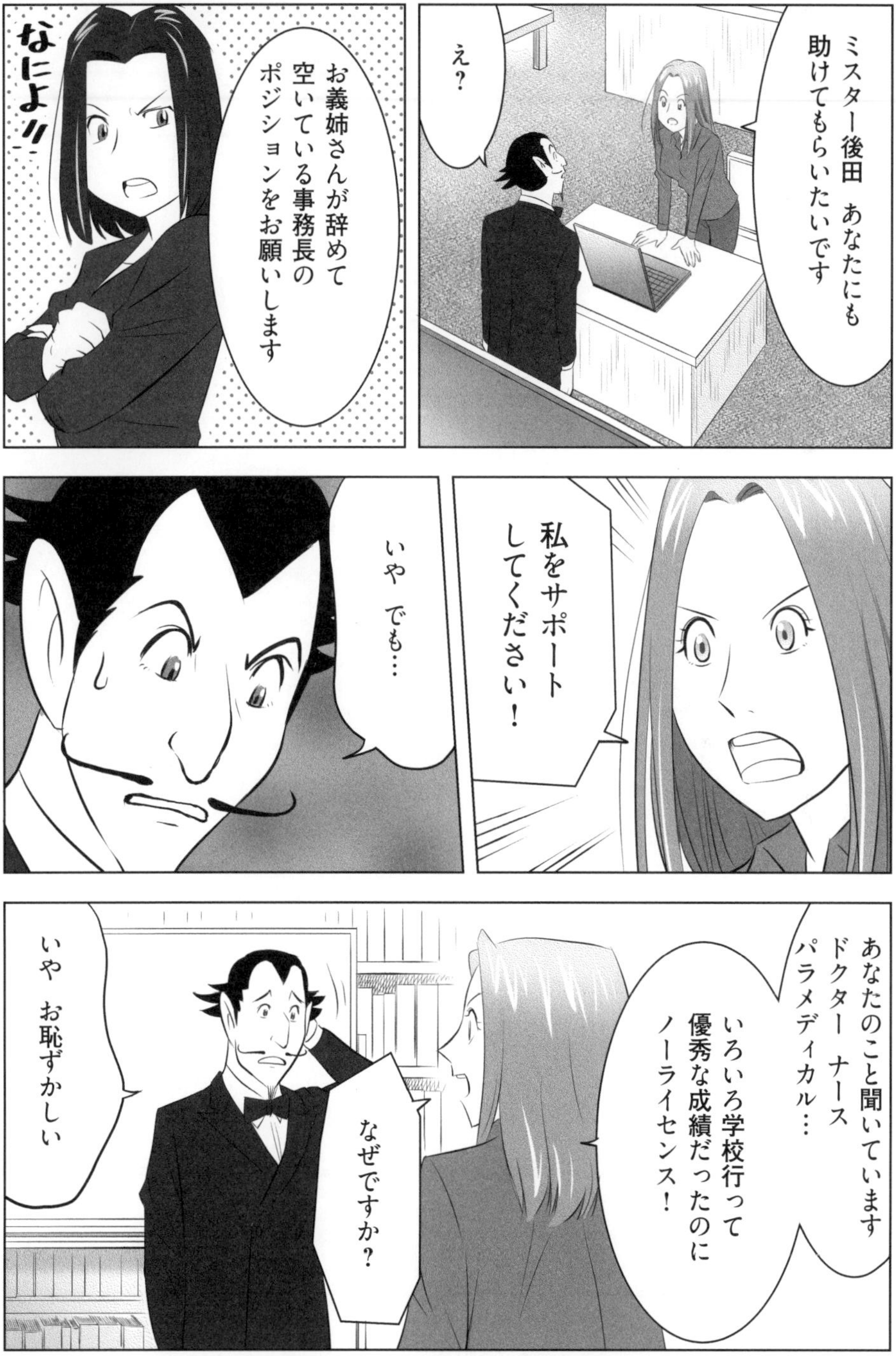

ミスター後田　あなたにも助けてもらいたいです
え？
お義姉さんが辞めて空いている事務長のポジションをお願いします
なによ!!
私をサポートしてください！
いや　でも…
あなたのこと聞いています　ドクター　ナース　パラメディカル…
いろいろ学校行って優秀な成績だったのにノーライセンス！
なぜですか？
いや　お恥ずかしい

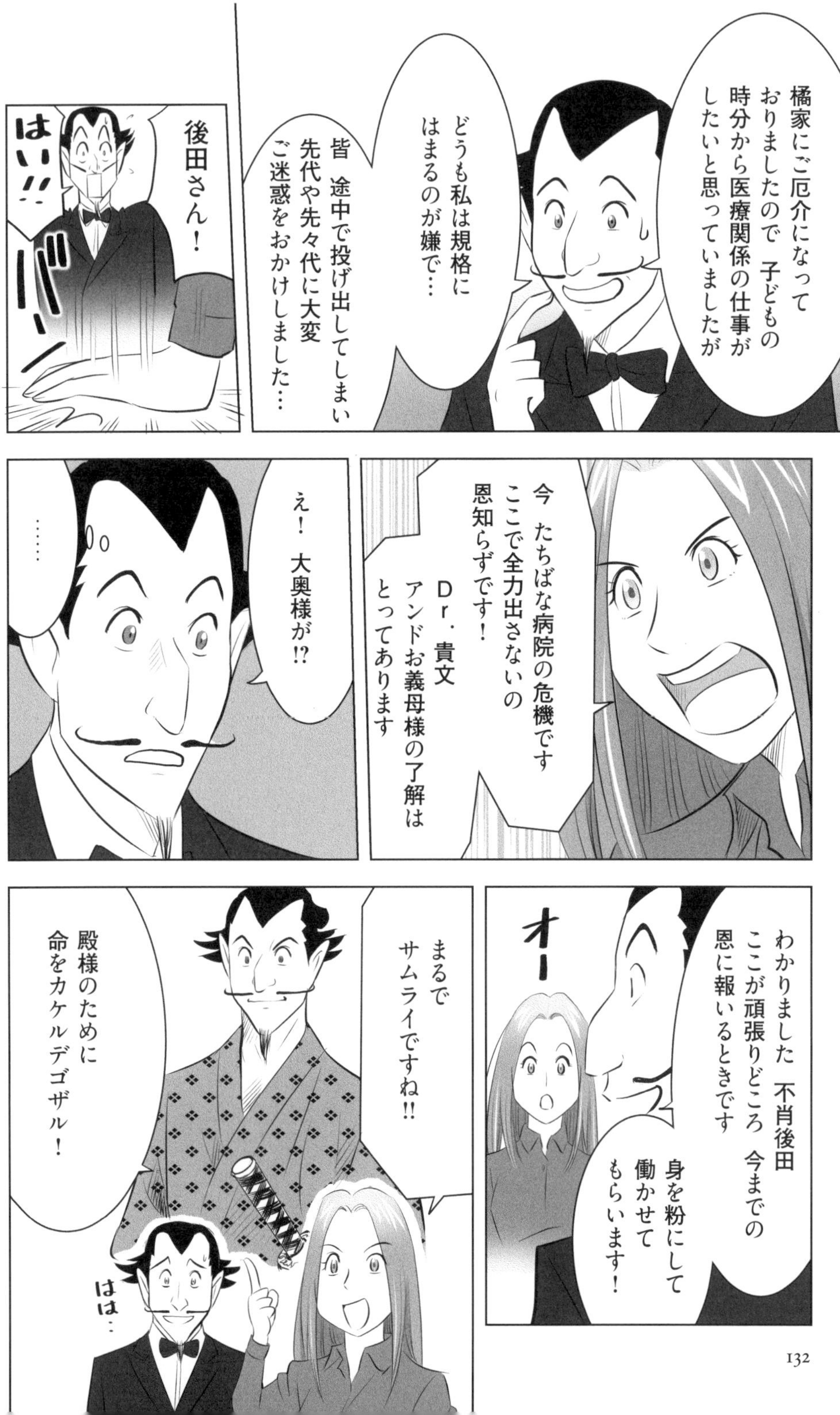

橘家にご厄介になって
おりましたので　子どもの
時分から医療関係の仕事が
したいと思っていましたが
どうも私は規格に
はまるのが嫌で…
皆　途中で投げ出してしまい
先代や先々代に大変
ご迷惑をおかけしました…
後田さん！
はい!!
ビ
今　たちばな病院の危機です
ここで全力出さないの
恩知らずです！
Dr．貴文
アンドお義母様の了解は
とってあります
え！　大奥様が⁉
……
わかりました　不肖後田
ここが頑張りどころ　今までの
恩に報いるときです
身を粉にして
働かせて
もらいます！
オー
まるで
サムライですね!!
殿様のために
命をカケルデゴザル！
はは…

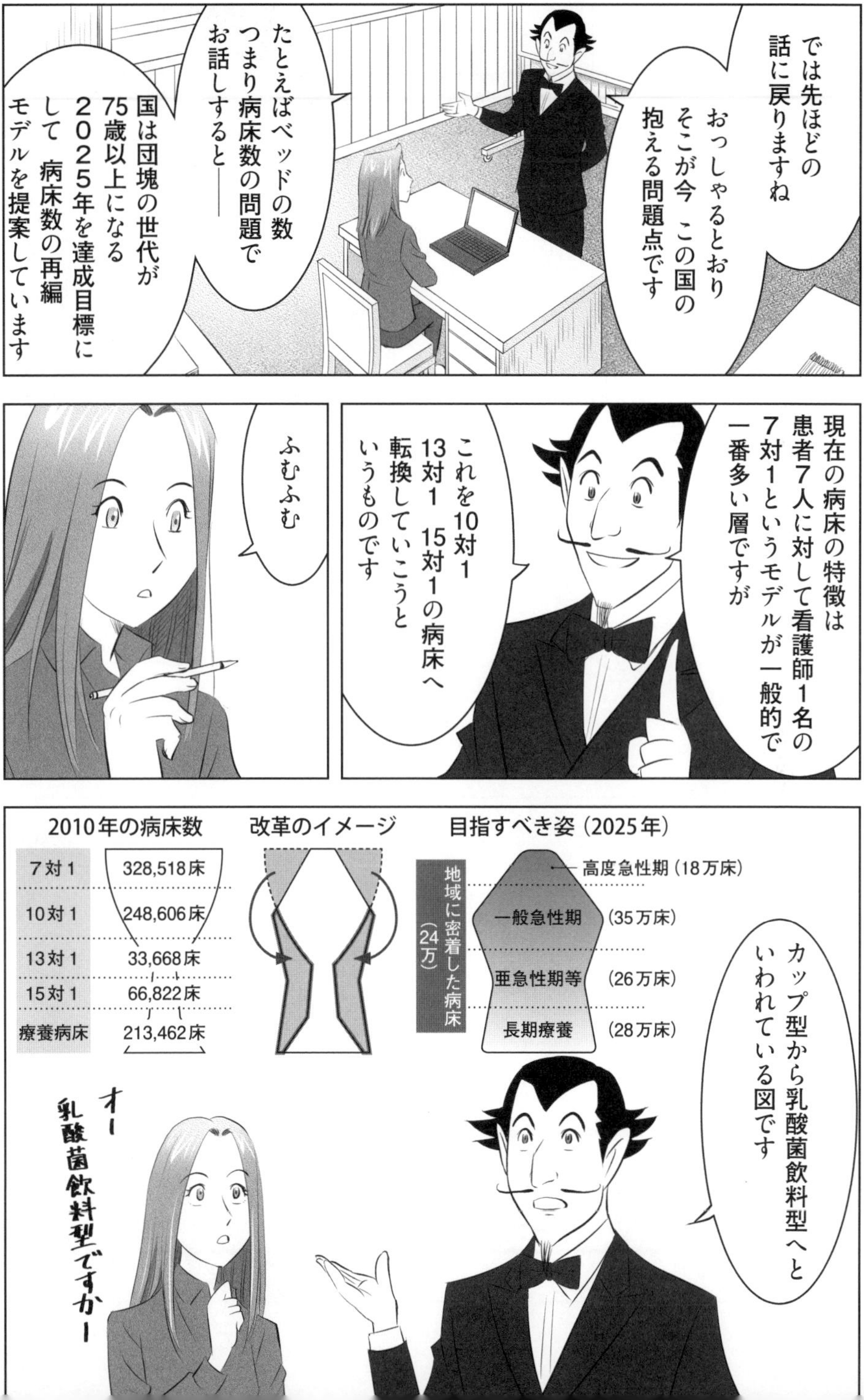

では先ほどの話に戻りますね
おっしゃるとおりそこが今 この国の抱える問題点です
たとえばベッドの数つまり病床数の問題でお話しすると——
国は団塊の世代が75歳以上になる2025年を達成目標にして 病床数の再編モデルを提案しています
現在の病床の特徴は患者7人に対して看護師1名の7対1というモデルが一般的で一番多い層ですが
これを10対1 13対1 15対1の病床へ転換していこうというものです
ふむふむ
2010年の病床数
7対1 328,518床
10対1 248,606床
13対1 33,668床
15対1 66,822床
療養病床 213,462床
改革のイメージ
目指すべき姿（2025年）
地域に密着した病床（24万）
高度急性期（18万床）
一般急性期（35万床）
亜急性期等（26万床）
長期療養（28万床）
カップ型から乳酸菌飲料型へといわれている図です
オー乳酸菌飲料型ですかー

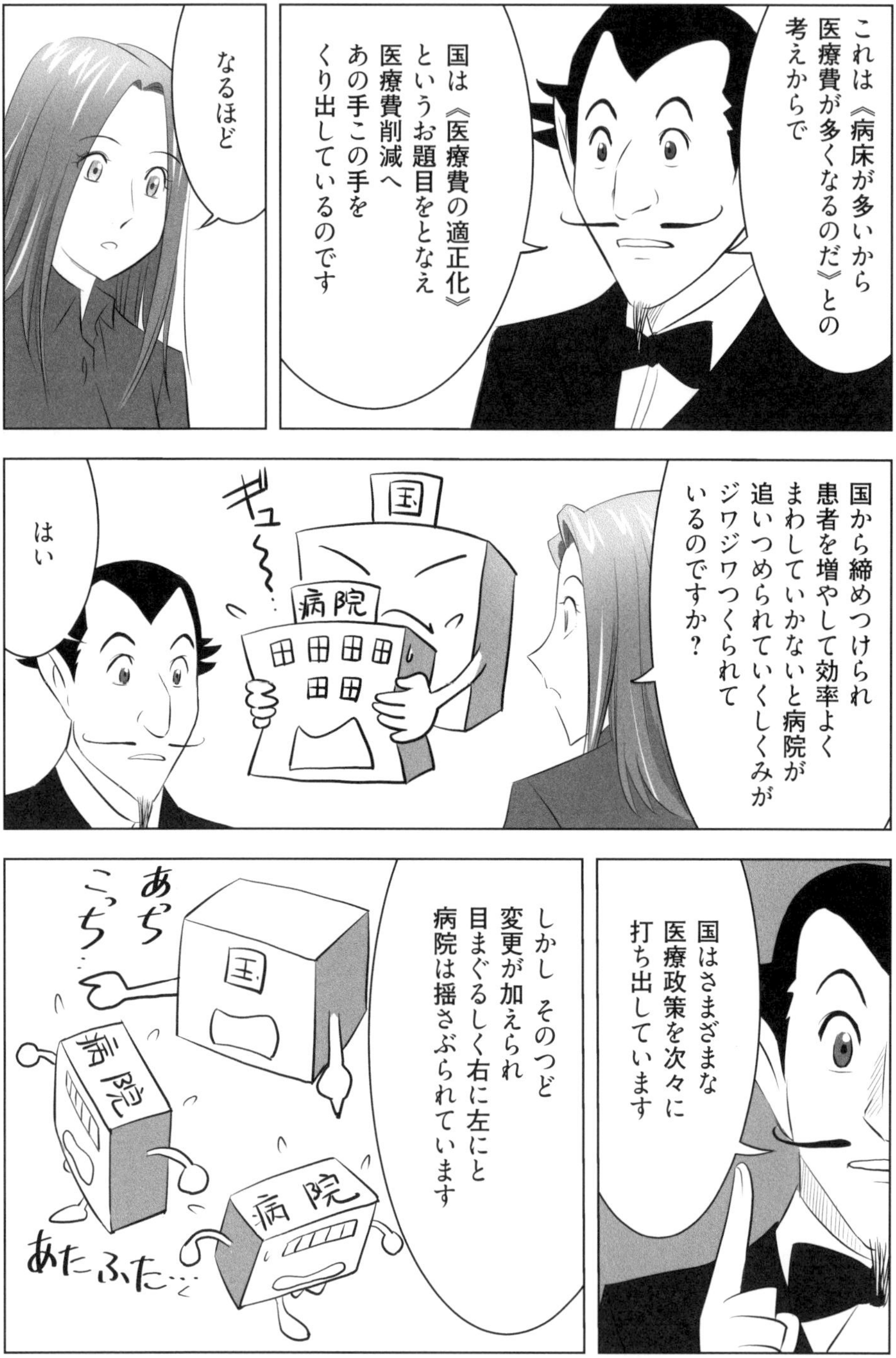

これは《病床が多いから医療費が多くなるのだ》との考えからで
国は《医療費の適正化》というお題目をとなえ医療費削減へあの手この手をくり出しているのです
なるほど
国から締めつけられ患者を増やしていかないと病院が追いつめられていくしくみがジワジワつくられているのですか？
国
ギュ〜…
病院
はい
国はさまざまな医療政策を次々に打ち出しています
しかし そのつど変更が加えられ目まぐるしく右に左にと病院は揺さぶられています
あちこっち…
国
病院
病院
あたふた…

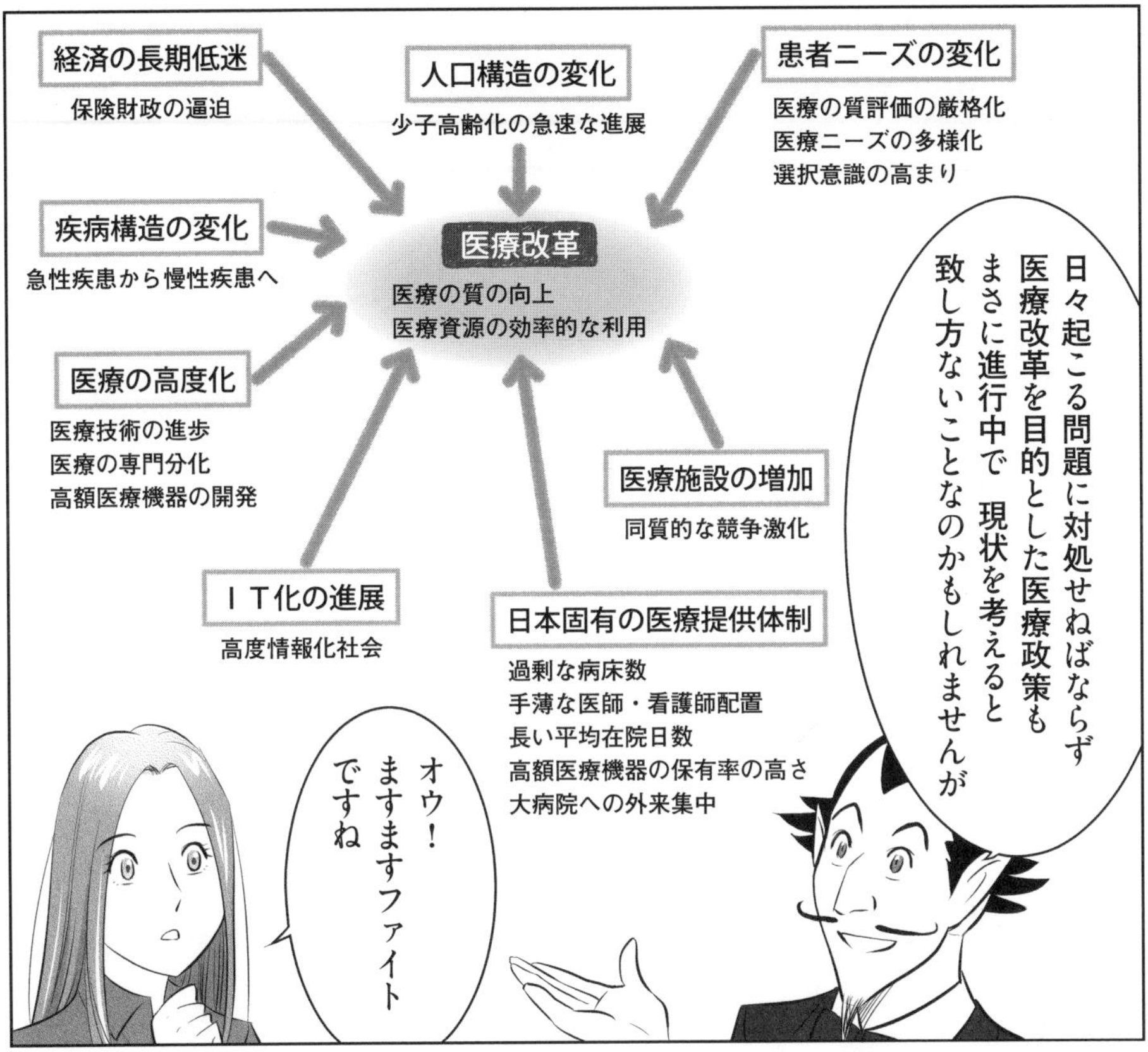
経済の長期低迷
保険財政の逼迫
人口構造の変化
少子高齢化の急速な進展
患者ニーズの変化
医療の質評価の厳格化
医療ニーズの多様化
選択意識の高まり
疾病構造の変化
急性疾患から慢性疾患へ
医療改革
医療の質の向上
医療資源の効率的な利用
医療の高度化
医療技術の進歩
医療の専門分化
高額医療機器の開発
医療施設の増加
同質的な競争激化
ＩＴ化の進展
高度情報化社会
日本固有の医療提供体制
過剰な病床数
手薄な医師・看護師配置
長い平均在院日数
高額医療機器の保有率の高さ
大病院への外来集中
日々起こる問題に対処せねばならず 医療改革を目的とした医療政策も まさに進行中で 現状を考えると 致し方ないことなのかもしれませんが
オウ！ ますますファイト ですね

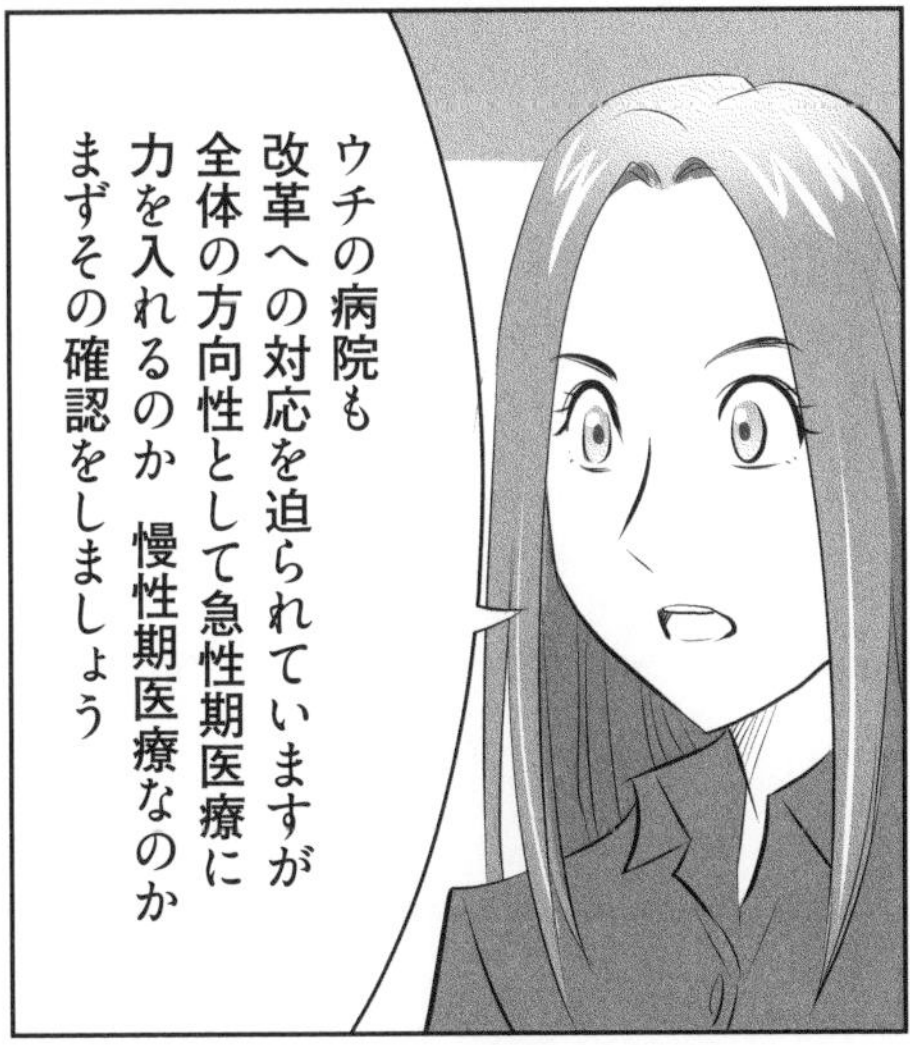
ウチの病院も 改革への対応を迫られていますが 全体の方向性として急性期医療に 力を入れるのか 慢性期医療なのか まずその確認をしましょう

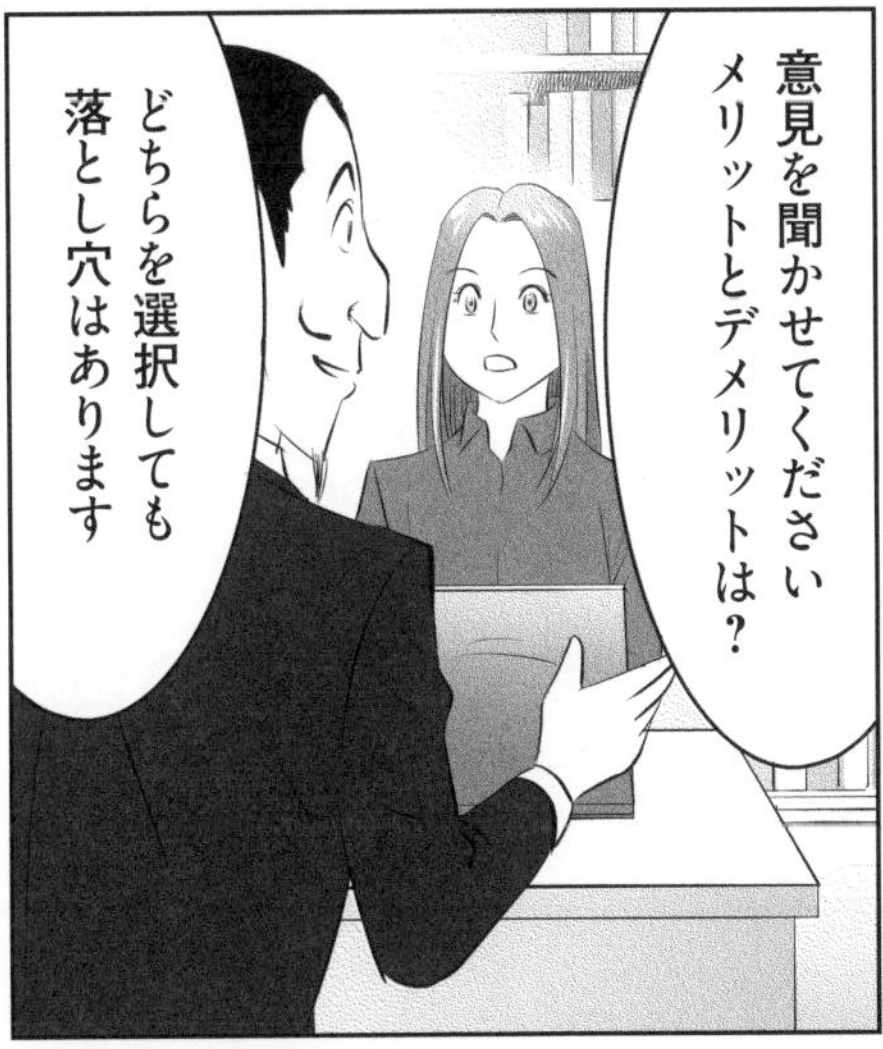
意見を聞かせてください メリットとデメリットは？
どちらを選択しても 落とし穴はあります

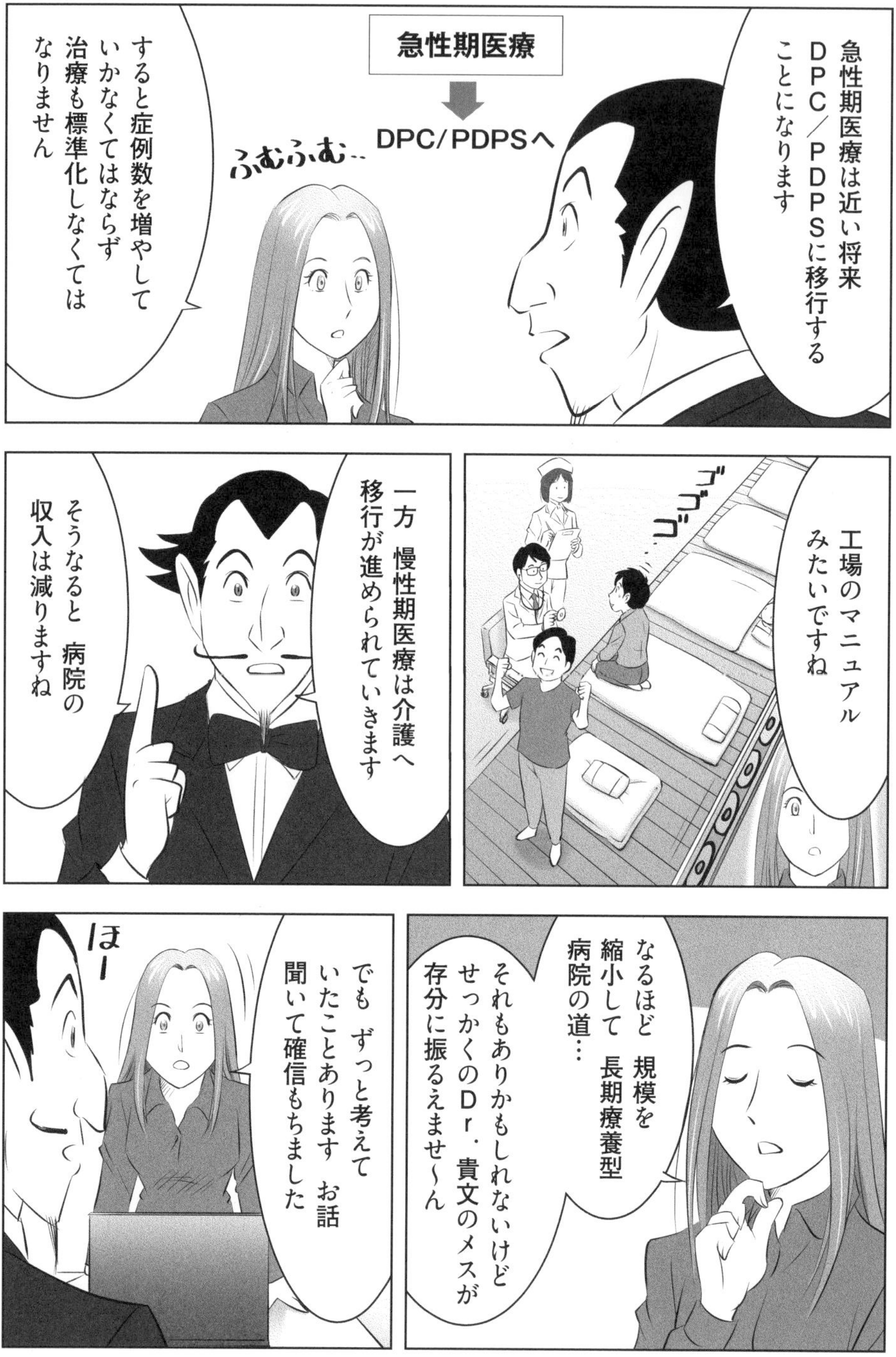

急性期医療は近い将来DPC／PDPSに移行することになります
急性期医療
DPC/PDPSへ
ふむふむ‥
すると症例数を増やしていかなくてはならず治療も標準化しなくてはなりません
ゴゴゴ
工場のマニュアルみたいですね
一方 慢性期医療は介護へ移行が進められていきます
そうなると 病院の収入は減りますね
なるほど 規模を縮小して 長期療養型病院の道…
それもありかもしれないけどせっかくのDr．貴文のメスが存分に振るえませ～ん
ほー
でも ずっと考えていたことあります お話聞いて確信もちました

＊DPC／PDPS……疾病1日あたりの包括支払い方式。患者の病名や治療内容に応じて診断群を分類し、分類ごとに1日あたりの入院費用を定めた医療費の計算方式。

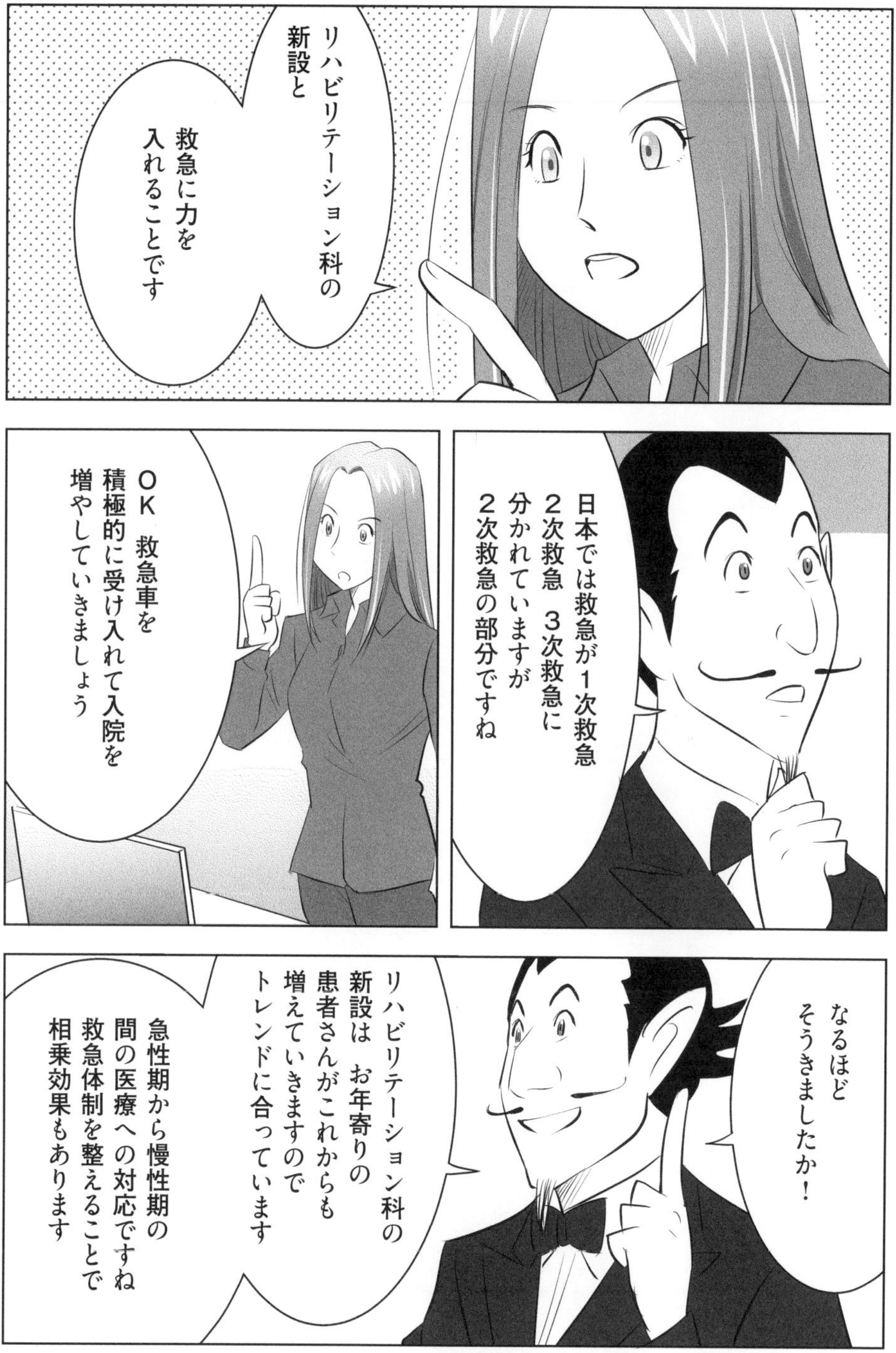

リハビリテーション科の新設と救急に力を入れることです
日本では救急が1次救急 2次救急 3次救急に分かれていますが 2次救急の部分ですね
OK 救急車を積極的に受け入れて入院を増やしていきましょう
なるほど そうきましたか!
リハビリテーション科の新設は お年寄りの患者さんがこれからも増えていきますので トレンドに合っています
急性期から慢性期の間の医療への対応ですね 救急体制を整えることで相乗効果もあります

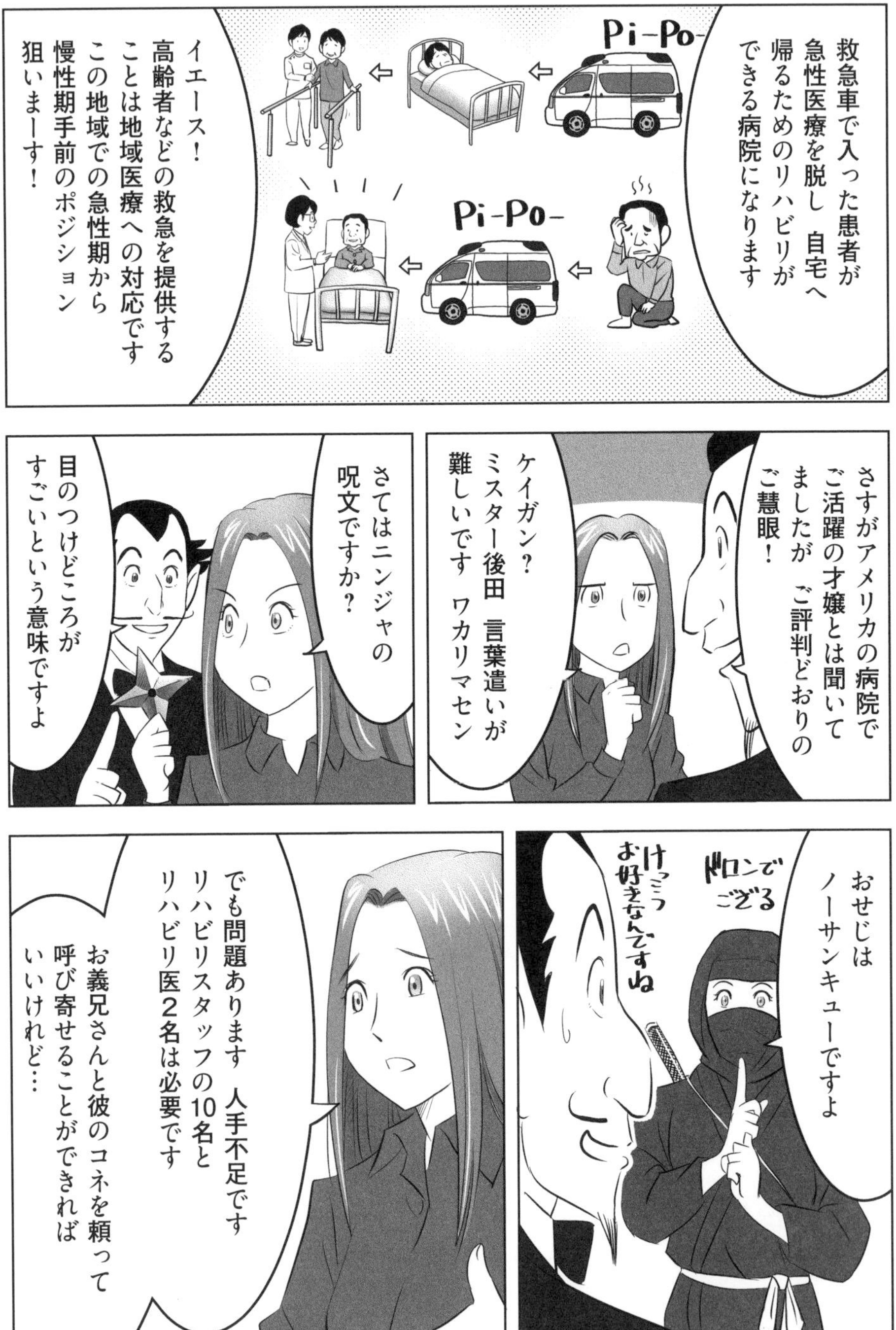
救急車で入った患者が
急性医療を脱し　自宅へ
帰るためのリハビリが
できる病院になります
Pi-Po-
Pi-Po-
イエース！
高齢者などの救急を提供する
ことは地域医療への対応です
この地域での急性期から
慢性期手前のポジション
狙いまーす！
さすがアメリカの病院で
ご活躍の才嬢とは聞いて
ましたが　ご評判どおりの
ご慧眼！
ケイガン？
ミスター後田　言葉遣いが
難しいです　ワカリマセン
さてはニンジャの
呪文ですか？
目のつけどころが
すごいという意味ですよ
おせじは
ノーサンキューですよ
ドロンでござる
けっこう
お好きなんですね
でも問題あります　人手不足です
リハビリスタッフの10名と
リハビリ医2名は必要です
お義兄さんと彼のコネを頼って
呼び寄せることができれば
いいけれど…

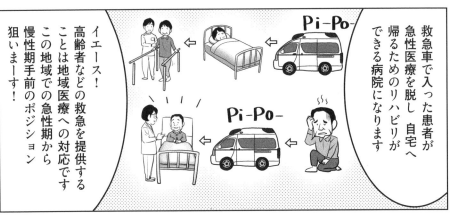

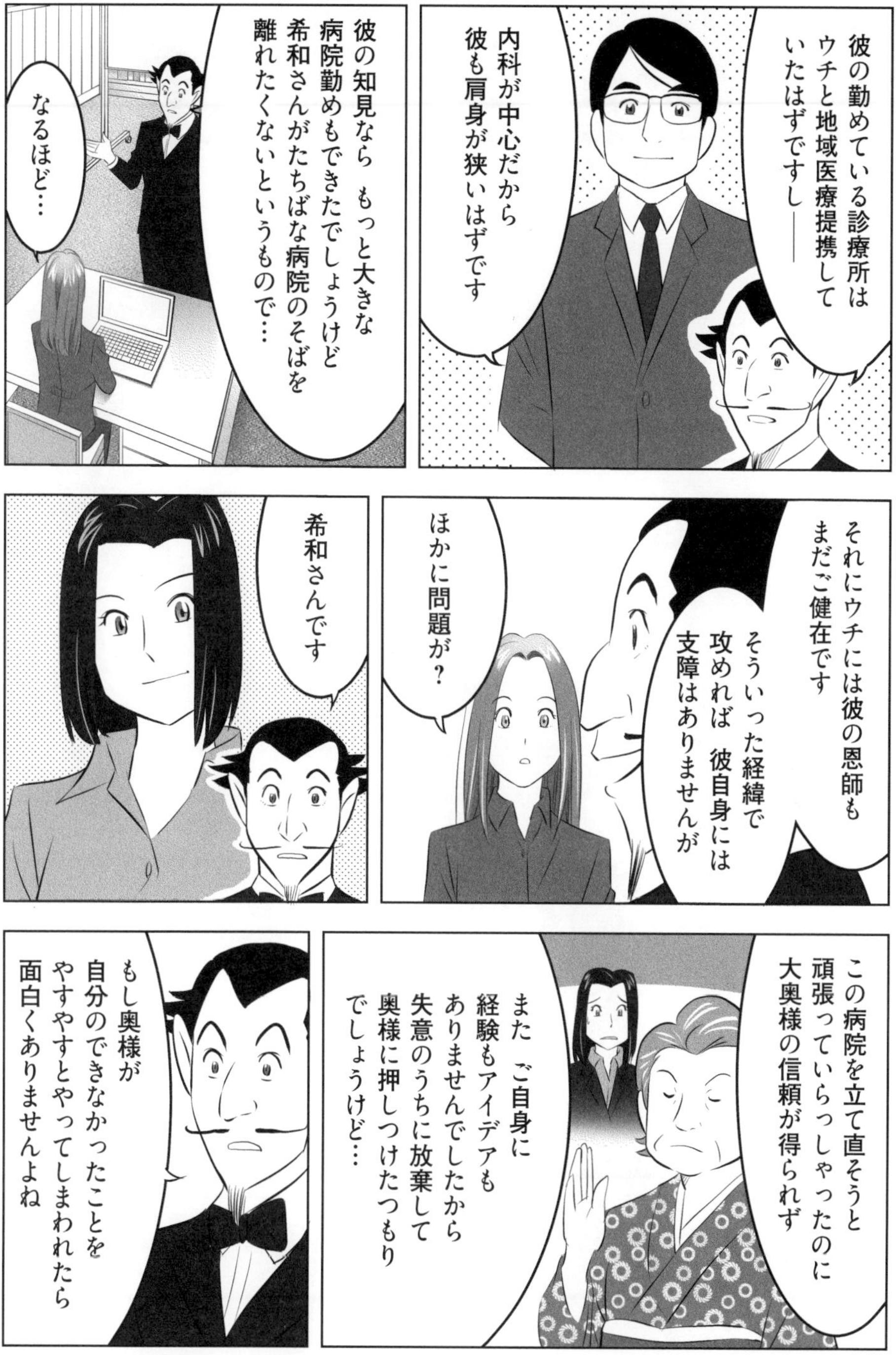
彼の勤めている診療所はウチと地域医療提携していたはずですし――
内科が中心だから彼も肩身が狭いはずです
彼の知見なら　もっと大きな病院勤めもできたでしょうけど希和さんがたちばな病院のそばを離れたくないというもので…
なるほど…
それにウチには彼の恩師もまだご健在です
そういった経緯で攻めれば　彼自身には支障はありませんが
ほかに問題が？
希和さんです
この病院を立て直そうと頑張っていらっしゃったのに大奥様の信頼が得られず
また　ご自身に経験もアイデアもありませんでしたから失意のうちに放棄して奥様に押しつけたつもりでしょうけど…
もし奥様が自分のできなかったことをやすやすとやってしまわれたら面白くありませんよね

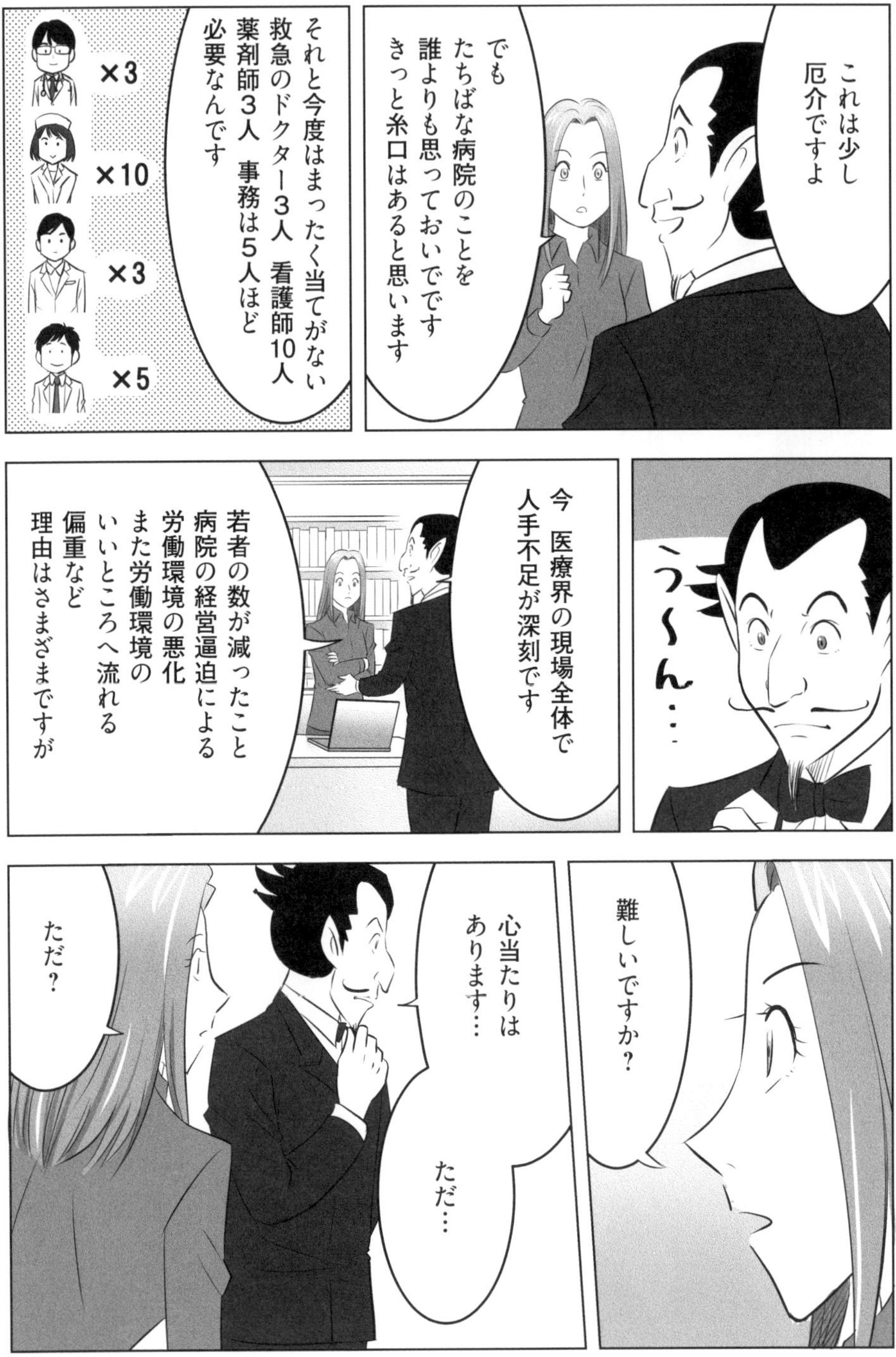
これは少し厄介ですよ
でも たちばな病院のことを誰よりも思っておいでです きっと糸口はあると思います
それと今度はまったく当てがない救急のドクター3人 看護師10人 薬剤師3人 事務は5人ほど必要なんです
×3
×10
×3
×5
うーん…
今 医療界の現場全体で人手不足が深刻です
若者の数が減ったこと 病院の経営逼迫による労働環境の悪化 また労働環境のいいところへ流れる偏重など 理由はさまざまですが
難しいですか？
心当たりはあります…
ただ…
ただ？

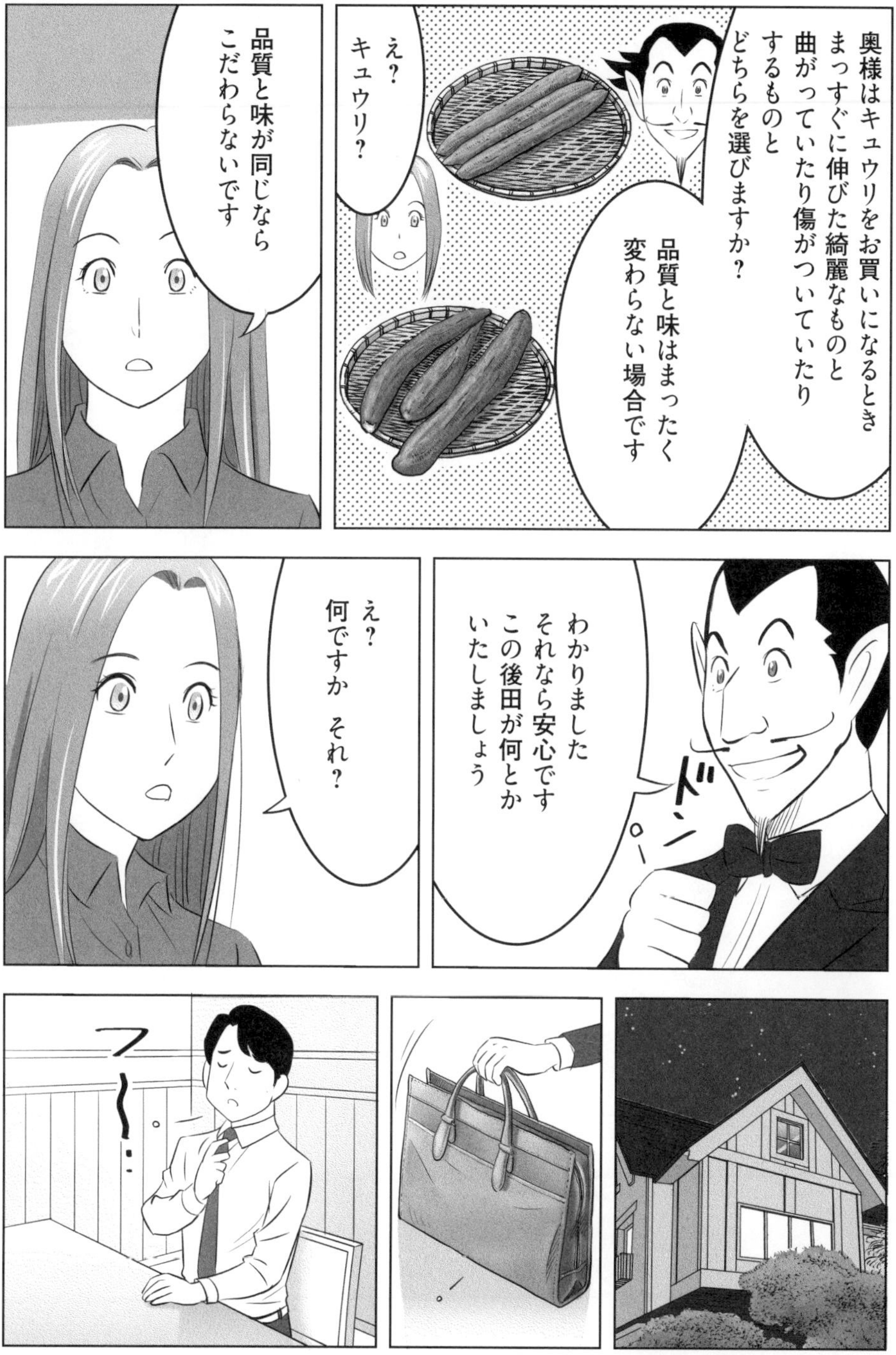
奥様はキュウリをお買いになるとき
まっすぐに伸びた綺麗なものと
曲がっていたり傷がついていたり
するものと
どちらを選びますか？
品質と味はまったく
変わらない場合です
え？
キュウリ？
品質と味が同じなら
こだわらないです
わかりました
それなら安心です
この後田が何とか
いたしましょう
ドン
え？
何ですか　それ？
フ〜…

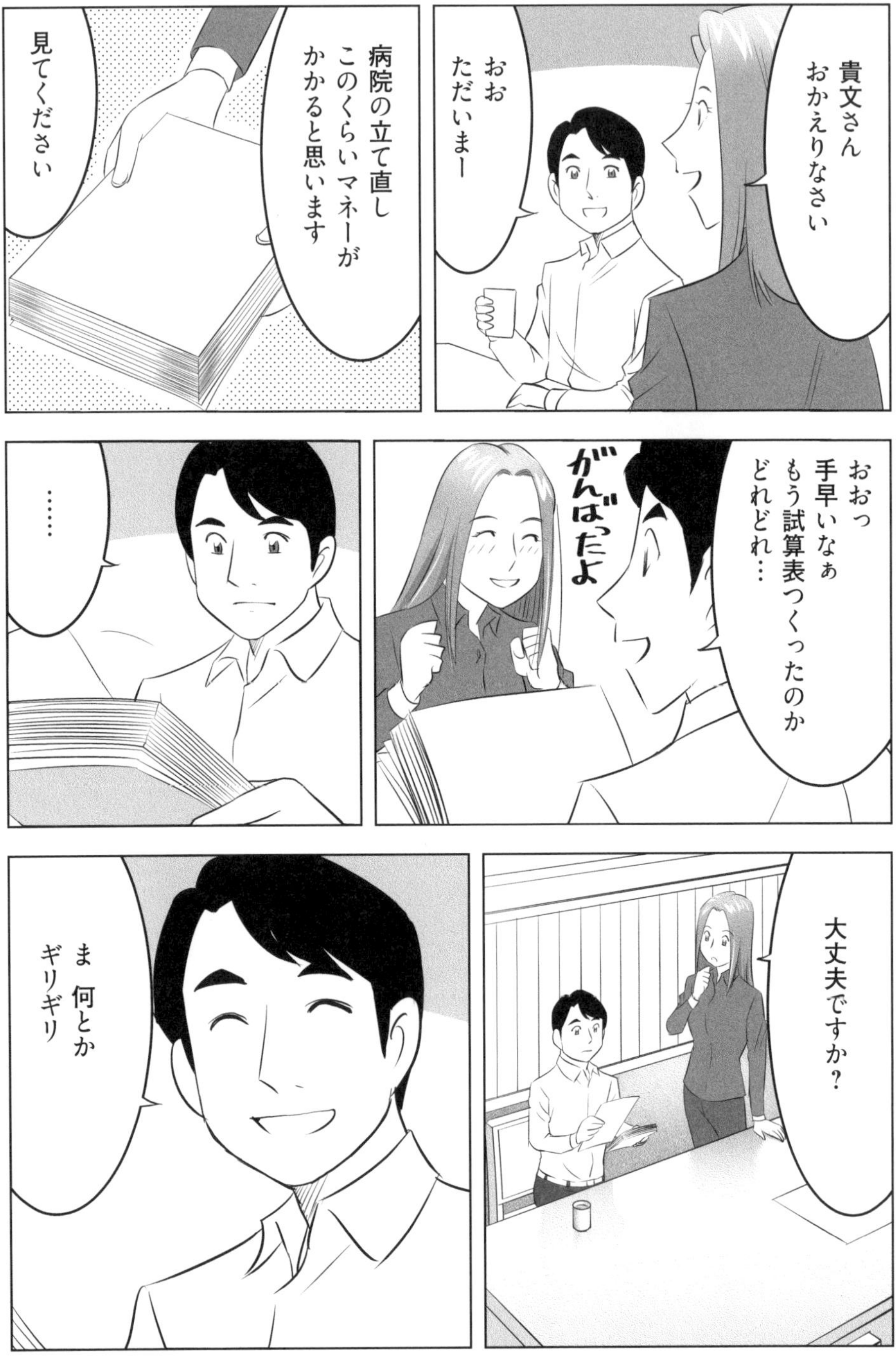
貴文さん
おかえりなさい
おお
ただいまー
病院の立て直し
このくらいマネーが
かかると思います
見てください
おおっ
手早いなぁ
もう試算表つくったのか
どれどれ…
がんばったよ
……
大丈夫ですか？
ま 何とか
ギリギリ

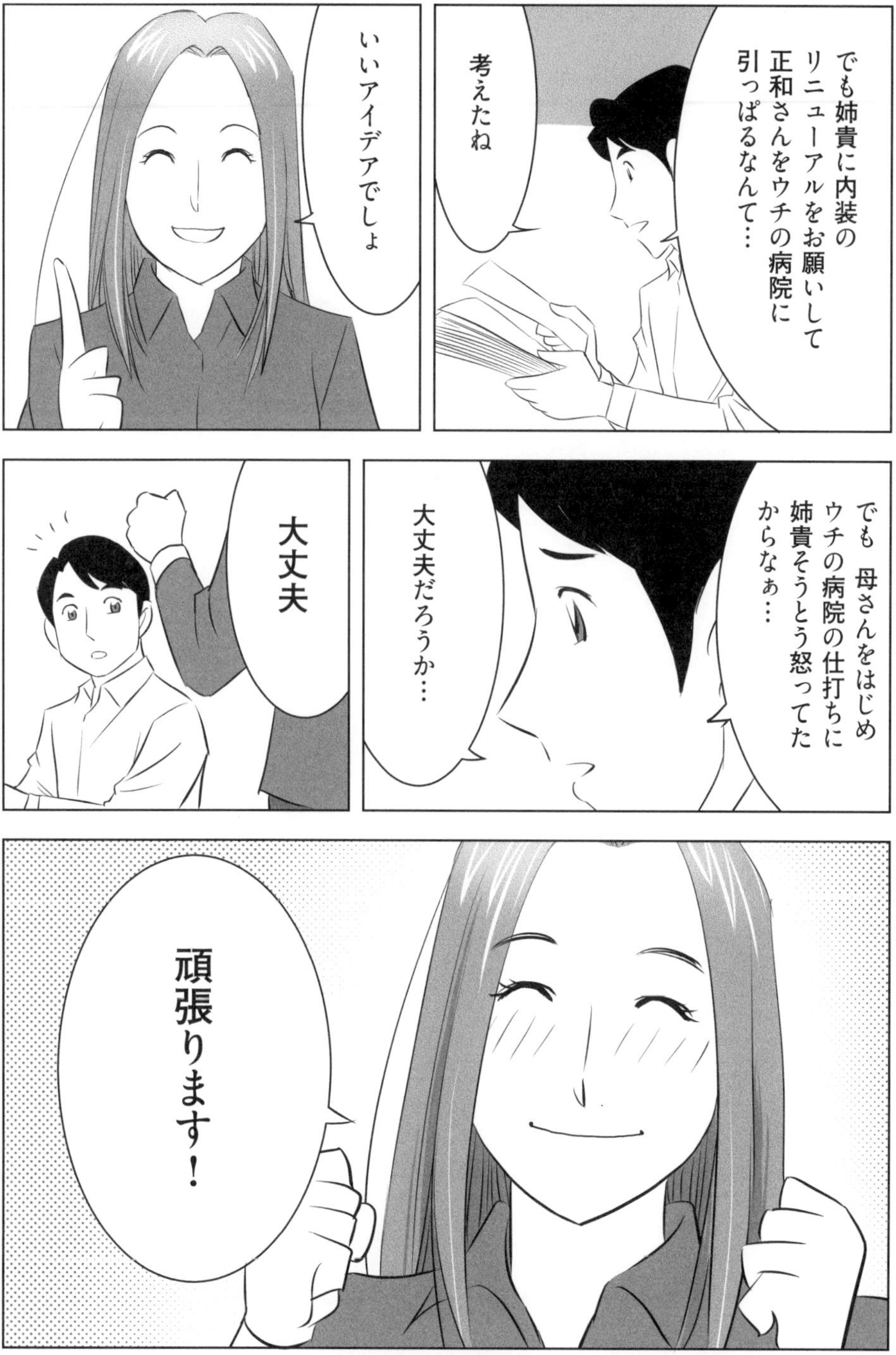
でも姉貴に内装の
リニューアルをお願いして
正和さんをウチの病院に
引っぱるなんて…
考えたね
いいアイデアでしょ
でも 母さんをはじめ
ウチの病院の仕打ちに
姉貴そうとう怒ってた
からなぁ…
大丈夫だろうか…
大丈夫
頑張ります!

第3章
解説

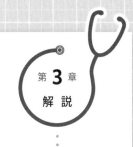

医療政策の特徴

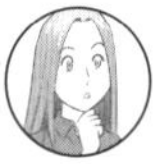

「少子高齢多死社会によって、国の社会保障費の収支のバランスが崩れ、体制を維持するのが難しくなりつつある。そのため、国は医療費を削減しようと、あの手この手と病院に揺さぶりをかけてきているって、WEBの記事を読みました」

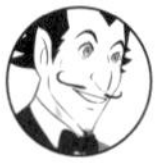

「はい。病院を経営していくには、その〝あの手この手〟の策をよく理解して工夫をこらしていかないといけません。でも奥様の打ち出した改革案は、患者さんにも病院にも、とても優しいプランですよ」

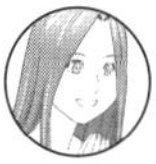

「ミスター、お世辞はそのくらいにして、日本の医療政策の特徴を詳しく教えてください」

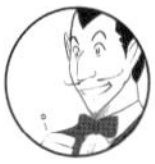

「わかりました！」

☑日本の医療政策・厚生行政の概略

◉２本の手綱で２０２５年問題へ対応

厚生行政は、昔から「医療関連法律などの改正」と「診療報酬・介護報酬の改定」という、２本の手綱で医療業界をコントロールしてきました。さまざまな手段によって医療提供体制を規定し、国民の医療機関への受診をも左右しようとしてきたのです。医療機関や患者の立場からすると気楽に受診することができにくい世の中となってきています。

現在の医療政策は団塊世代が後期高齢者へ突入する２０２５年に向けて医療・介護政策を展開しています。この医療政策は、**高齢者割合が高くなることによる医療・介護のサービス提供体制の充実**、保険料などの負担者が減り医療・介護サービス増加による**保険財源の破綻を防ぐこと**が中心となっています。

高齢者割合の増加については、医療・介護サービスを提供する側より需要が大きく超えてしまうことが心配されています。２０２５年には、65歳以上人口が30％を超えることが予想されているため医療・介護を受ける方の増加が心配されています。

医療・介護の提供側と受ける側の需給バランスについては、医療政策上は病院や施設の機能分化させることにより医療・介護サービスの質を落とさず効率性を高める方向へと向かっています。その１つが**急性期医療の入院日数の短縮化**なのです。さらには、**リハビリテーションの提供密度を上げていく**ことにより、早く社会復帰をさせていくことが方向性として盛り込まれています。

高齢化による課題は、**認知症の増加**も予想され国を挙げて対策を行っていかなければなりません。認知症への対応は、病院における入院患者への対応を評価する認知症ケア加算などにより認知症患者の受け入れを評価し、入院中に事故が起きないような対策が個々の病院で行えるように進められています。

介護サービスについても認知症加算により介護事業者が認知症の方へのサービス提供を拒否しないようにインセンティブを与えています。

また、高齢化は高齢者世帯の増加とそれに伴う**独居老人の増加**にも心配があります。独居老人の増加は、病気などにより高齢者が孤独死するなどのリスクや、社会的に取り残されたりするリスクを少なくする必要があります。現在は、この点に関しての有効な施策は発動されていません。

高齢者の増加による医療・介護サービスの増加は、社会保障費の支出が上昇していきます。社会保障費の支出が増える一方で、

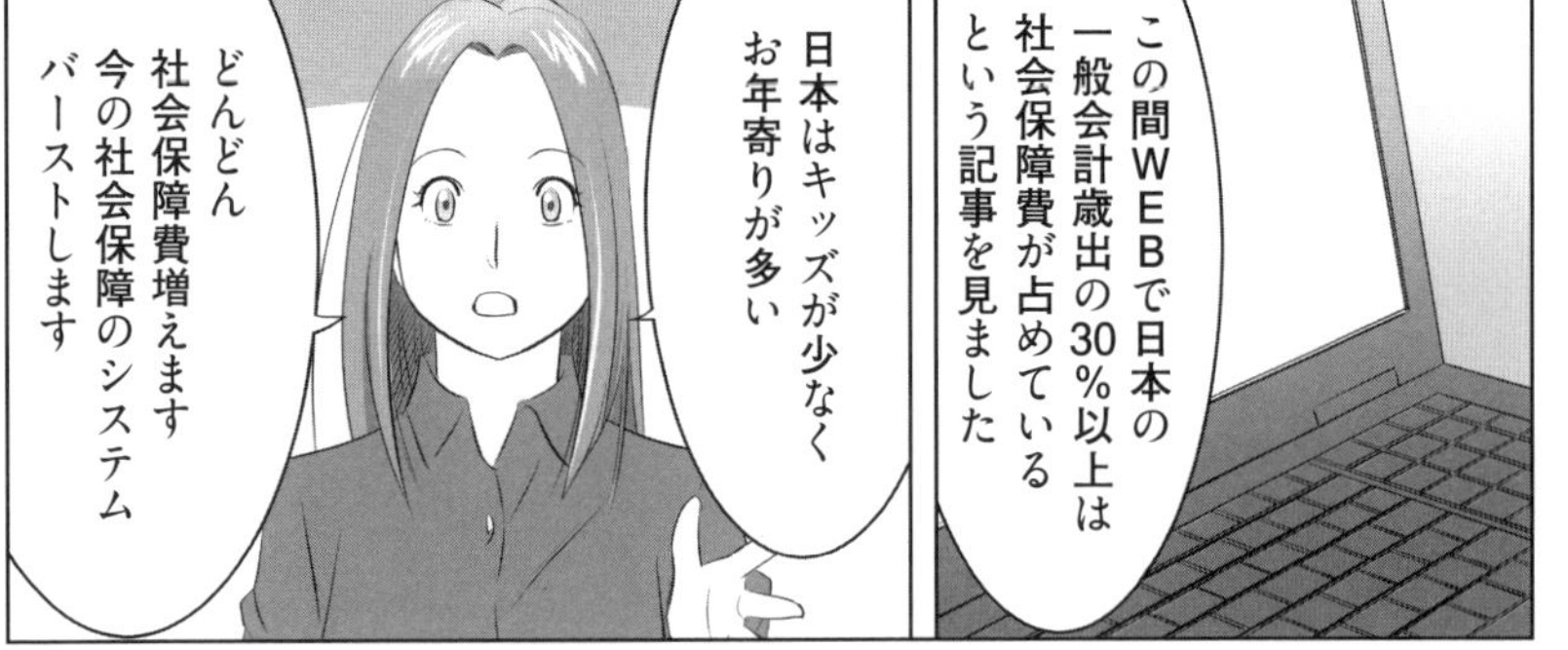
この間WEBで日本の一般会計歳出の30％以上は社会保障費が占めているという記事を見ました
日本はキッズが少なくお年寄りが多い
どんどん社会保障費増えます今の社会保障のシステムバーストします

負担する側の現役世代が減少していきます。少子化によりすでに人口が減り始めている状況では、現役世代が大幅に増えていくことは望めません。

現在、国が考えていると思われることは、**負担を受ける側と負担する側のバランスを変えること**にあります。社会保険の加入基準を緩くすることや定年延長はそのための方策と考えなければなりません。

これからは、年金の支給年齢を上げ、定年延長をすることにより働かざるを得ない人々が増えていきます。働くことにより保険料を納めることで負担する側が増えることは間違いありません。

さらに、外国人労働者を増加させ、保険料を納めてもらうことも国は想定していると思われます。

これから社会保障関連費の負担をどのように確保し、効率的で効果的に配分するかが医療・介護政策の課題となります。

☑日本の医療政策の特徴

◉世界一といわれる日本の医療制度

WHOの報告では、保健サービスの到達度（平均寿命・健康寿命）において、日本が世界一でした。この快挙は、1章でもふれた、「国民皆保険制度」と「フリーアクセス」という2つの制度なくしては、なしえなかったといわれています。

治療を受けたいとき、健康保険証があれば日本全国どこの医療機関でも、安価に医療を受けることができるのは、この2つの制度のおかげです。

ドラッグストアで風邪薬を買うよりも、医療機関に行ったほうが安くなるのですから、日本の医療制度は素晴らしいものです。

◉やっぱり大病院に行ってしまう

「フリーアクセス」とは、大病院でも診療所でも、自由に好きなところを受診できるという意味ですが、近年は、患者が病院、とくに**大病院に集中して受診する傾向**が顕著になってきています。

厚生労働省の患者調査の中から、病院と診療所の外来患者数の推移をみると、2000年頃まで病院患者が増えてきました。病院のほうが診療所よりも外来患者に関する医療費がかかるため、患者の大病院志向は、国民医療費の増加要因ともなります。なお、2000年以降の医療政策による病院と診療所の機能分化により病院の外来患者数は減少してきました。

病院が診療所と比較して外来医療費が高額になる理由は、病院は高度なMRIなどの医療機器を導入しているところが多く高度な医療機器のもとを取ろうとするためでもあります。

◉皆保険を持続させることが至上命題

世界に冠たる長寿社会である日本は、国民皆保険制度とフリーアクセスを持続していくことが至上命題ですが、高齢化と景気の低迷により、制度を維持することが難しくなってきました。

1961年（昭和36年）に国民皆保険制度が産声をあげてから、制度的に見直しの必要性にも迫られています。

国民皆保険制度を維持するには、**混合診療**（187ページ参照）を積極的に導入するほか、**フリーアクセスに規制**を設ける必要性が出てくるでしょう。

☑医療費は、誰が負担するのか

◉日本経済と国民医療費の関係

厚生労働省から毎年発表される国民医療費のデータには、必ず国民所得の推移が付記されています。

この理由は、**医療保険制度が、国民所得が伸び続けることを前提につくられたもの**だからです。言い換えれば、国民医療費の伸び率が国民所得の伸び率よりも少なければ、制度改革を行う必要がありません。

ところが、バブル崩壊で事態は急変しました。92年度以降も国民医療費は毎年1兆円ずつ伸び、国民所得はマイナス成長となりました。

つまり、医療保険制度を継続していくためには厳しい時代となってしまったのです。

◉結局患者が負担するしかない現状

2016（平成28）年度の国民医療費は約42兆円でした。財源別に見ていくと公費が約39％、保険料が約49％、患者負担が約12％となっています。

日本は、過去のように高い経済成長が望めないため、公費と保険料を増やすことは難しい状況にあります。

とくに保険料のアップについては、被用者保険では保険料を企業と従業員が折半しているため、保険料の増加が国際社会における企業競争力の低下につながります。

そこで消去法として患者の負担を上げることとなります。

その患者の負担割合も2000年頃から徐々に引き上げられ、これまで1割であったサラリーマンが加入する健康保険の本人負担割合は現在、3割になっています。

今後の方向性としては、高齢者の負担を上げる一方で、高額療養費の引き上げと混合診療の導入などにより、**保険給付の範囲を縮小する**ことになりそうです。

☑病院も経営破綻する時代

◉経営を左右する病床機能の分化

医療費の効率的な配分と機能分担を推進するため、2003(平成15)年9月に病床区分が行われました。具体的には、医療法において「その他病床」と区分していた病床を「**一般病床**」と「**療養病床**」に分離したのです。

一般病床と療養病床のいずれかを選択することとは、ある意味、医療機関にとっては**急性期医療か慢性期医療かを選択**することと同義です。

一般的に、医師をはじめとする医療従事者は、急性期医療のために働きたいと考えている人のほうが多いものです。とくに、**優秀な医療従事者ほど、急性期医療へのこだわりが大きい**といえます。

このため、数々の全国の病院は、急性期医療を行いたいと考えてはいても、実態として慢性期医療の患者が多い病院では、療養病床へ移行するか、縮小の方向へと導かれていきました。場合によっては、病床をなくして診療所とする医療機関もありました。

そして、２０１４（平成26）年から医療法において定められた一般病床と療養病床に対して**病床機能報告制度**が始まりました。これらの病床を「高度急性期」「急性期」「回復期」「慢性期」の機能別に病院の病棟別に報告させる制度です。

病床機能の分化

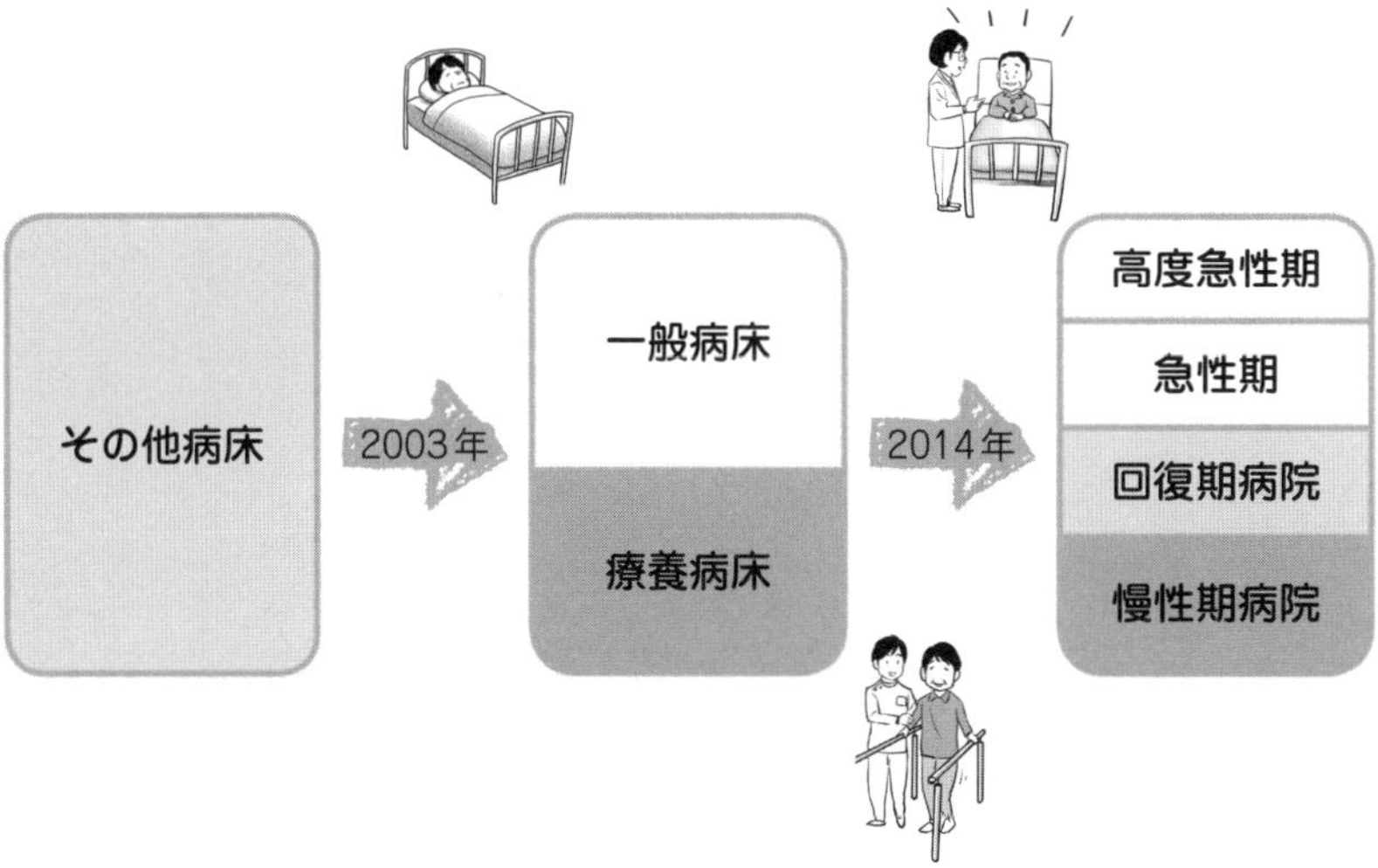

この病床機能報告制度により、病院は病棟ごとの機能分化を、意識せざるを得なくなると同時に、地域における役割を意識しなければならなくなりました。

また、この制度は、２次医療圏単位で機能別の必要病床を、利害関係者間で話し合い、整備していくこととなります。これから、さらなる病院の入院機能の機能分化が求められていきます。

◉診療報酬の支払いで機能が決まる

診療報酬においても、病院に対する厳しい政策が進行しています。

前述した病床機能の区分において、高度急性期と急性期では、近い将来ＤＰＣ／ＰＤＰＳ(Diagnosis〈診断〉Procedure〈診療〉Combination〈組み合わせ〉／Per-Diem〈１日あたり〉Payment〈支払い〉System〈システム〉の略。疾病別の１日あたりの包括支払い方式）という疾患や治療により、定額の支払いへの移行が必須となるかもしれません。

ＤＰＣ／ＰＤＰＳは、全国の医療機関と医療の質や治療の効率性を競争し、かつ症例数を集めなければ生き残ることはできないしくみとなっています。

回復期の機能についても、リハビリテーションのアウトカムが重要な指標となります。リハビリテーションは結果がすべてとなります。

慢性期の機能については、医療依存度が高い患者を中心とし、医療依存度が低い患者については、在宅医療や介護サービスへの移行をしなければ、診療報酬による支払いは厳しくなります。

☑薬を外でもらうしくみ

いまでは当たり前になった「**医薬分業**」の狙いは、医師と薬剤師がそれぞれの専門分野で業務分担し、より安全で効果的な薬物療法を行うことにあります。

◉課題が山積みの医薬分業

昔の日本の医療機関は、「薬価差益」（医療機関・薬局が医薬品の薬価として請求できる価格と、仕入価との差額の利益）に頼った経営を行ってきました。現在のように医薬品を院内で出しても利益にならない時代では考えられないような利益を享受してきました。

医薬分業は、薬価差益の縮小と医薬分業をすることによる、病院・診療所の経済的メリットが拡大したことにより、この90年代中盤から一気に拡大しました。

ちなみに、１９９４（平成６）年度に15・8％だった医薬分業率（処方せん受取率）は、２０１５（平成27）年2月には70・2％にまで拡大しています。

◉評判が悪い医薬分業

医薬分業のメリットは、薬局が患者ごとの薬歴リストを作成するなど、「**投薬チェックシス**

テム」が確立されることです。

これにより、かけもち受診による「重複投与」などの危険性を防止できると期待されています。しかし、患者サイドからみると、まだまだ医薬分業のメリットが認知されているとはいえません。

患者からの評価が低い理由としては、処方せんどおりに薬を出すだけの「調剤マシーン」のような薬局が多いことや**院内処方と比較して自己負担金が増加する**ことにあります。

このようなことから近年の診療報酬改定においては、かかりつけ薬局やかかりつけ薬剤師といった名称で患者に寄り添うサービスを提供しなければ、報酬が減ることとなりました。

◉ジェネリック医薬品とは

同じ効き目なのに安い薬があることを、皆さんはご存知でしょうか？

ジェネリック医薬品（GE）とは、新薬の特許が切れたあと、厚生労働省からの承認を得て発売される医療用医薬品のことです。

GEは開発コストが新薬開発よりも格段に低いため、薬価も新薬より安く販売することが可能です。国としては、治療における医薬品の費用が下がるため積極的にGEを使用する方向性で医療政策を進めています。

GEの使用については、アメリカなどの医療費の高い国は積極的に進めています。

日本でもDPC／PDPSのような診療報酬の包括支払い制度においては、病院が積極的に

GEを使用しています。医薬品もこれまでの出来高払いであれば、処方した分だけ請求できましたが、包括支払いとなった今では高い薬を使うメリットが病院にはないためです。

☑ 医療制度は未来へ向けて変わる

医療改革を目的とした医療政策が進行しています。下図のように人口構造の変化や経済の長期低迷、疾病構造の変化、医療の高度化などは、医療費の増加と医療財源確保の厳しい状況を引き起こしています。

そこで国は、**医療費を抑制するため、受診者を減らしたり、医療費そのものを削減する施策**を行ってきました。

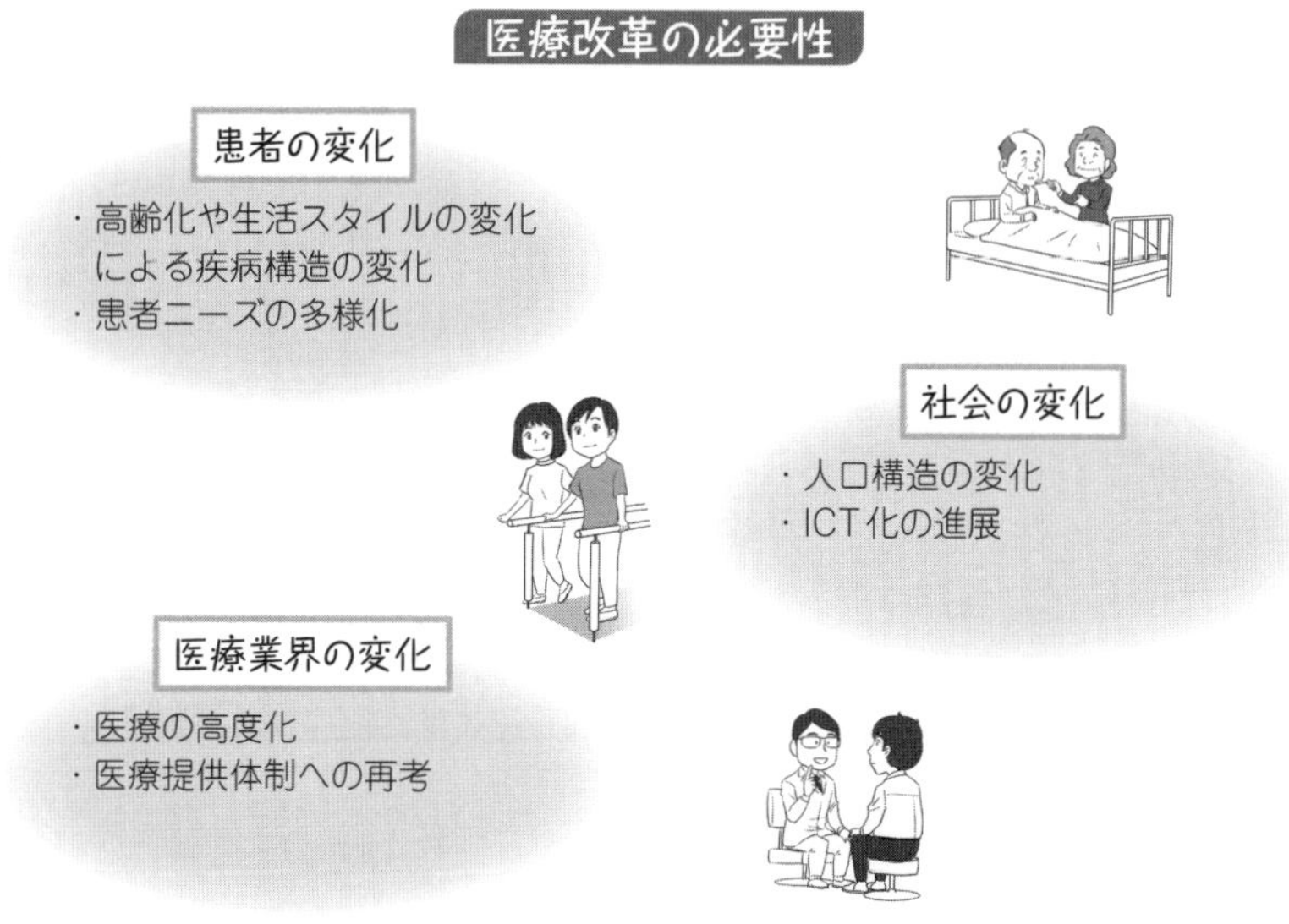
医療改革の必要性
患者の変化
・高齢化や生活スタイルの変化による疾病構造の変化
・患者ニーズの多様化
社会の変化
・人口構造の変化
・ICT化の進展
医療業界の変化
・医療の高度化
・医療提供体制への再考

◉自己負担の増加戦略

健康保険の医療費自己負担（加入者本人分）が1割という時代がありましたが、２００２（平成14）年10月からは**医療費の自己負担は3割**になりました。老人医療費も無料から定額（５３０円／回）などという時代もありましたが、今は所得などに応じて自己負担額は1～3割とされています。医療費の増加を抑えるため、医療費自己負担の拡大はくり返し行われてきました。

経済学の需要と供給の理論によれば、需要は価格に応じて変化するとされています。このことを利用して、医療費の増加を防ごうと当局側は考えました。ところが、医療需要は非弾力的であり、価格の変動に対して医療需要に変化は生じないであろうといわれ、効果は限定的だと医療経済学者は論じています。

健康保険の自己負担が増加した結果、外来診療は経済学の理論どおりに、入院診療は医療経済学者が指摘したとおりとなり、医療政策の進展にともない、外来患者数は減少し、入院患者数は横ばいとなっています。

◉予防医療がすべての解決策？

医療費の増加を抑えるため、国は診療報酬を下げることも行いました。２００２（平成14）～２００８（平成20）年度の改定率は「病院経営 冬の時代」といわれていたとおり、**非常に厳しい状況**でした。診療報酬点数によって医療行為の単価が決まるため、改定内容は医療機関にとって死活問題となります。医療機関の再編や合理化を促すための国民医療費抑制方法ともいえます。

診療報酬抑制による国民医療費抑制策は、すぐに限界に達しました。経営体力を失った医療機関が地方を中心として**医療崩壊**を起こしたのです。このため、診療報酬による国民医療費抑制の流れは「**予防医療**」へと、医療政策の主軸が移っていきました。

現在では、人口構造の変化や生活スタイルの変化から、**生活習慣病になる人が増加**していきます。これに応じて生活習慣病に関連する国の医療費負担も大きくなってきたことから、**病気にさせない（予防する）ことが医療費削減につながる**という考え方に変化していったのです。

☑ 診療報酬支払い方式改革

◉ 医療費の支払い方式

医療費の包括化は、診療報酬抑制、請求の簡素化を目的とし、今後の主流となるかもしれません。

医療費の請求方式の現状を整理すると、世界的に、**①出来高払い制度**、**②疾病別包括支払い制度**、**③人頭払い制度**が代表的だといわれています。

「出来高払い制度」は、医療行為、たとえば、レントゲンや投薬など治療行為を提供した分だけ積み上げて診療報酬を決める支払い方式です。「疾病別包括支払い制度」は、たとえば「盲腸の手術による入院であればいくら」と決めて支払う制度です。入院日数や使用機材に違いがあっても、支払金額は一緒となります。日本では、DPC／PDPSという疾患別の1日あたりの定額支払い方式となっています。

「人頭払い制度」は、（契約人数）×（契約単価）で支払われます。契約人数は、保険の契約と同様に健康者が対象です。そして、その中で病気になった人を支払われた金額の範囲内で賄います。その制度に則ると、医療機関が予防を行うことで、病気による受診率を低くするというインセンティブが働くしくみです。

◉日本は出来高払いが基本

日本の診療報酬の支払い制度は出来高払い制度です。**医師の自由裁量制のもと、最良の医療を実現するための制度**です。

長年、日本の国民医療費は、ほかのOECD各国に比べてGDP比で低い数値を示していました。一方、医療費高騰に苦しんできた欧米各国は医療制度改革に取り組み、疾病群別の包括支払い制度を導入してきました。

日本も近年、経済悪化による税収減少により医療費の圧縮が必要となりましたが、出来高払い制度に慣れ親しんできた医療界にとって、包括化の流れは大きな変革といえるでしょう。

とはいえ、日本の医療費は出来高払い制度であるという一方で、疾病別包括支払い制度を併せもつこともあります。出来高の支払いについて示してある診療報酬には、一部包括化されている部分もあるのです。2004（平成16）年4月の診療報酬改定で、DPC／PDPSへの民間病院の参加が試験的に可能となりました。

　また、急性期医療から慢性期医療の間の回復期医療・亜急性期医療が包括化となっていることにより、急性期医療・回復期医療・亜急性期医療・慢性期医療と、すべて包括支払いによる入退院も実現しています。

☑減少が続く日本の病床数

◉世界的に見て多い日本の病床数

　現在進められている医療制度改革は、「**多すぎる病床数**」を削減することを目的としています。厚生労働省によると、現在の入院回数をベースに平均在院日数を10日として試算すると、急性期病床は約40万床になるそうです。この数値は、現在ある病床から、約20万床も削減される計算です。

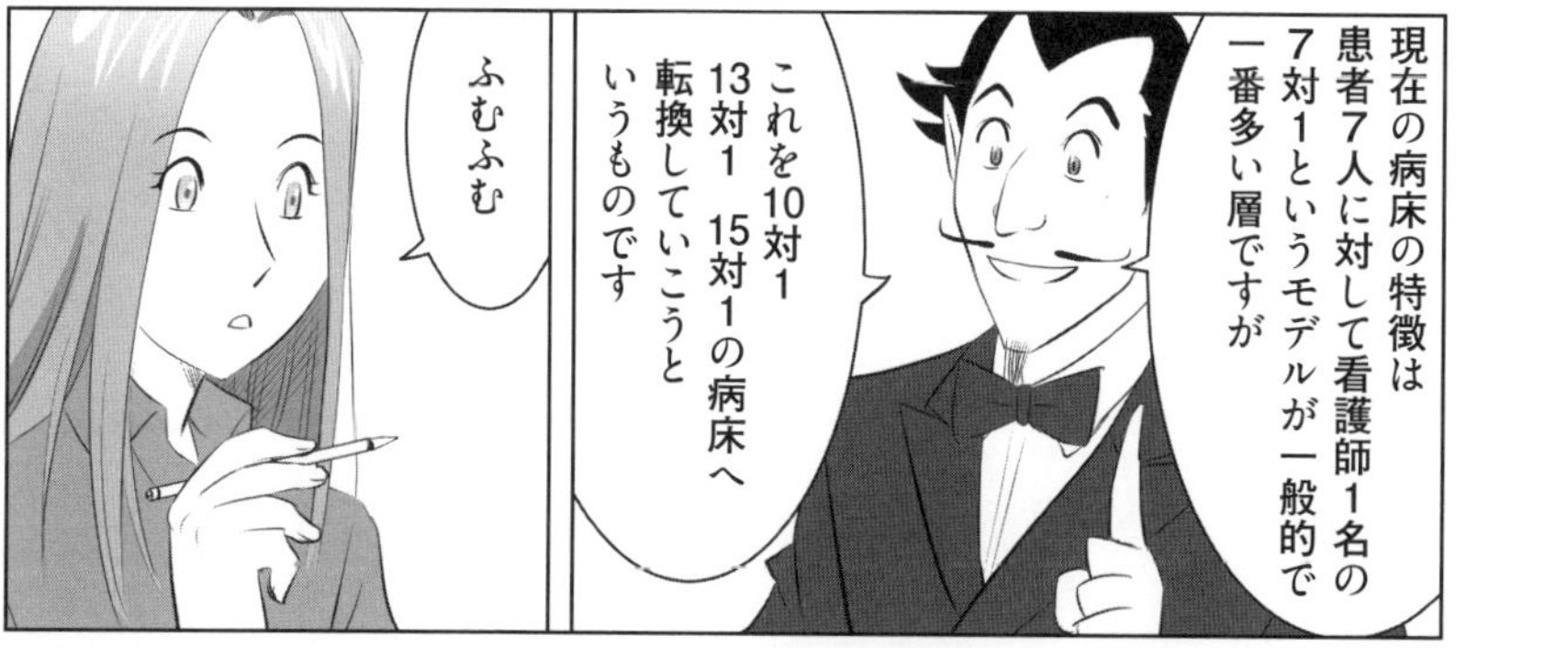
現在の病床の特徴は
患者7人に対して看護師1名の
7対1というモデルが一般的で
一番多い層ですが
これを10対1
13対1　15対1の病床へ
転換していこうと
いうものです
ふむふむ

◉平均在院日数の終着点

わが国の一般病床の平均在院日数は年々短縮されています。すでに地域の中核病院は10日を割り込んでいる病院も珍しくありません。これから日本の急性期病院は、**10日前後**となっていくはずです。

◉増加するが足りない医師数

病床数が削減されれば、病床数あたりの医師数は増加していきます。診療密度を上げていくことは、患者の早期退院につながります。そのため、**急性期の病床を減らして、ベッドあたりの医師数を増やしていく**方向性です。

◉いつまでたっても充足されない看護職員数

医師数と同様に、病床数が削減されればベッドあたりの看護職員数が上がります。ただし、看護師は女性が多い資格です。そのため、子育てのために職場を離れる人が多く、現在でも充足していません。

◉減少していく外来患者数

介護保険のスタートによる、外来からデイサービスなどへ転換した患者や薬の長期処方による外来受診回数の減少は、外来患者数が減少することとなります。これからも外来患者が減少する方向へと向かっていきます。

☑ 生活習慣病を予防することが国民のため

◉ 悪夢である生活習慣病

高齢化の進展により、国民がかかる病気の構造が変化し、国民の死亡原因にも影響を与えています。

国民の死因の約6割は、生活習慣病に関連しているといわれています。がんを除く高血圧や糖尿病などに起因する心臓疾患や脳血管疾患などによる死亡は3割程度となっています。

生活習慣病は、医療費の増加要因にも関係しています。年々増加する医療費を抑制するためには、病気を予防することが解決への近道です。

◉ 予防医療と病気

WHOの定義によると、予防医療は1次予防から3次予防に分類されます。

1次予防は病気にならないように予防することで、**2次予防は病気を早期に発見し、早期に治療すること、3次予防は病気の重症化や合併症の発症を予防すること**です。

生活習慣病にならないようにするための特定健診と特定保健指導は、1次予防と2次予防の範囲で行われます。

特定健診は悪い生活習慣を発見し、ときには病気の早期発見につながります。特定保健指導は、特定健診により発見された「生活習慣が悪く、このままでは病気になってしまうおそれがあると判断された人」を対象に、病気にならないようにするための指導（健康教室など）を行います。

こうした予防活動は、悪化すると重篤な病気を引き起こすケースがある生活習慣病をターゲットにしています。

◉特定健診が疾病管理のはじまり

近年、世界的に、病気になるのを予防したり、病気が悪化することを防ぐ「**疾病管理**」を行う傾向にあります。こうした疾病管理により、医療費を削減することが可能になるともいわれています。

特定健診と特定保健指導が行われることで、日本でも生活習慣病に関する疾病管理が始まったといえます。悪い健康習慣に陥った人を行動変容させて病気を予防し、病気の早期発見・早期治療により生活習慣病の悪化を防ぐのです。

日本の医療費財源が厳しくなるにつれ、疾病管理の重要性が増してくるといえます。

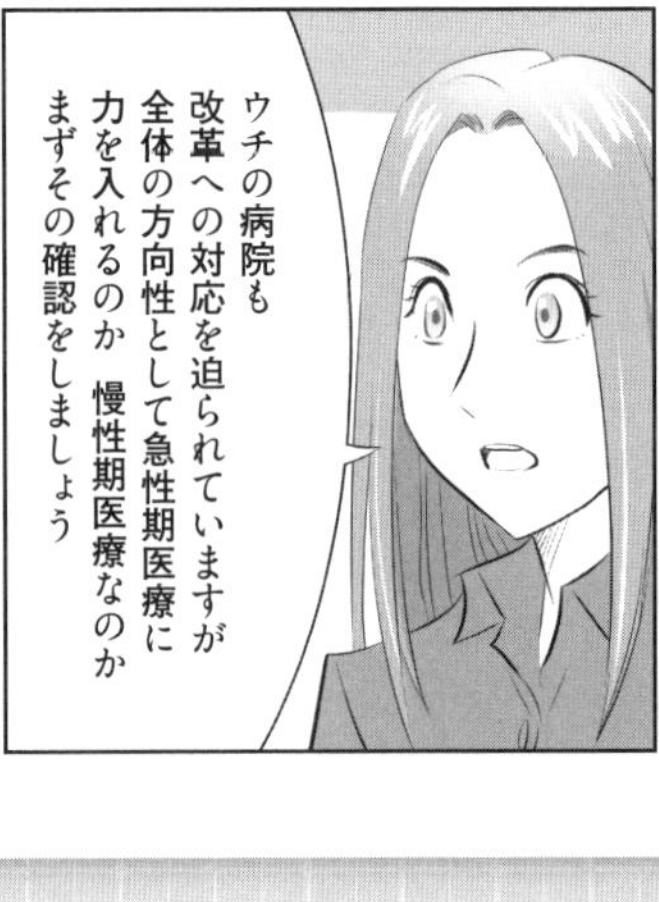
ウチの病院も
改革への対応を迫られていますが
全体の方向性として急性期医療に
力を入れるのか　慢性期医療なのか
まずその確認をしましょう

第4章

医療費のしくみ

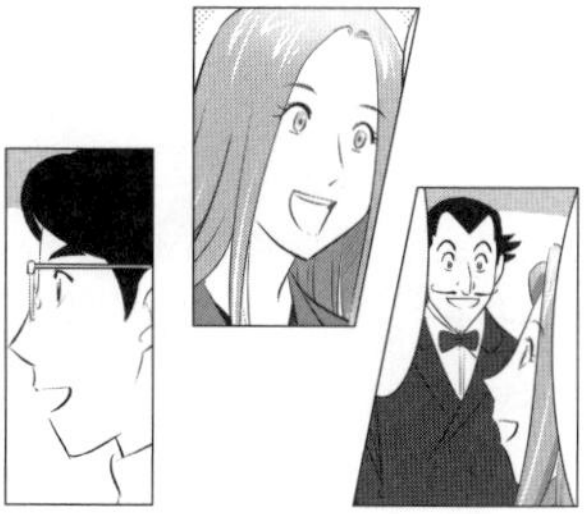

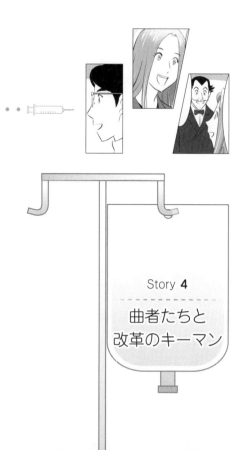

Story 4

曲者たちと改革のキーマン

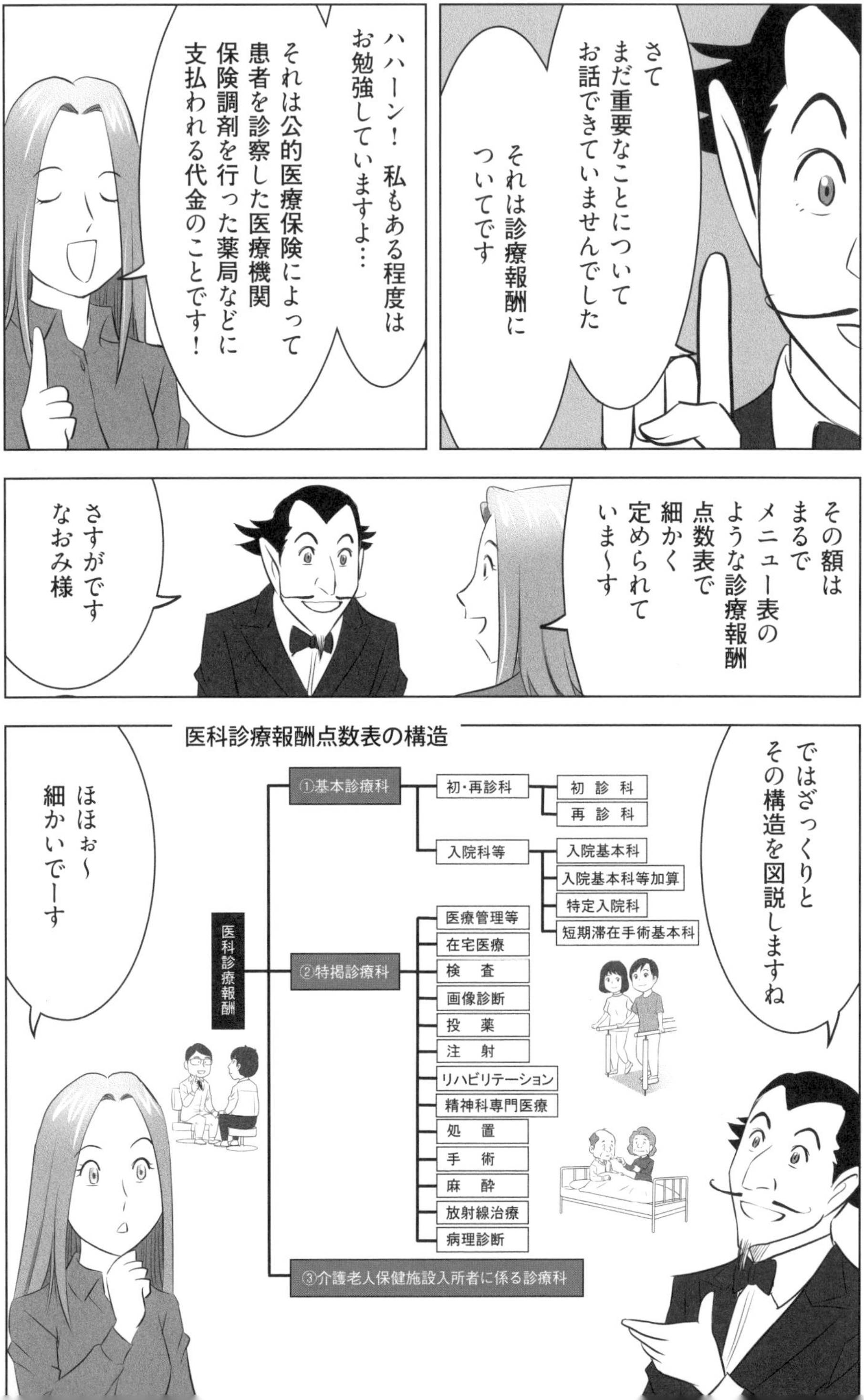
さて
まだ重要なことについて
お話できていませんでした
それは診療報酬についてです
ハハーン！ 私もある程度はお勉強していますよ…
それは公的医療保険によって
患者を診察した医療機関
保険調剤を行った薬局などに
支払われる代金のことです！
その額はまるでメニュー表のような診療報酬点数表で細かく定められていま～す
さすがです なおみ様
医科診療報酬点数表の構造
ではざっくりとその構造を図説しますね
ほほぉ～ 細かいでーす
医科診療報酬
①基本診療科
初・再診科
初診科
再診科
入院科等
入院基本科
入院基本科等加算
特定入院科
短期滞在手術基本科
②特掲診療科
医療管理等
在宅医療
検査
画像診断
投薬
注射
リハビリテーション
精神科専門医療
処置
手術
麻酔
放射線治療
病理診断
③介護老人保健施設入所者に係る診療科

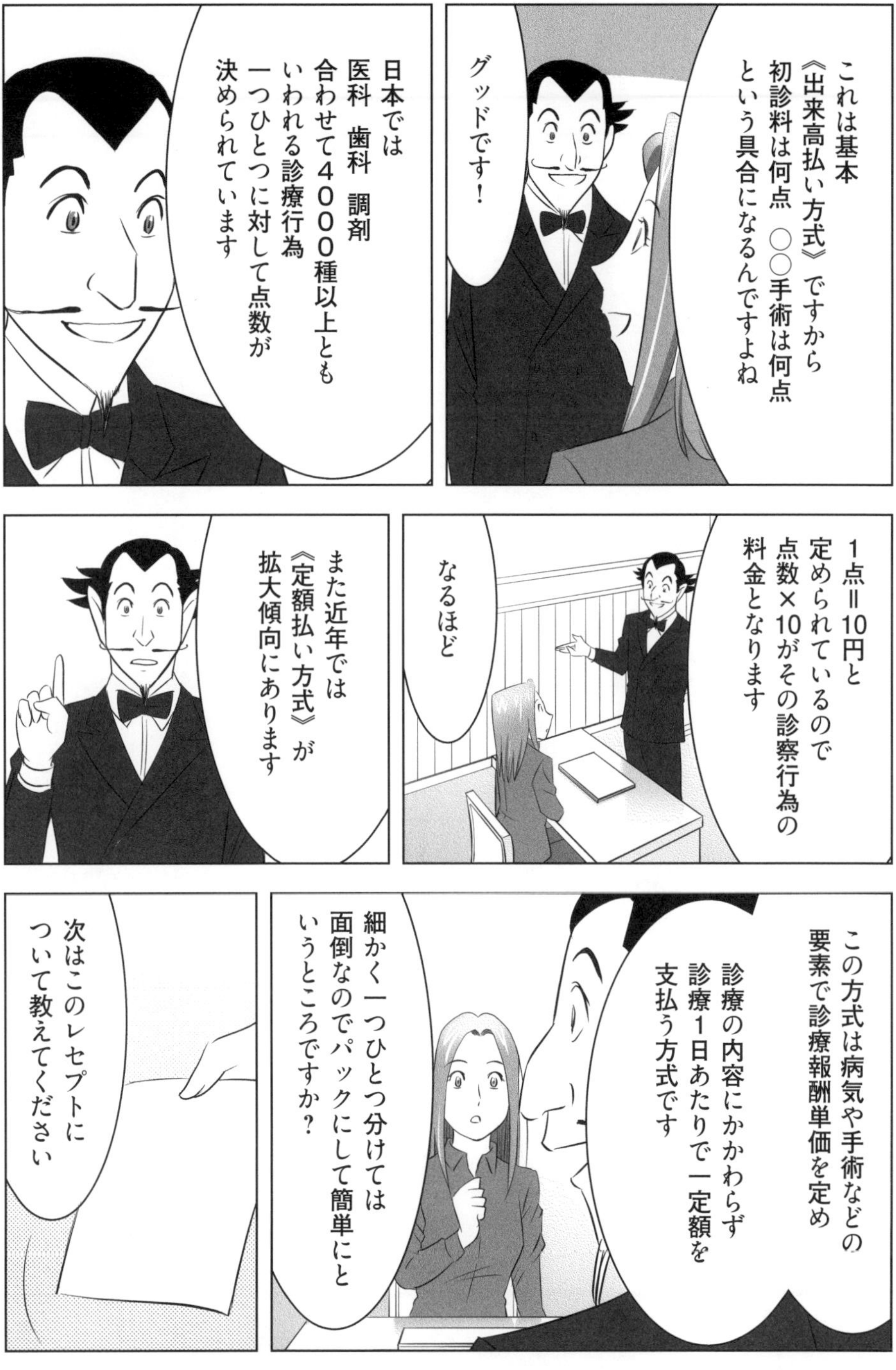
これは基本《出来高払い方式》ですから初診料は何点 ○○手術は何点という具合になるんですよね
グッドです！
日本では医科 歯科 調剤 合わせて4000種以上ともいわれる診療行為一つひとつに対して点数が決められています
1点＝10円と定められているので点数×10がその診察行為の料金となります
なるほど
また近年では《定額払い方式》が拡大傾向にあります
この方式は病気や手術などの要素で診療報酬単価を定め診療の内容にかかわらず診療1日あたりで一定額を支払う方式です
細かく一つひとつ分けては面倒なのでパックにして簡単にというところですか？
次はこのレセプトについて教えてください

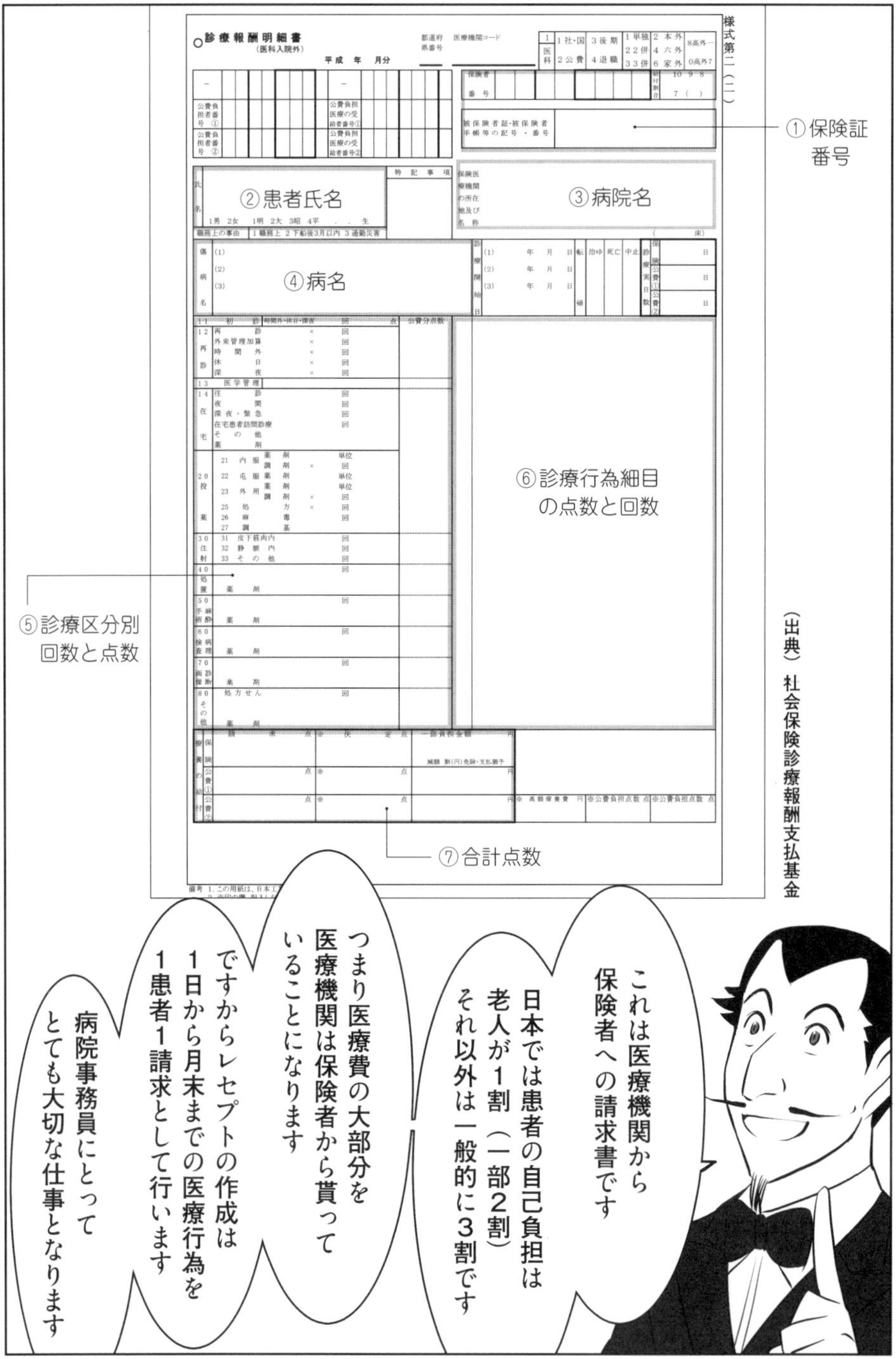
診療報酬明細書
（医科入院外）
様式第二（二）
①保険証番号
②患者氏名
③病院名
④病名
⑤診療区分別回数と点数
⑥診療行為細目の点数と回数
⑦合計点数
（出典）社会保険診療報酬支払基金
これは医療機関から保険者への請求書です
日本では患者の自己負担は老人が1割（一部2割）それ以外は一般的に3割です
つまり医療費の大部分を医療機関は保険者から貰っていることになります
ですからレセプトの作成は1日から月末までの医療行為を1患者1請求として行います
病院事務員にとってとても大切な仕事となります

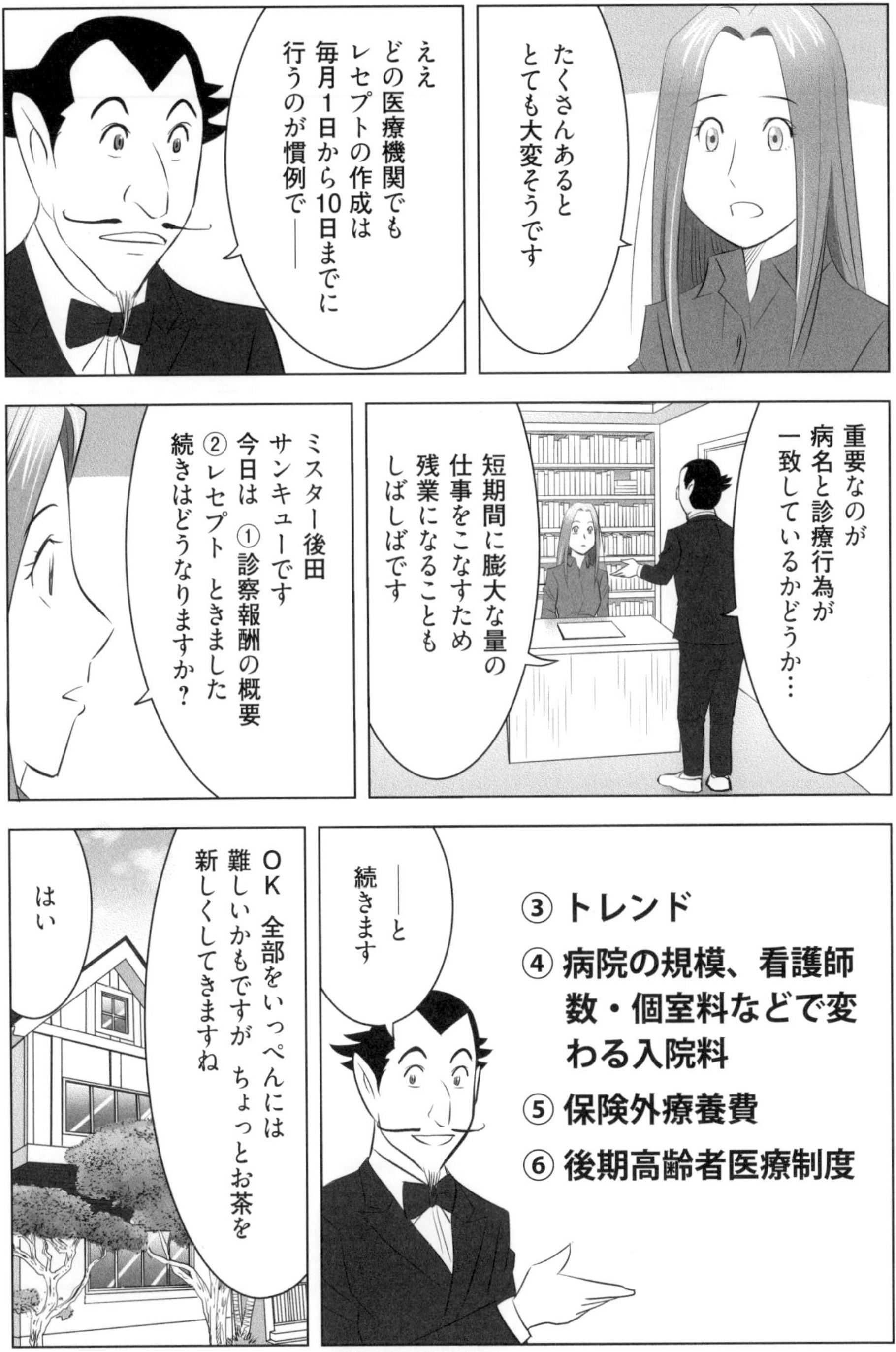
たくさんあると とても大変そうです
ええ どの医療機関でも レセプトの作成は 毎月1日から10日までに 行うのが慣例で――
重要なのが 病名と診療行為が 一致しているかどうか…
短期間に膨大な量の 仕事をこなすため 残業になることも しばしばです
ミスター後田 サンキューです 今日は ①診察報酬の概要 ②レセプト ときました 続きはどうなりますか？
③トレンド
④病院の規模、看護師数・個室料などで変わる入院料
⑤保険外療養費
⑥後期高齢者医療制度
――と 続きます
OK 全部をいっぺんには 難しいかもですが ちょっとお茶を 新しくしてきますね
はい

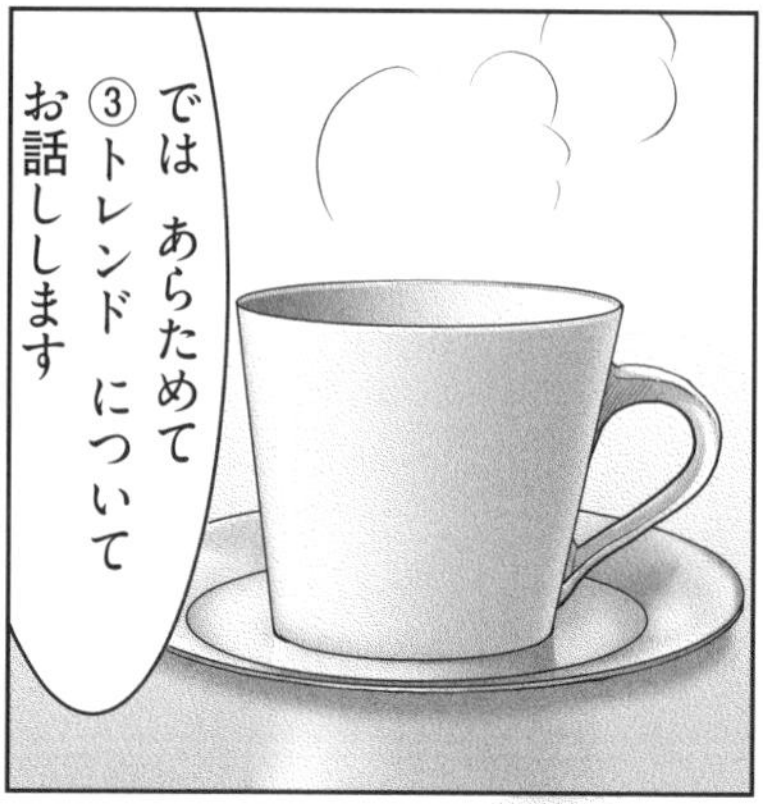
では あらためて
③トレンド について
お話しします

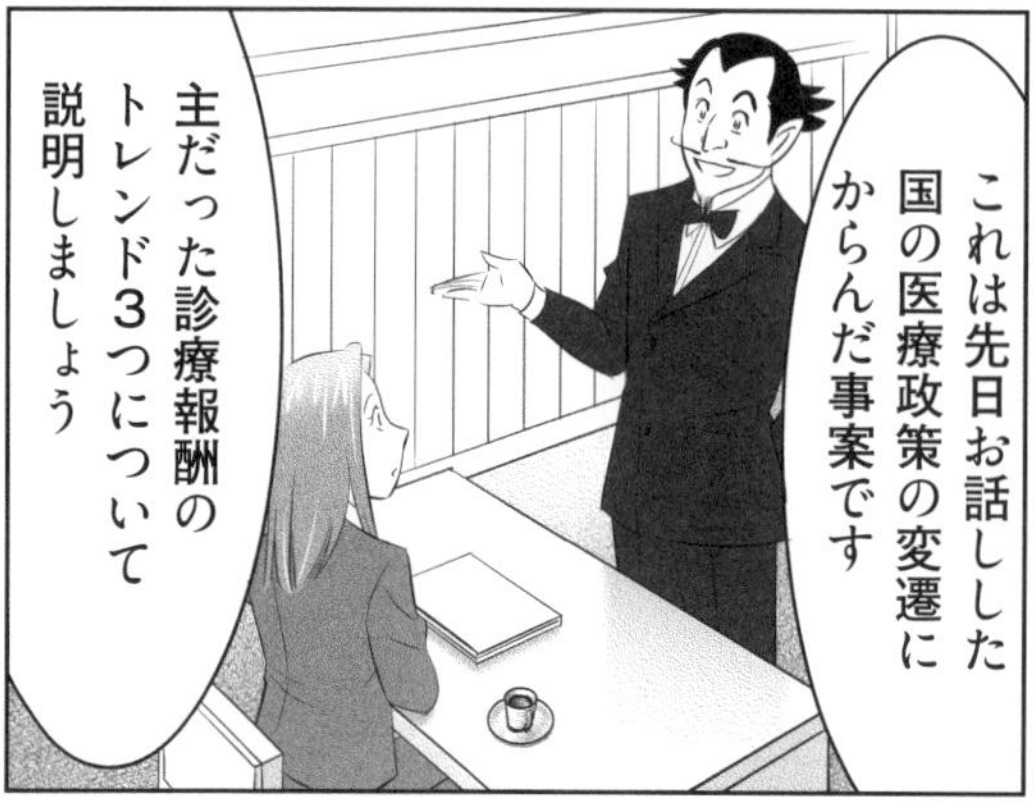
これは先日お話しした
国の医療政策の変遷に
からんだ事案です
主だった診療報酬の
トレンド3つについて
説明しましょう

(ⅰ) 医療と介護の連携促進

医療機関と介護施設の連携がスムーズにいくような情報連携を促進していきます。

(ⅱ) 病院の機能分化

急性期と慢性期の医療をはっきりさせる方向から、急性期医療については、一般病床でDPC／PDPS、慢性期医療については、療養病床で患者の介護分類別・1日あたりの包括支払いの形で差をつけていく方向です。

(ⅲ) 患者の早期社会復帰をあと押し

リハビリテーションを充実するための措置、また在宅医療についても評価が高まっています。

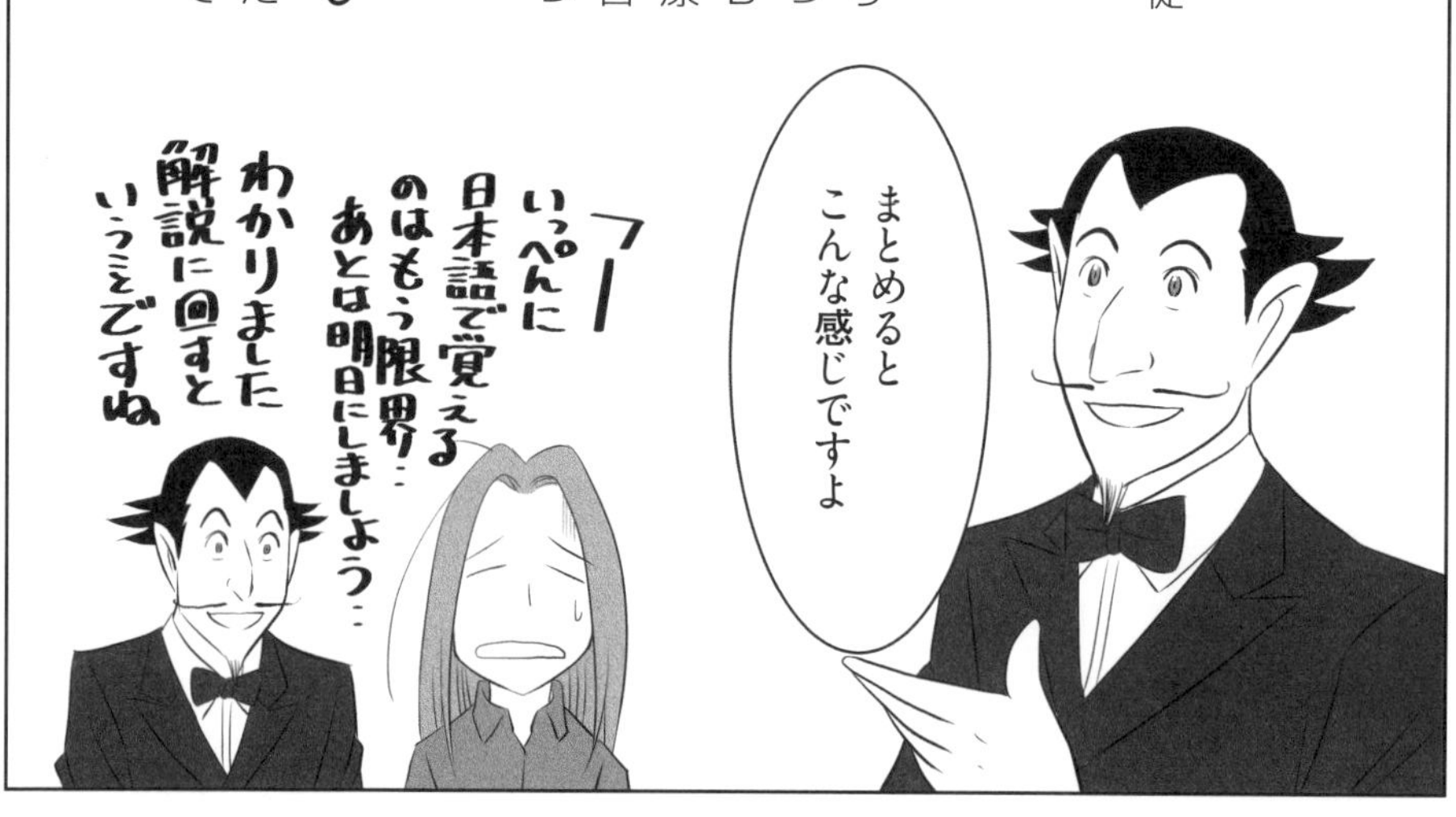
まとめると
こんな感じですよ
フー
いっぺんに
日本語で覚える
のはもう限界!:
あとは明日にしましょう:
わかりました
解説に回すと
いうことですね

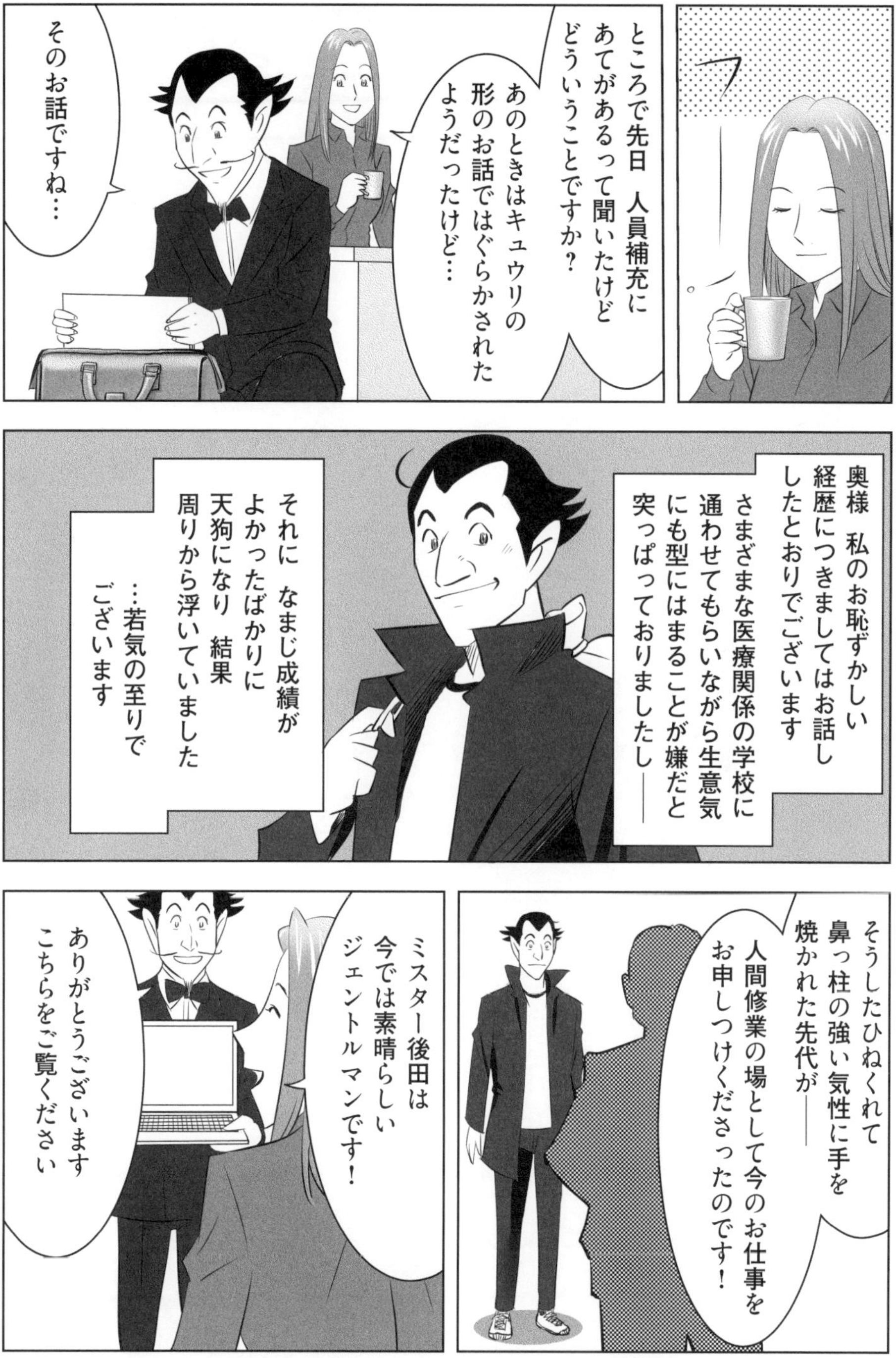
ところで先日　人員補充に あてがあるって聞いたけど どういうことですか?
あのときはキュウリの 形のお話ではぐらかされた ようだったけど…
そのお話ですね…
奥様　私のお恥ずかしい 経歴につきましてはお話し したとおりでございます
さまざまな医療関係の学校に 通わせてもらいながら生意気 にも型にはまることが嫌だと 突っぱっておりましたし――
それに　なまじ成績が よかったばかりに 天狗になり　結果 周りから浮いていました
…若気の至りで ございます
そうしたひねくれて 鼻っ柱の強い気性に手を 焼かれた先代が――
人間修業の場として今のお仕事を お申しつけくださったのです!
ミスター後田は 今では素晴らしい ジェントルマンです!
ありがとうございます こちらをご覧ください

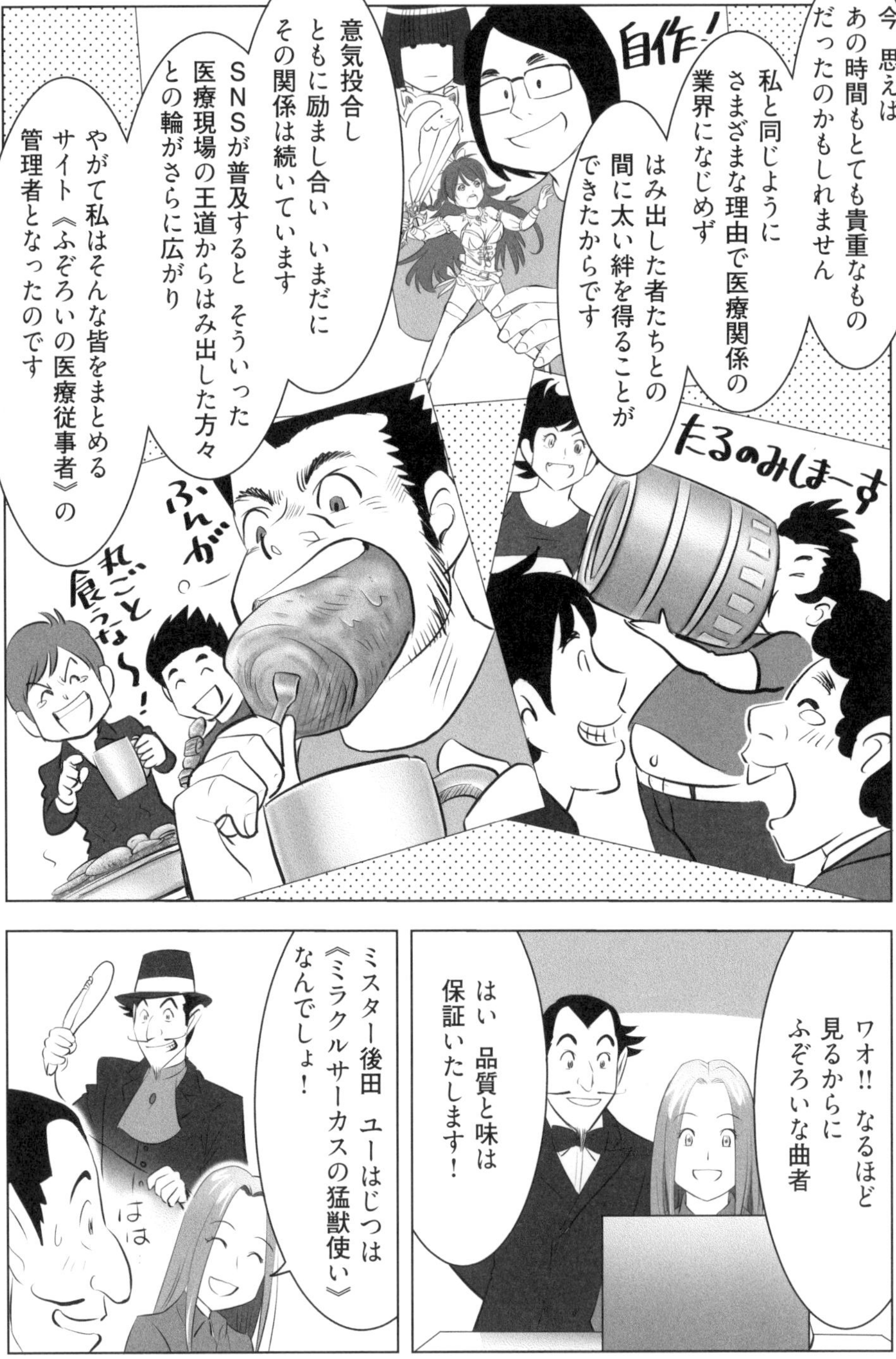

今 思えば あの時間もとても貴重なものだったのかもしれません
私と同じように さまざまな理由で医療関係の業界になじめず
はみ出した者たちとの間に太い絆を得ることができたからです
自作!
意気投合し ともに励まし合い いまだに その関係は続いていています
SNSが普及すると そういった医療現場の王道からはみ出した方々との輪がさらに広がり
やがて私はそんな皆をまとめるサイト《ふぞろいの医療従事者》の管理者となったのです
たるのみしまーす
ふんが
丸ごと食うなー!
ワオ!! なるほど 見るからに ふぞろいな曲者
はい 品質と味は 保証いたします!
ミスター後田 ユーはじつは《ミラクルサーカスの猛獣使い》なんでしょ!
はは

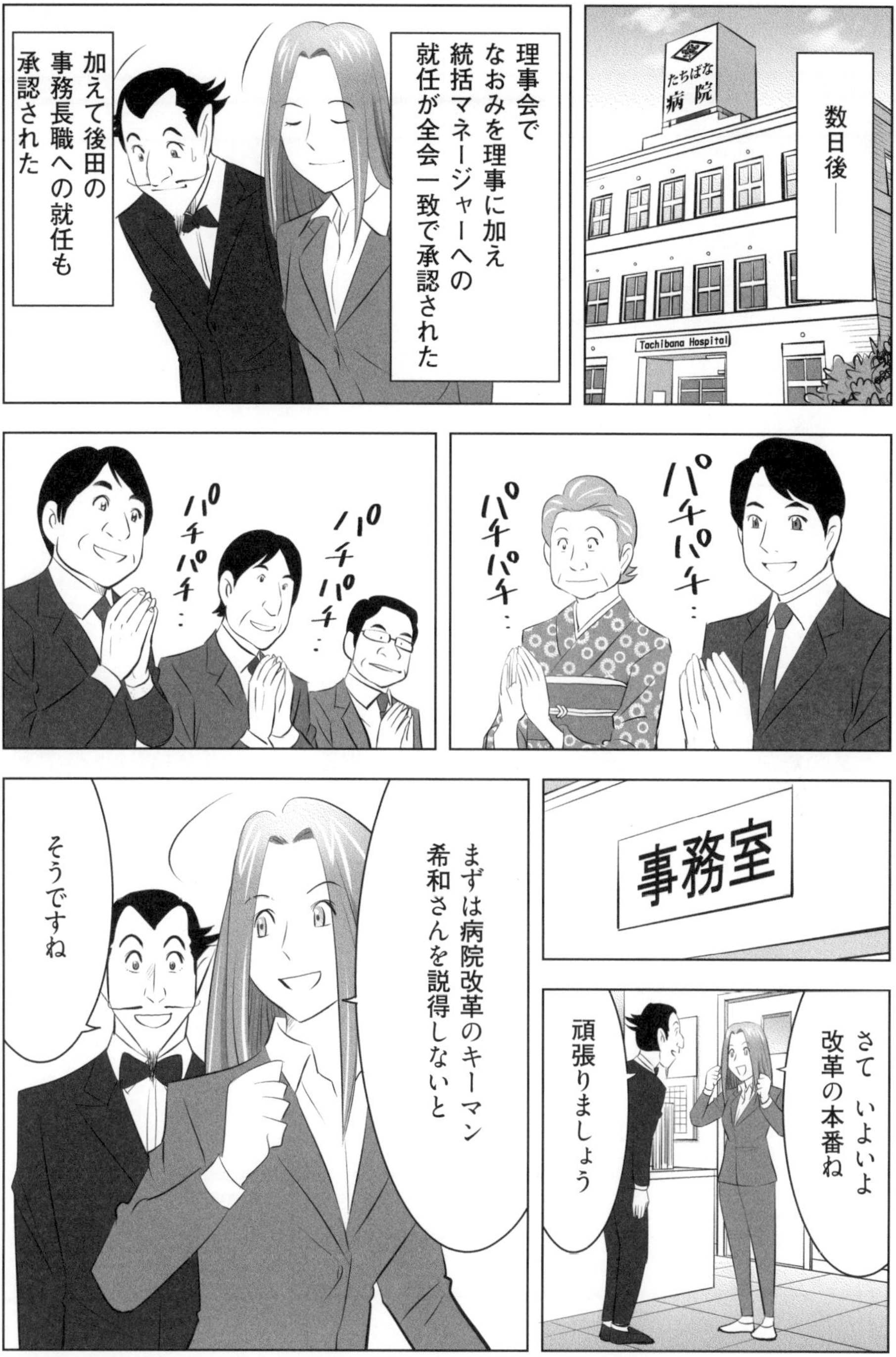
数日後――
たちばな病院
Tachibana Hospital
理事会で なおみを理事に加え 統括マネージャーへの 就任が全会一致で承認された
加えて後田の 事務長職への就任も 承認された
パチパチ…
パチパチ…
パチパチ…
パチパチ…
事務室
さて いよいよ 改革の本番ね
頑張りましょう
まずは病院改革のキーマン 希和さんを説得しないと
そうですね

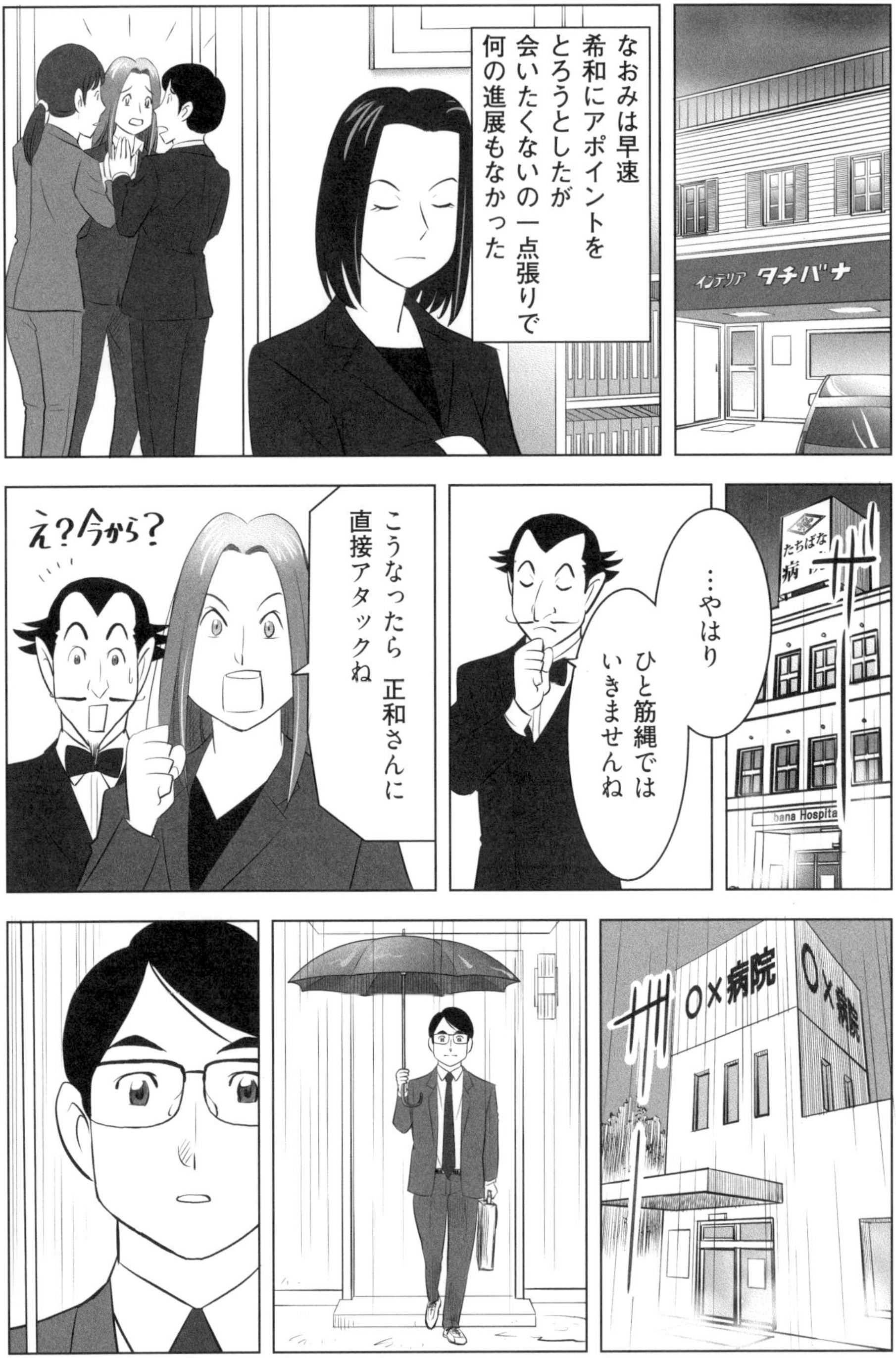
インテリア タチバナ
なおみは早速
希和にアポイントを
とろうとしたが
会いたくないの一点張りで
何の進展もなかった
たちばな
bana Hospita
…やはり
ひと筋縄では
いきませんね
こうなったら 正和さんに
直接アタックね
え？今から？
○×病院
○×病院

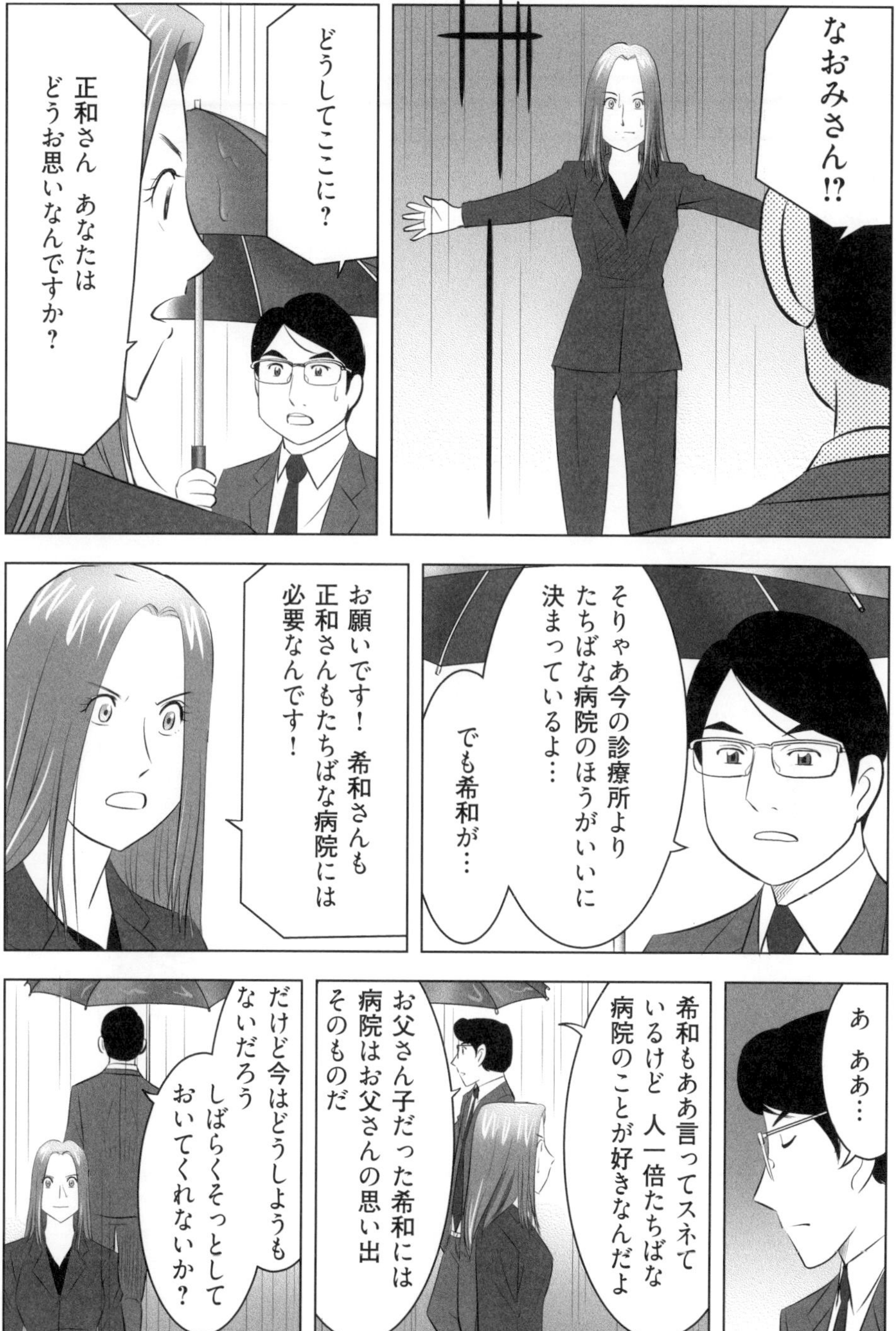

なおみさん!?
どうしてここに?
正和さん　あなたはどうお思いなんですか?
そりゃあ今の診療所よりたちばな病院のほうがいいに決まっているよ…
でも希和が…
お願いです!　希和さんも正和さんもたちばな病院には必要なんです!
あ　ああ…
希和もああ言ってスネているけど　人一倍たちばな病院のことが好きなんだよ
お父さん子だった希和には病院はお父さんの思い出そのものだ
だけど今はどうしようもないだろう
しばらくそっとしておいてくれないか?

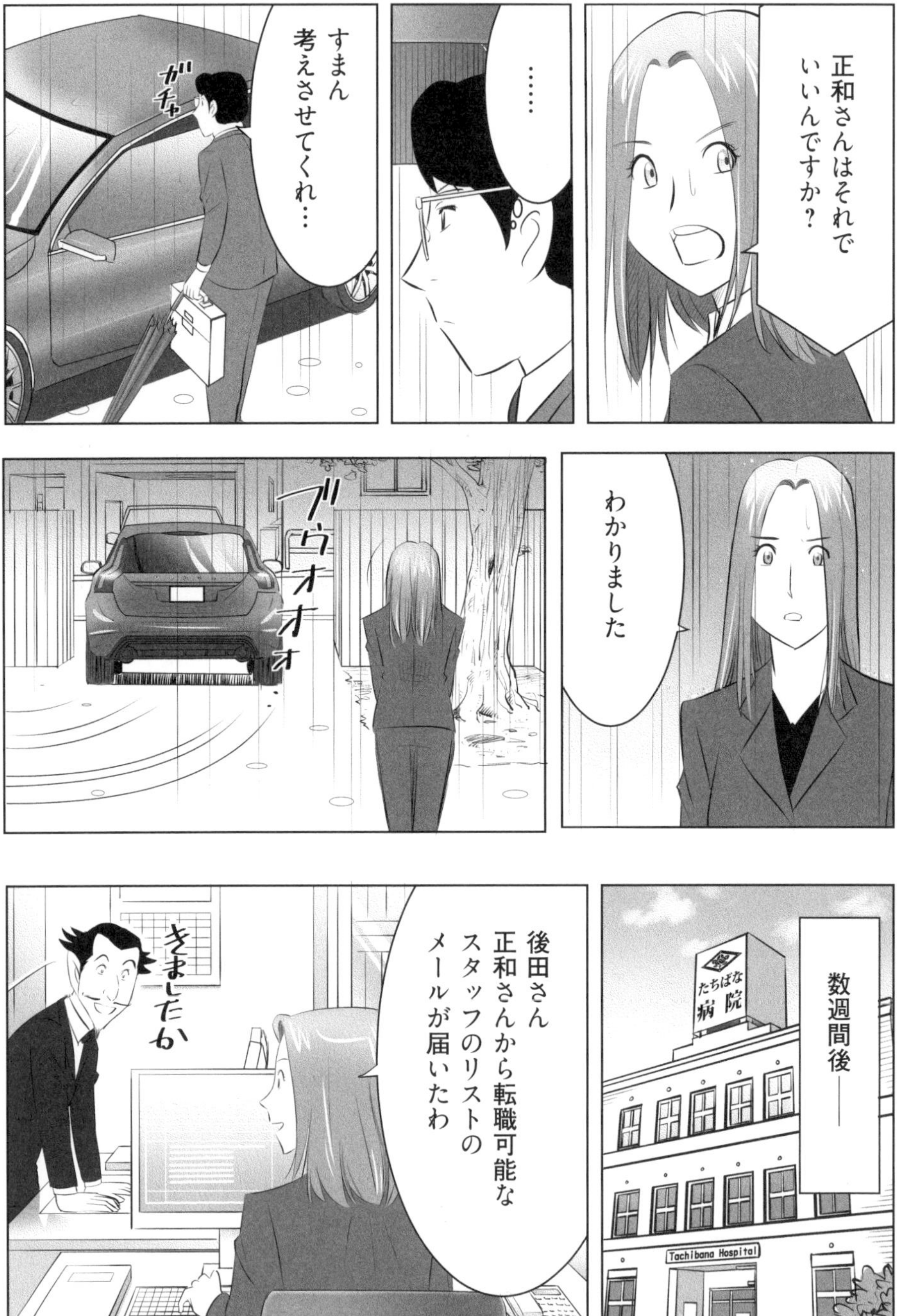
正和さんはそれでいいんですか？
……
すまん
考えさせてくれ…
ガチャ
わかりました
ブゥオオオオ
数週間後——
たちばな病院
Tachibana Hospital
後田さん
正和さんから転職可能なスタッフのリストのメールが届いたわ
きましたか

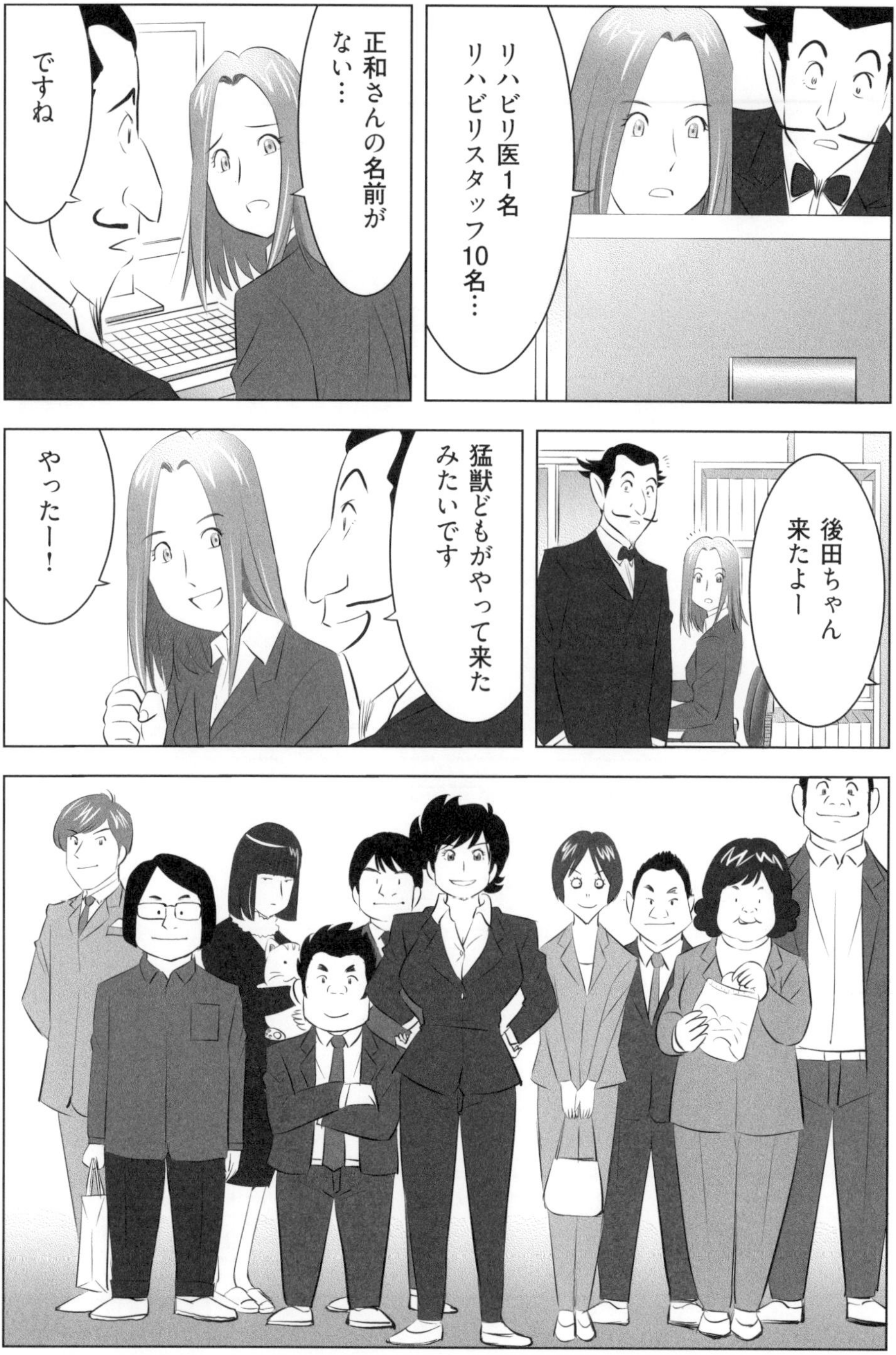

リハビリ医1名 リハビリスタッフ10名…
正和さんの名前が ない…
ですね
後田ちゃん 来たよー
猛獣どもがやって来た みたいです
やったー！

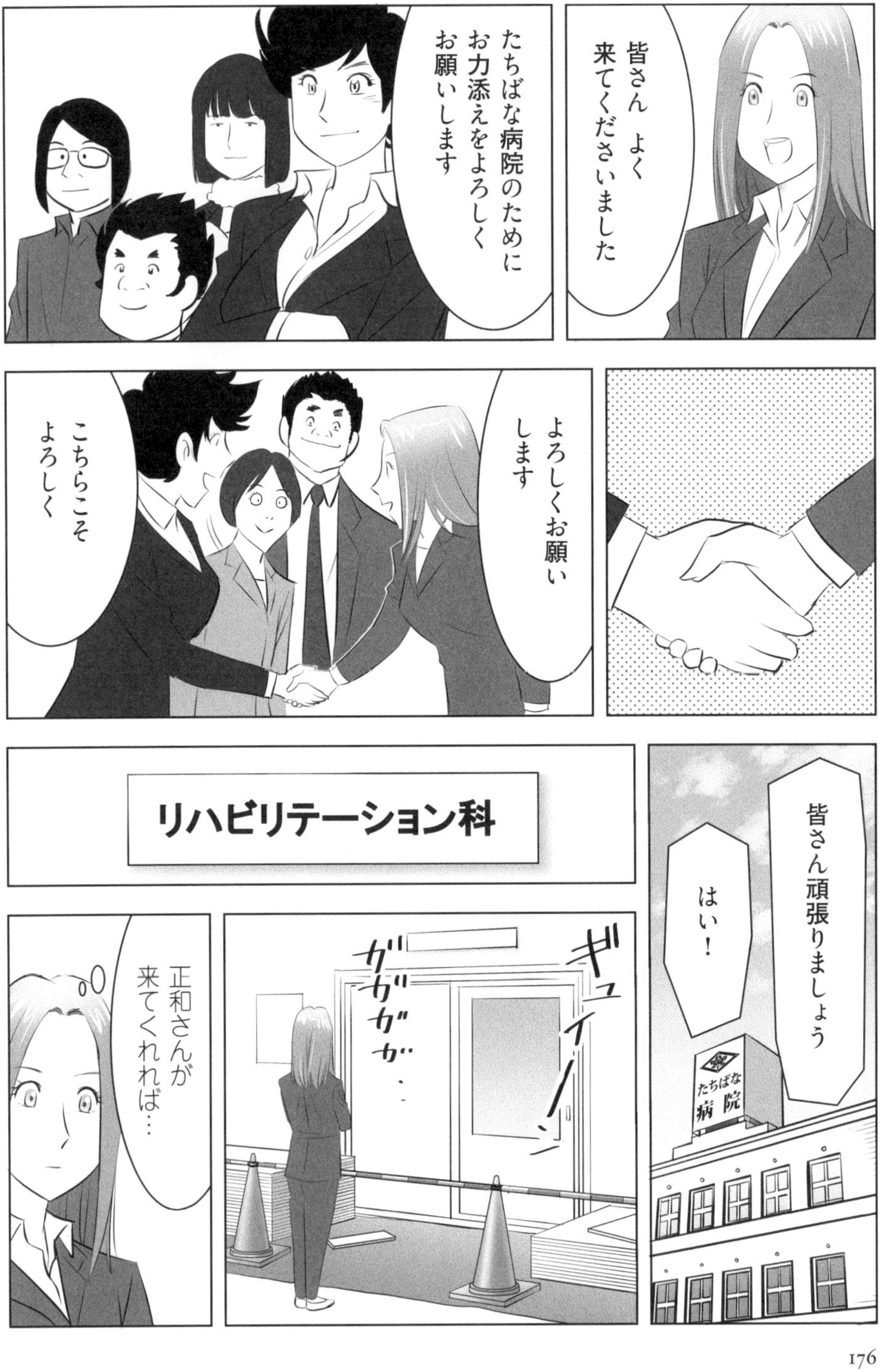
皆さん よく 来てくださいました
たちばな病院のために お力添えをよろしく お願いします
よろしくお願いします
こちらこそ よろしく
皆さん頑張りましょう
はい！
たちばな 病院
リハビリテーション科
ギュイーーン
ガガガガ…
正和さんが 来てくれれば…

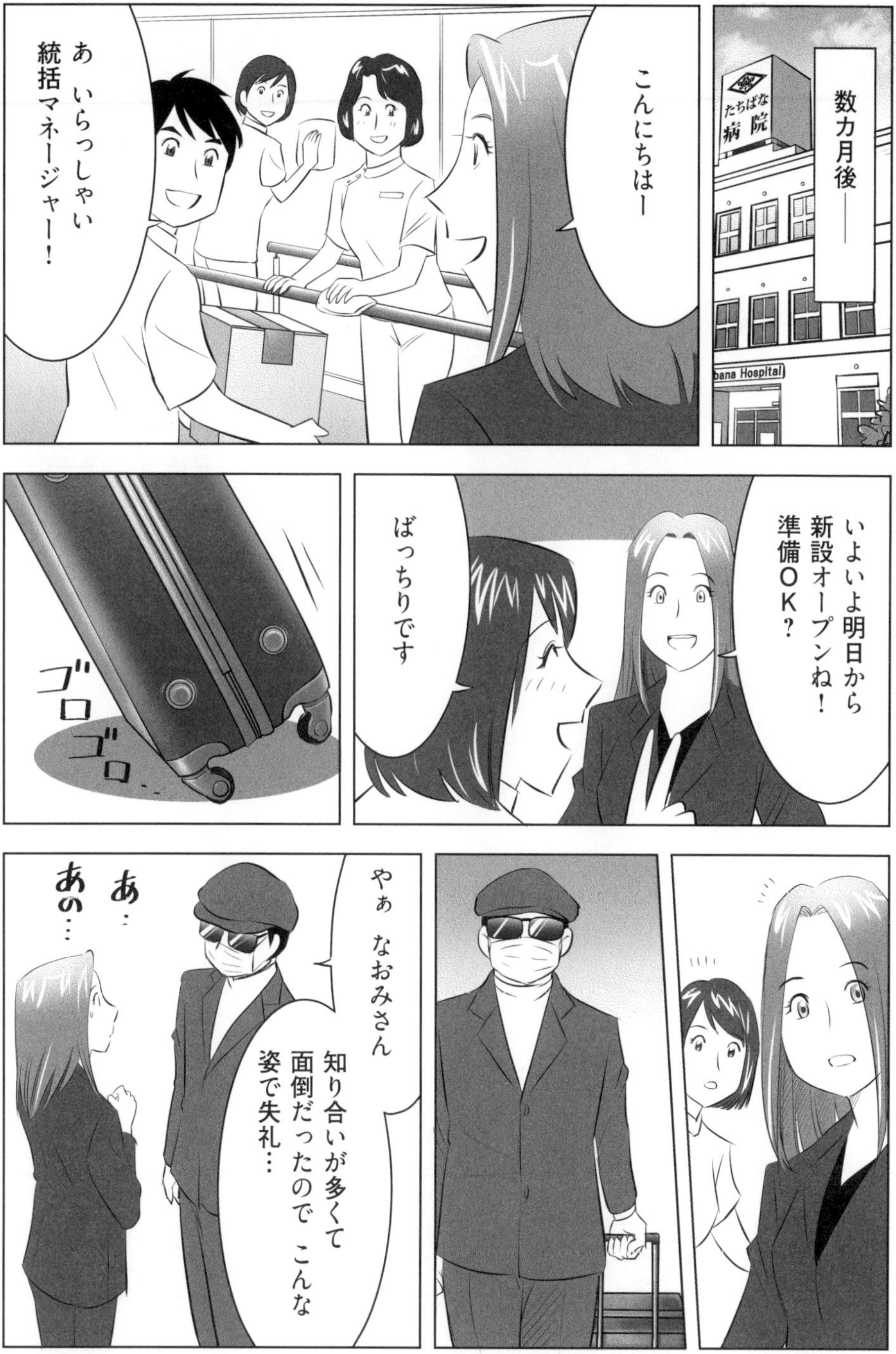

たちばな
病院
bana Hospital
数カ月後――
こんにちはー
あ いらっしゃい 統括マネージャー！
いよいよ明日から新設オープンね！準備ＯＫ？
ばっちりです
ゴロ
ゴロ
やぁ なおみさん
知り合いが多くて面倒だったので こんな姿で失礼…
あ…
あの…

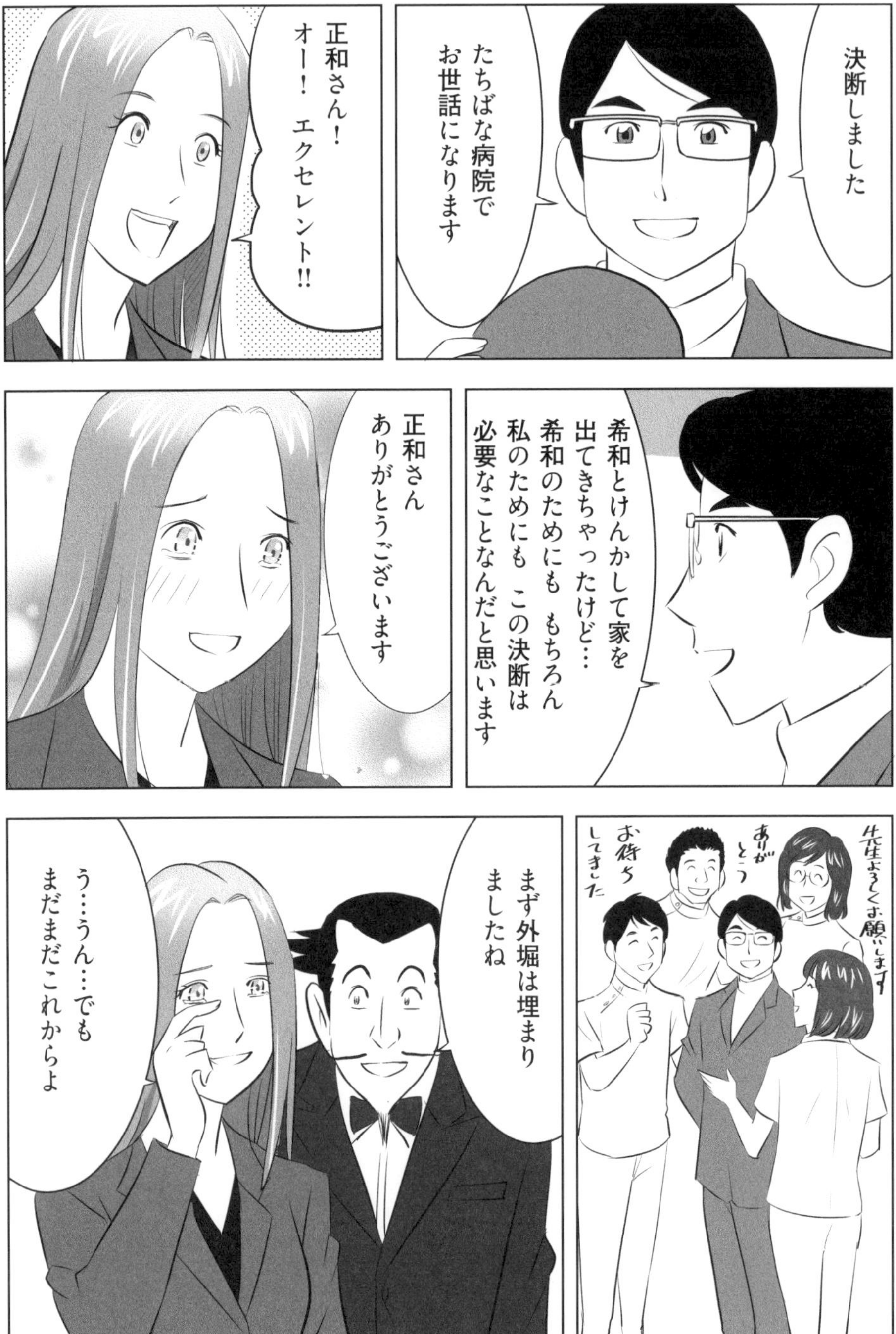
決断しました
たちばな病院でお世話になります
正和さん！オー！ エクセレント!!
希和とけんかして家を出てきちゃったけど…希和のためにも もちろん私のためにも この決断は必要なことなんだと思います
正和さんありがとうございます
先生よろしくお願いします
ありがとう
お待ちしてました
まず外堀は埋まりましたね
う…うん…でもまだまだこれからよ

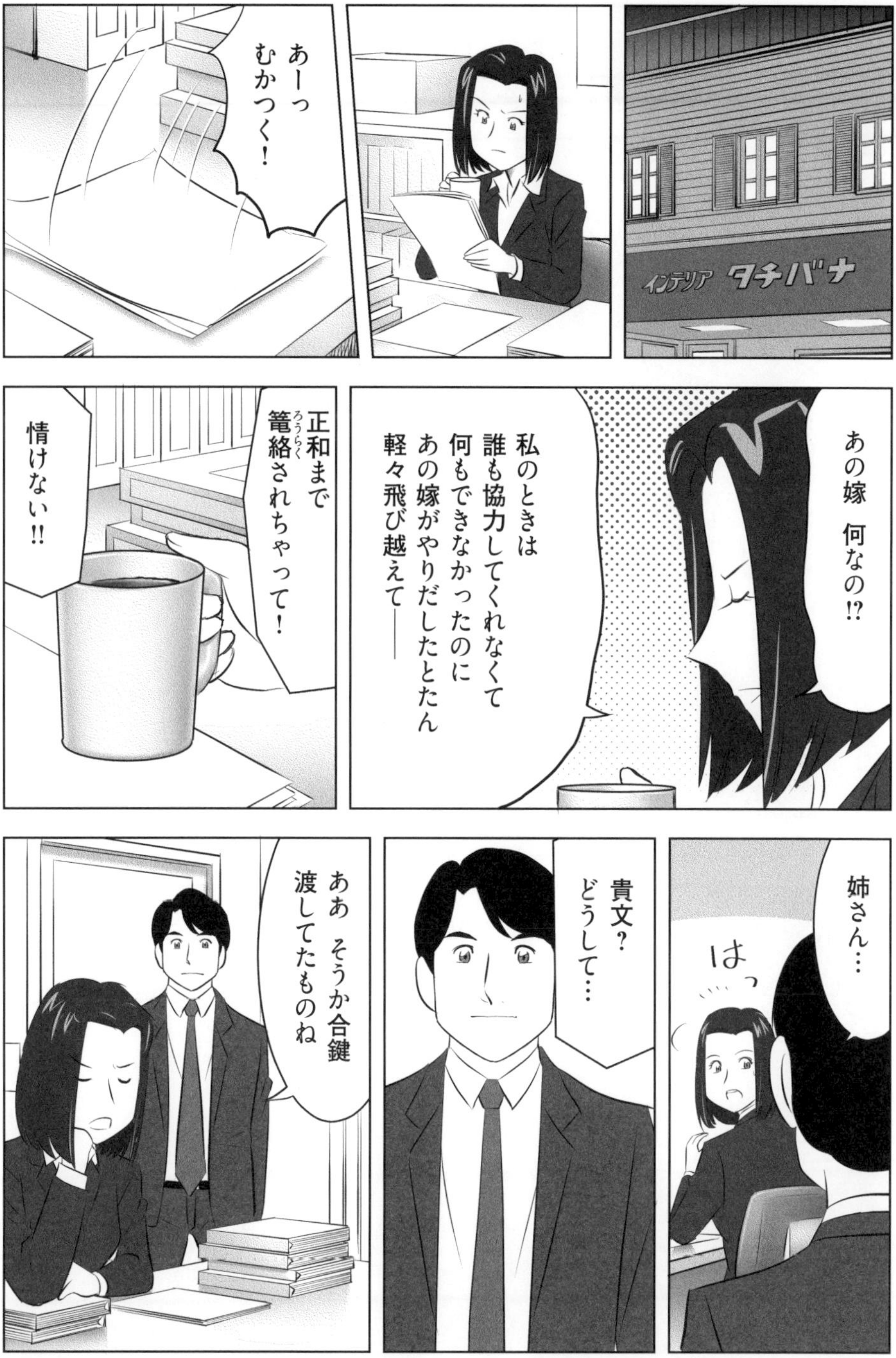
インテリア タチバナ
あーっ むかつく!

あの嫁 何なの!?

私のときは誰も協力してくれなくて何もできなかったのにあの嫁がやりだしたとたん軽々飛び越えて——

正和まで篭絡《ろうらく》されちゃって!

情けない!!

姉さん…

はっ
貴文? どうして…

ああ そうか合鍵渡してたものね

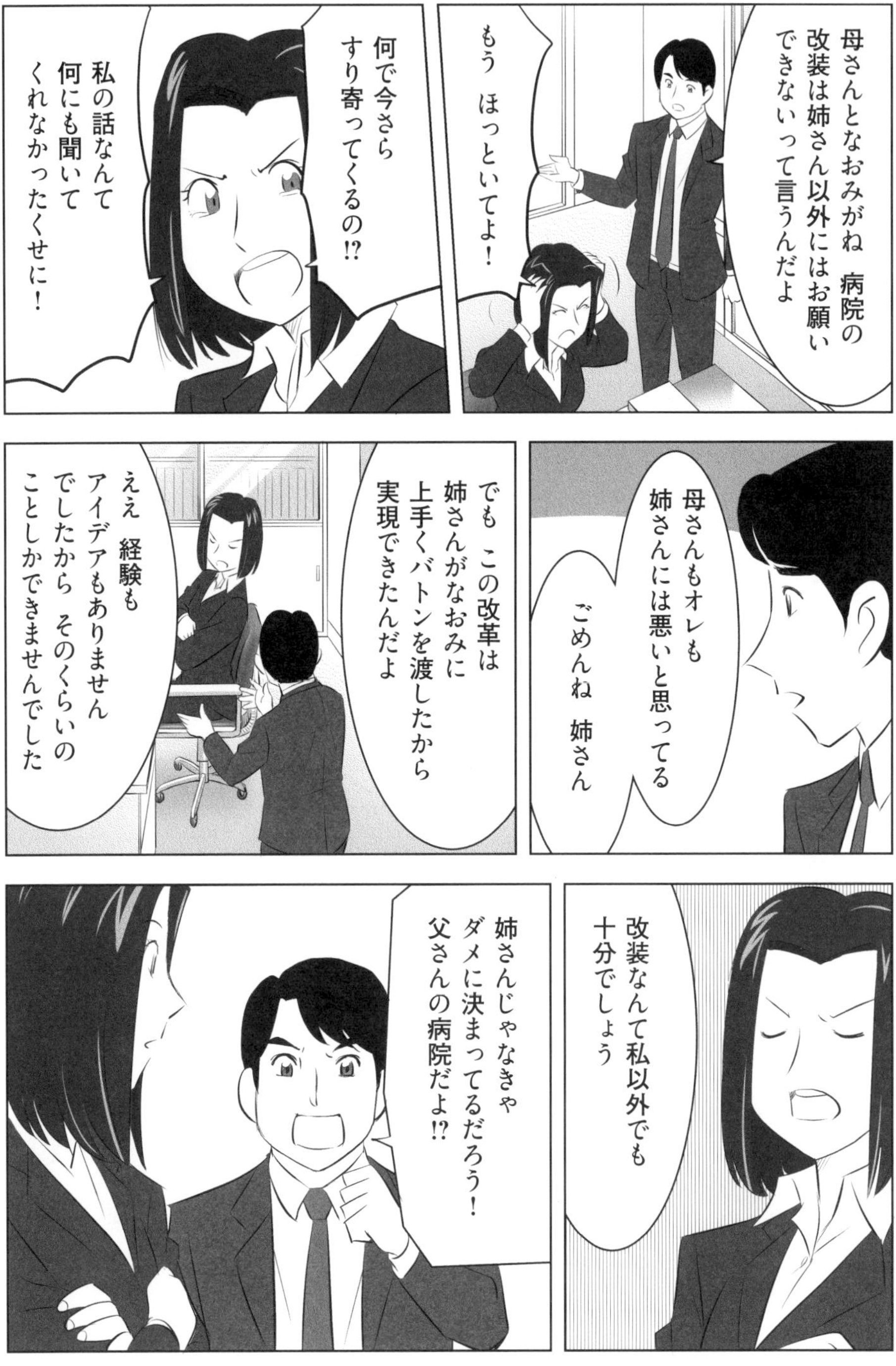
母さんとなおみがね 病院の改装は姉さん以外にはお願いできないって言うんだよ
もう ほっといてよ!
何で今さらすり寄ってくるの!?
私の話なんて何にも聞いてくれなかったくせに!
母さんもオレも姉さんには悪いと思ってる
ごめんね 姉さん
でも この改革は姉さんがなおみに上手くバトンを渡したから実現できたんだよ
ええ 経験もアイデアもありませんでしたから そのくらいのことしかできませんでした
改装なんて私以外でも十分でしょう
姉さんじゃなきゃダメに決まってるだろう! 父さんの病院だよ!?

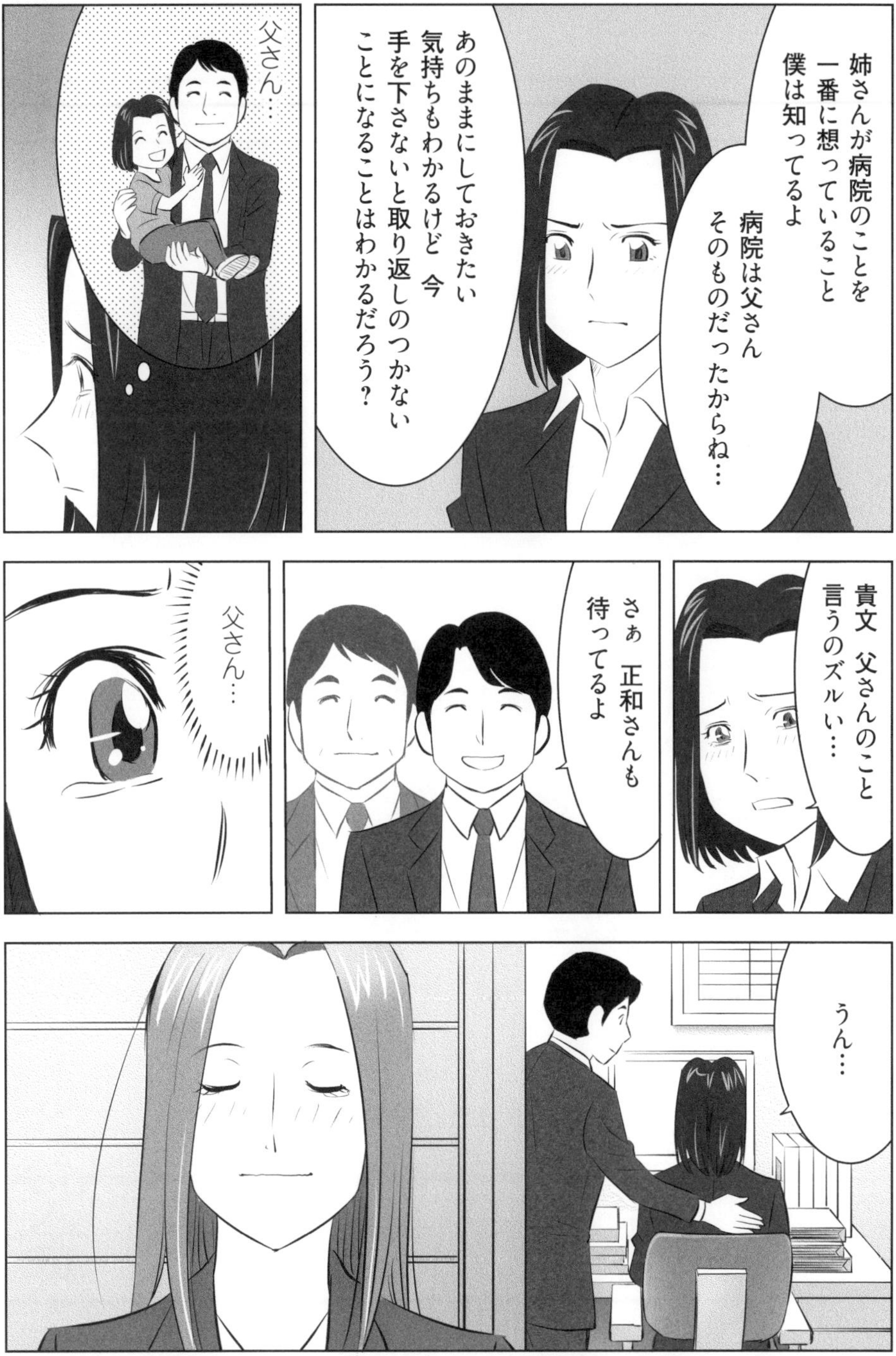
姉さんが病院のことを一番に想っていること僕は知ってるよ
病院は父さんそのものだったからね…

あのままにしておきたい気持ちもわかるけど 今手を下さないと取り返しのつかないことになることはわかるだろう？

父さん…

貴文 父さんのこと言うのズルい…

さぁ 正和さんも待ってるよ
父さん…

うん…

第4章 解説

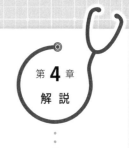

病院とお金

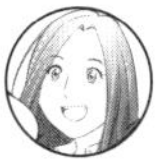

「さて、病院とお金の問題、まだ聞いていない項目がありましたね。④病院の規模・看護師数、個室料などで変わる入院費。これはオプションがつけば高くなるというのは当たり前ですね」

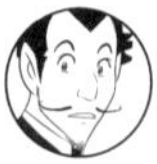

「はい、病院の規模で診察料が異なりますし、入院費は1ベッドの延べ看護師数で料金の差が出ます」

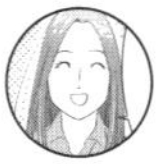

「OK！ ⑤保険外治療費。健康保険の適用外の治療費のことね」

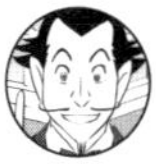

「はい。従来、保険診療と自費診療との相乗りはできませんが、例外もあります。⑥後期高齢者医療制度は、75歳以上で年収が145万円未満の方の自己負担を1割にする新しい取り組みです。等々、あとで詳しくお話ししますね」

☑公的な医療の価格

「**診療報酬**」とは、患者を診察・治療した医療機関や、保険調剤を行った薬局などに支払われる代金のことです。日本においては、国民皆保険のため**公的保険により支払われます。**

その医療サービスの報酬は、メニュー表のような、**診療報酬点数表**で定められています。

◉医療のメニュー表は百科事典なみ

診療報酬制度は「出来高払い方式」を原則としているため、初診料は何点、○○手術は何点という具合に、受けた診療行為の内容に応じて点数がつけられています。

点数は、医科、歯科、調剤を合わせたもので、診療行為一つひとつに対して決められています。診療報酬の点数は「**1点=10円**」と定められているので、点数×10円がその診療行為の料金となります。

なお、診療報酬点数表には次の3種類があります。

①医科診療報酬点数表
②歯科診療報酬点数表
③調剤報酬点数表

◉診療報酬点数表の構造

医科診療報酬点数の中心は、①**基本診療料**と、②**特掲診療料**の2つです。基本診療料は基本料金的な意味合いをもち「初・再診料」と「入院料等」の点数で構成されており、特掲診療料はオプション的な意味合いがあり、医療サービスを提供しただけ算定できます。特掲診療料は「医学管理等」「在宅医療」「検査」を含む13部門で構成されています。

◉診療報酬の支払いトレンド

前述したように、診療報酬制度は現在「診療報酬点数表を基にした出来高払い方式」が原則となっていますが、近年は「**定額支払い方式**」が拡大傾向になります。

「定額支払い方式」は、「診療1件あたり」「診療1日あたり」などの要素で診療報酬単価を定め、診療の内容にかかわらず一定額を支払う方式です。厚生労働省は、この「定額支払い方式」を拡大することで診療報酬体系を簡素化したいと考えています。

日本の定額支払い方式で代表的なものは、何度も出てきますが、診断群別の1日あたりの支払い方式であるＤＰＣ／ＰＤＰＳとなっています。

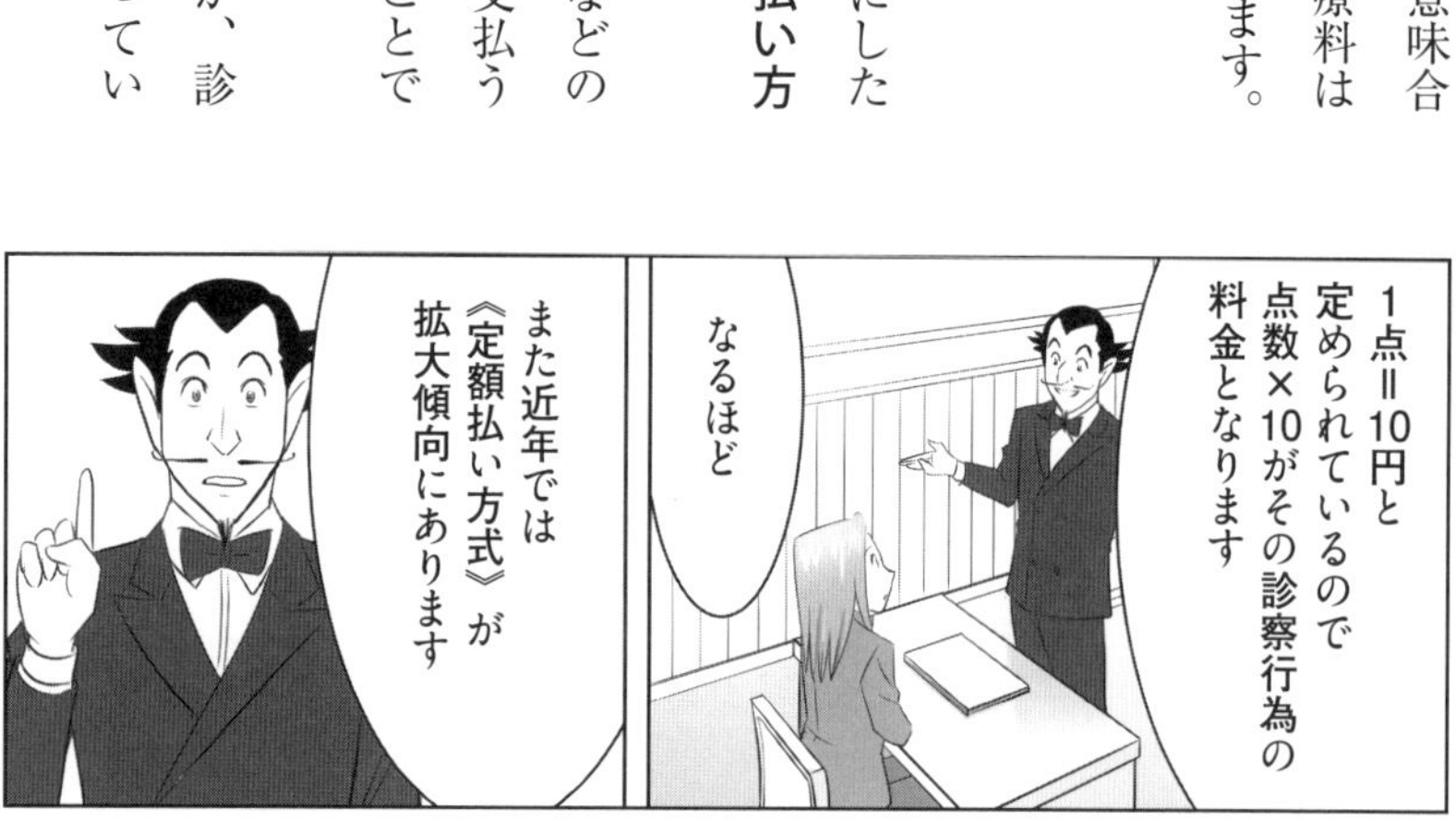

☑ 診療報酬点数の特徴

◉ 気になる医療サービスの価格

日本の医療は、**厚生労働省が細かい規制や価格などをコントロールしています**。医療に関する規制などは、法律改正や関連通達の発出などによってコントロールされていますが、そこで定められる診療報酬点数という医療行為の価格はそのときどきで、医療の方向性にも大きな影響を与えています。

近年では、診療報酬における手厚い看護配置への高い評価が看護師不足を招き、医療機関間の看護師の争奪戦へと導きました。このように、診療報酬点数の変化は医療界に多大な影響があるのです。

さて、診療報酬点数は、診療行為一つひとつに細かく設定がなされています。点数は1点＝10円に置き換えることができます。たとえば、100点の治療があれば診療報酬で病院に支払われる金額は1000円、自己負担が3割であれば300円となります。CTの撮影（CT撮影料とCT読影料）が△△点であれば△△×10円となり、その日に受けた診療行為の合計点数×10円が、その日の診療報酬となります。

この診療行為一つひとつを積み上げ、医療費として請求するのが「医療事務」を担当する職員の仕事です。

この出来高払い方式は、一つひとつの医療行為に制限がないため、**提供される医療の質は高くなりがちな一方で、無駄な医療が提供されてしまう**という可能性があります。これに対し、包括支払い方式は**医療費抑制に効果があるとされていますが、医療の質が低下する可能性もあります。**

☑医療の給付と支払い

◉現物給付と償還払い

日本の医療費の患者負担は、近年は原則3割で統一されていますが、医療の給付方式には、「**現物給付**」と「**現金給付**」があります。

「現物給付」は医療を患者が現物（医療サービス）で受け取り、保険者から医療機関に費用の支払いを行う方式をいい、「現金給付」は医療を受けたときにいったん患者が医療費の代金を支払い、あとで保険者から患者に還付される方式をいいます。

昨今、日本の患者負担（3割）が「高い」という批判も一部では聞かれますが、そもそも日本では現物給付が採用されているため、患者の窓口負担が増加しているといっても、アメリカのように退院時に数万ドルの医療費の全額請求がくることはありません。また、すでに述べたとおり、日本の医療行為の価格は厚生労働省による診療報酬で決められているため、治療価格を病院独自に決めることはできないのです。

これまで、診療報酬と医療機関への医療費の支払いは、国全体で管理してきました。しかし、地方分権や都道府県における医療費の格差により、**地方自治体が保険料を決め、保険料を集め、給付していくという方向に向かっています**。代表的な例が**後期高齢者医療制度**で、後期高齢者医療の保険財源や診療報酬については、地方自治体がコントロールしていけるように制度設計がなされています。後期高齢者制度により医療行政の地方分権が始まり、日本の医療行政は、徐々に地方分権化していくようになります。

このように、医療政策を地方分権化し、各地方自治体が医療政策の策定と行政を担っていくことで、その地域の実情に合った、きめの細かい医療の提供が実現できるかもしれません。

☑ 混合診療が医療財源を救う？

◉ 保険と自費のハイブリッド

医療保険と自費による診療を同時に行う**混合診療**が医療機関の経営や患者にとってよいこと

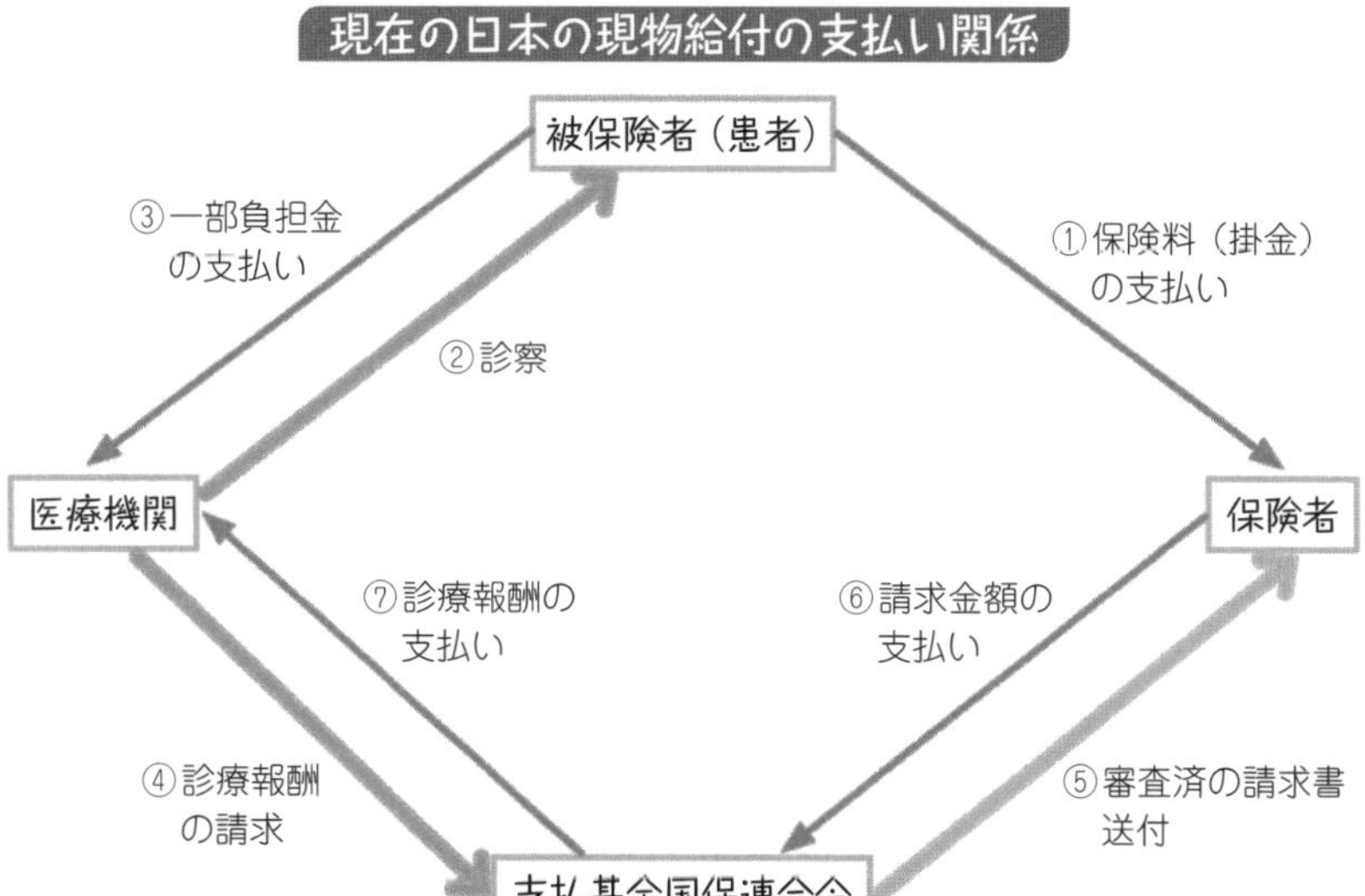

ではないのかと、議論されることがあります。

日本では、決められたルールを除いて**自費診療と保険診療を同時に行うことができない制度**となっています。そのため、保険収載される前の治療や薬剤が使いづらく、「日本の医療は柔軟性がない」という指摘があるのも事実です。

こうした観点から見ると、混合診療の解禁は、新しい治療などがどんどん導入できるなど、医療にとって明るい未来が到来するかのようにも思わるかもしれません。

ところが、違う観点に立つと、その視界は異なります。ある治療で、外国で開発された未承認の薬をオプションで使うことができると説明されたとします。その薬を使うと治療に効果的と思われるが、自費であると説明されたらどうでしょうか？　医師から「どうしますか」と聞かれたら、患者の立場ではどうでしょう。また、入院し、治療しているときに、効果の怪しい健康食品やサプリメントを勧められたらどうでしょうか。このような悪質な医療機関が現れないことを望みますが、医療機関も多種多様です。どうなるかはわかりません。

さらに別の見方をすると、混合診療が進んでいけば、治療に優先順位をつけ、軽度な病気は診察料以外を保険の適応外にし、重症度の高い病気だけを保険の適応にするという運用も医療政策上は可能となります。実際、アメリカのオレゴン州では、保険適応外の疾病と適応となる疾病の狭間で悲劇が起きています。

この混合診療の問題を解決していくために、**保険外併用療養費**という制度ができています。この制度は、一定の決められたルールのもとに自費診療と保険診療を同時に行うことが可能で「**評価療養**」と「**選定療養**」に分かれています。

評価療養は、治療効果が認められれば将来的に保険診療となる可能性のある自費診療の医療サービスと保険診療を同時に行うことが可能です。

選定療養は、個室料や予約料などの決められたサービスを保険診療と同時に提供することが可能です。将来的に、この自費診療分は保険診療に移行することはありません。

☑世界的にバリューのある日本の医療費

◉国民医療費の推移

近年、日本の医療費が増加中であるとの報道をよく目にします。国民医療費も30兆円を超え、2014（平成26）年には、42兆円を超えました。日本の借金の拡大の原因が医療費の増加にあるかのような報道を耳にすると、「医療費を抑制しなければいけないのではないか」との錯覚に陥ってしまうかもしれません。

医療費の増加は、健康保険料の増額、介護保険や後期高齢者医療保険、消費税率の上げなどの言い訳にされることが多いのも事実です。これらの保険料などの増額は、実質的には、国民から保険という名の税金を徴収するための政府の口実なのかもしれません。

さて、ここで**国民医療費**について説明します。国民医療費は**病院や診療所の保険診療にかかわる費用**、医療保険で提供される**訪問看護の費用**、

薬局の保険給付される費用や、**他施術所の保険診療分**などの合計とされています。

一方で、国民医療費の対象外とされている費用は、正常妊娠・分娩や健康診断、人間ドック、介護保険が適用されるサービス、薬局で販売する一般薬となっています。

日本の医療費が伸びている状況は、厚生労働省から毎年国民医療費として公表されています。国民所得（ＧＤＰ）比はＯＥＣＤヘルスデータ２０１８によると、加盟国中６位となっています。医師数は、人口10万人あたりの比較で、ＯＥＣＤの平均２８０人に対して日本は２４３名となっていますが、ＣＴやＭＲＩといった機器の普及はＯＥＣＤ加盟国の平均の４倍、平均在院日数は加盟国の平均の３倍となっています。日本は、医師が少ないのを機器や設備で補って

国民医療費・対国内総生産・対国民所得比率の年次推移

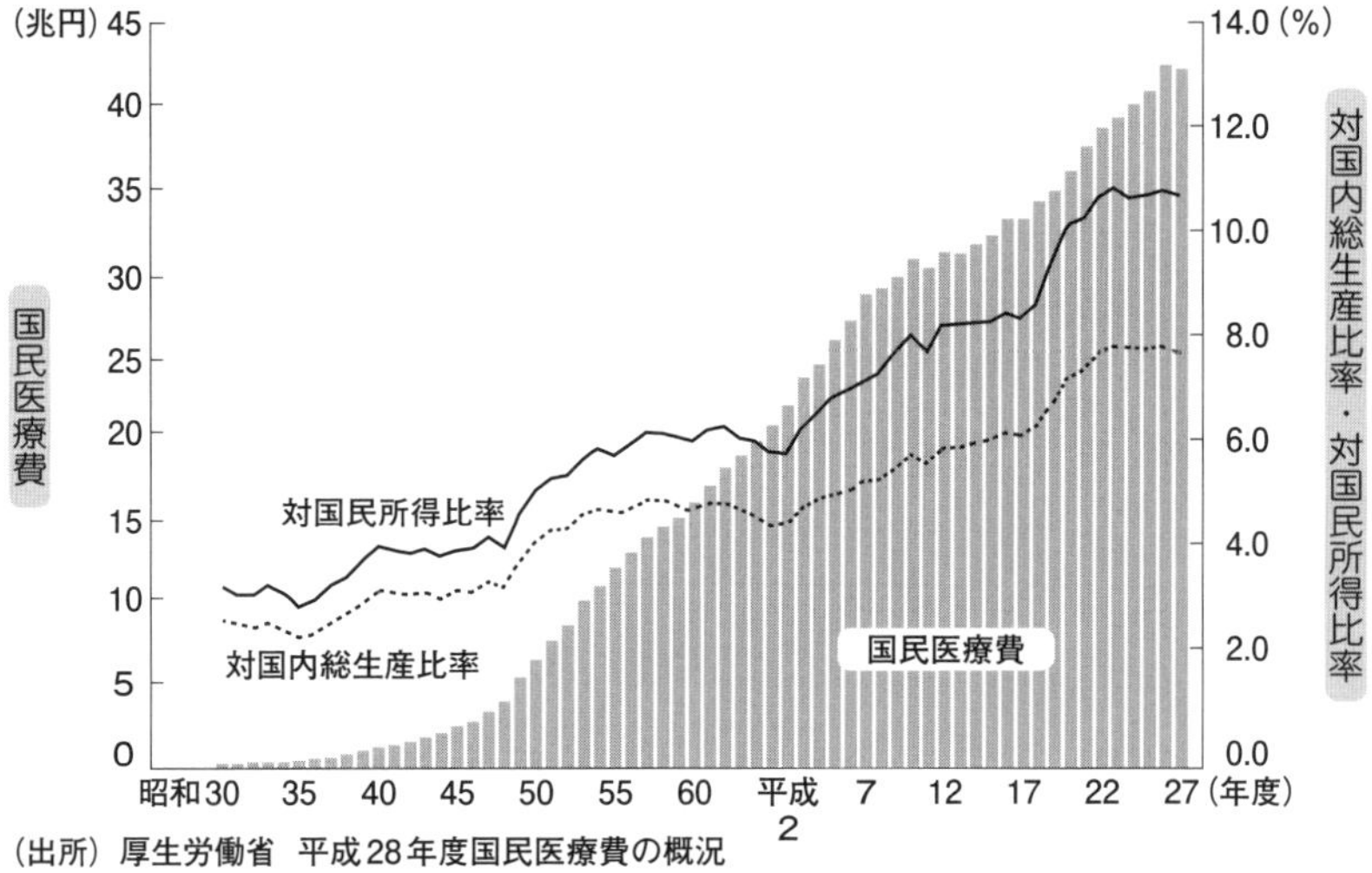

（出所）厚生労働省　平成28年度国民医療費の概況

いるかのようです。

◉国民医療費の内訳

２０１６（平成28）年は国民医療費42兆円のうち、保険料で49・１％と約半数を賄っています。また、公費は38・６％で約３分の１、残りは患者の自己負担が11・５％で約８分の１程度となっています。

制度区分別の国民医療費は、医療保険別の国民医療費を示しています。国が負担する特殊な医療とされる公費負担は７・５％、一般的に社会保険（被用者保険23・１％）や国民保険（国民健康保険22・６％）といわれる医療保険は45・７％、後期高齢者医療給付分は33・６％、患者負担が12・２％、その他が０・７％です。

ここで気になるのが、国民医療費の**約３分の１を占める後期高齢者医療給付分の大きさ**で、この部分の伸びは、医療費抑制という日本の医療政策における課題を現しています。

診療種類別の国民医療費は、医科診療医療費と歯科診療医療費、薬局調剤医療費、入院時食事医療費、訪問看護医療費に分けられます。

医科診療医療費は入院医療費と入院外医療費（外来通院医療費）に分けられ、さらに病院分と診療所分に分けられます。医科診療医療費71・６％の内訳は、入院医療費37・５％（病院36・６％、一般診療所０・９％）です。入院外医療費は34・２％で、病院14・４％、一般診療所19・８％となっています。この数字から、収益構造は、**病院が入院中心、一般診療所が入院外医療（外来）中心**であることがわかります。

次に歯科診療医療費は6・8%となっています。薬局調剤医療費は18・0%で、歯科診療医療費の約2・5倍となっています。この薬局調剤医療費が大きい理由は、これまでの医薬分業という病院や診療所で処方された薬をもらうのでなく、薬局で処方された薬をもらうように医療政策で誘導したため、薬剤費用が薬局に移動したためです。

最後に、入院時食事・生活医療費は1・9%、訪問看護医療費は0・4%となっています。

◉高齢者と医療費

年齢階級別の国民医療費は、65歳未満40・3%、65歳以上59・7%、そして、70歳以上47・8%、75歳以上36・5%と、年齢が高くなるほど国民医療費に占める割合が高くなっています。

同じく2012年（平成24年）の国民医療費と医療機関の費用構造についての推計を見ると、医療機関の費用構造で特徴的な部分は、医療サービス従事者（医療従事者：人件費）の費用が47・9%で約半数を占めています。次に、医薬品費22・2%、医療材料6・2%となっています。これら人件費と医療に直接かかわる材料費で76・3%と国民医療費の4分の3を占めているのです。また、残りの約4分の1の委託費やその他については、医療機関の水道光熱費や建物などの設備も含まれています。

これらの統計データをみると、日本における**高齢化が医療費の多くを占めている状況**がわかる一方で、GDPに占める医療費の割合が少ないこともわかります。これは、日本の医療費が低いことを表しているのかもしれませんし、現役世代が負担した割に医療サービスを受け取っていないことを表しているのかもしれません。

さらに医療は40兆円産業とされ、企業にとって新たなマーケットとの指摘もありますが、国民医療費の半分が人件費、医薬品などの材料費が4分の1、残りが4分の1という状況をみると、医療分野への参入は綿密に検討を重ねたうえで行わなければうまくいかないのではないでしょうか。

また、国民医療費の約5分の1（8兆円以上）を占める医薬品の中で、特許が切れた少数の医薬品をジェネリック医薬品に置き換えていくことが国民医療費にどれだけ効果があるのかについても疑問もあります。むしろ薬価を一律に1％切り下げたほうが効果的かもしれません。

☑高齢者向けの戦略

◉医療政策の地方分権の始まりはここ

２００８年から後期高齢者医療制度が始まりました。この制度は、日本の医療政策の将来を見すえるうえで重要な制度です。ただ単に**75歳以上の老人を対象とした**医療制度ではなく、①**予防医療**、②**都道府県の医療費格差解消や医療費負担のあり方**、③**保険徴収リスクの都道府県への移転**などの検討を目的とした制度ともいえます。

①の「予防医療」とは、特定健診・特定保健指導のことです。さまざまな生活習慣病を将来

的に引き起こすおそれがあるメタボリック・シンドロームの予防と、生活習慣病予備軍に対する運動や食事などを中心に指導していくことを目的としています。

②の「都道府県の医療費格差解消」については、186ページで説明したように、**都道府県には医療費の格差があります**。そのため、都道府県に後期高齢者の医療費支払いの権限を委譲することで都道府県間での競争を促すことを目的としています。各都道府県が医療費を抑制しなければ、保険財源が膨らみ、都道府県が破綻する可能性もあります。この後期高齢者医療制度は、将来的には診療報酬についても都道府県単位でローカルルールを定めることも可能としているため、医療費抑制のさまざまな取り組みが展開されることも期待されます。後期高齢者

生活習慣病の予防イメージ

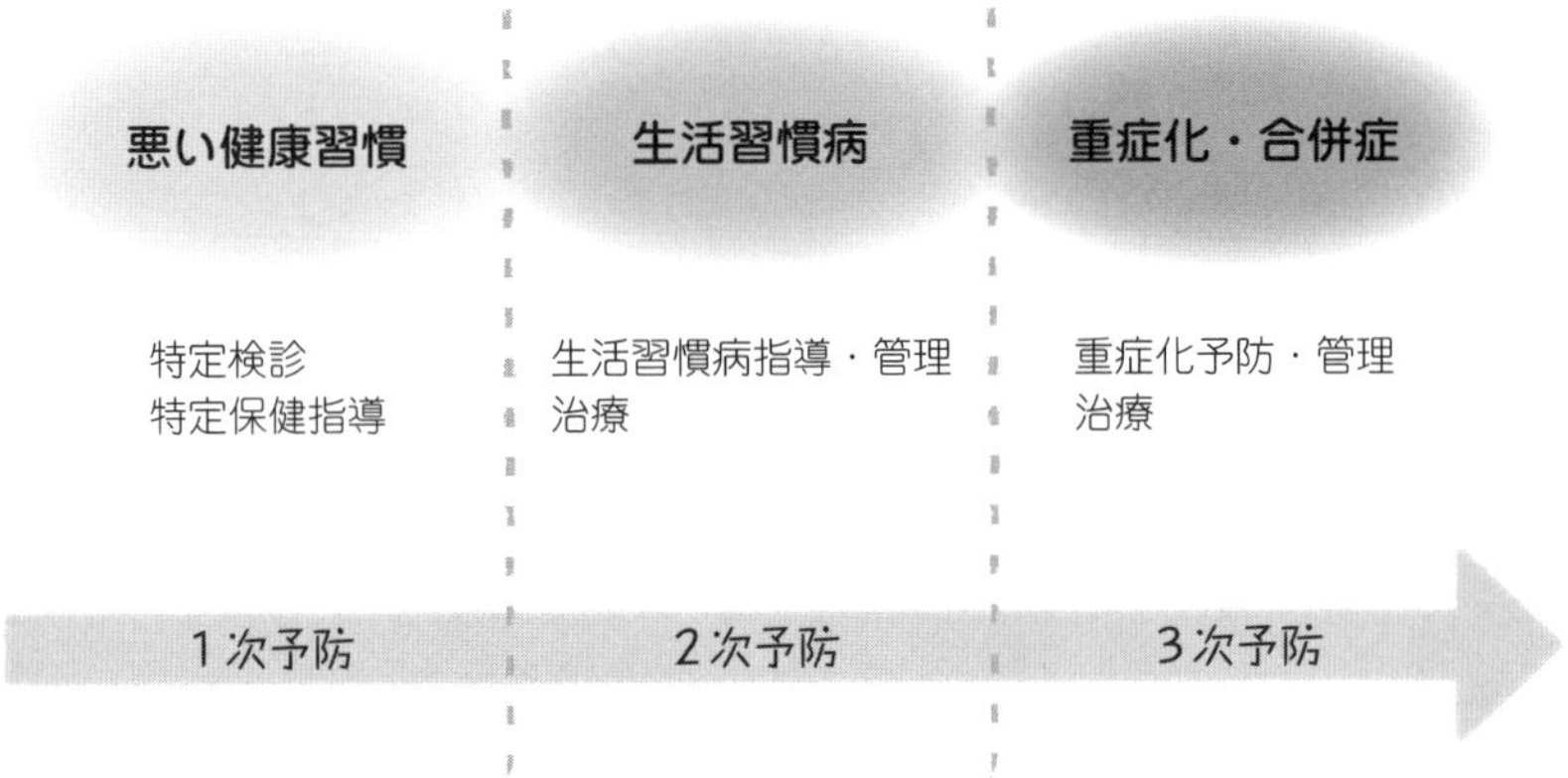

医療制度にDPC／PDPS（診断群分類にもとづく包括支払い方式。現在は研究事業とされているため、正式な診療報酬の支払い方式ではない）が導入されるといった話もありえるかもしれません。まさに、医療費の支払いについて、さまざまな取り組みが可能となります。

また、③の「保険徴収リスクの都道府県への移転」は、各都道府県が保険料を徴収しなければなりません。支払う保険給付が増加すれば保険料徴収額が増加することや、保険料の徴収がうまくいかないと予算確保のために保険料そのものを上げなければならないなど、後期高齢者医療制度を管轄する都道府県の広域連合が破綻する可能性もあります。これからは、都道府県も医療の運営に責任が問われる時代となるのです。

◉特定健診・特定保健指導の成績次第

後期高齢者医療制度は75歳以上の医療制度です。40～74歳が対象となる特定健診と特定保健指導が、なぜ後期高齢者医療制度に関連があるのでしょうか。その理由は、医療財源にあります。生活習慣病の国民医療費に占める割合が2004（平成16）年には国民医療費の3分の1と、約10兆円にまで成長しました。また、2004年の死因の61％が生活習慣病によるものとされていたため、生活習慣病対策が急務でした。さらに、以前から問題となっていたことに、高齢者医療に対する保険者の拠出金に対する不満があります。後期高齢者医療制度は、想定される医療給付約10兆円に対して、公費が5割、保険者による拠出金が4割、後期高齢者の保険料1割としています。健康保険組合が4割を拠出することになっているということは、被用者保険や国民健康保険の現役世代が4割を支払うことになっているのです。

この点、後期高齢者医療制度では、拠出金は保険者の一律負担ではなく、特定健診・特定保健指導で保険加入者などの受診率がよい保険者には「アメ」ともいえる優遇措置を用意しています。たとえば、医療保険者は特定健診・特定保健指導の受診率が悪かったために、本来の拠出金に罰則として10%加算され１１０%の拠出金を払わされる一方で、別の医療保険者は、この成績がよかったために報償として10%の拠出金減額となる……といった具合です。

今後は、このように**各保険者が特定健診・特定保健指導の成果により拠出金が決められていきます**。もし、拠出金が高額になれば、当然被保険者の保険料は高くなります。

予防医療に力を入れた組織は、病気も予防でき、医療費が安くなるというしくみに、期待がもたれています。

☑ レセプトという請求書

病院の収入の大部分は、保険診療による公的医療保険からの支払われるお金で成り立っています。医療費の患者の自己負担は、70歳以上の高齢者が1割から3割、それ以外は一般的に3割です。つまり、病院は保険者から医療費の大部分を受け取ることになります。**病院（医療機関）が医療費を保険者に請求するときの「請求**

書」がレセプトです。

◉レセプトとは

保険医療機関（保険で診療ができる医療機関）は、毎月1日～末日までの診療行為を保険者へ請求します。保険者の請求締切は、翌月の10日前後となっているため、医療機関は月初になると前月分の診療行為のレセプト作成時期に入ります。

一般の人には馴染みのない、レセプトについて説明してみましょう。

レセプトは、現在電子データにより請求されます。レセプトは、以下の①～⑥の内容欄を設けたフォーマットになっています。

①保険証番号：患者が所持する保険証の番号

②患者氏名：患者の氏名

③病院名：保険者へ請求する病院の名称

④病名：診療や治療を行っている病気と、その病気の治療開始日と転帰（その病気がどうなったかの状況を記載。「治癒」「中止」「死亡」など）

⑤診療区分別回数と点数：
診察料（初診・再診）、指導、在宅、投薬、注射、処置、手術、検査、画像診断、その他に分類され、回数と点数

【例】「再診×1回○○点」など。

⑥診療行為細目の点数と回数：
診療行為は、診療報酬で定められた点数のつく医療行為すべてを表示

【例】「再診○○×1、ＥＣＧ（12誘導以上）

レセプトの内容フォーマット例

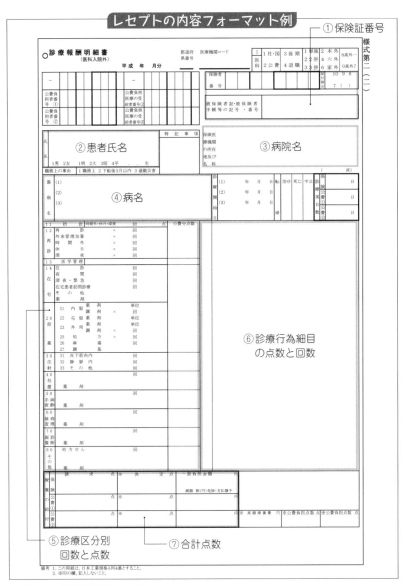

(出典) 社会保険診療報酬支払基金

〇〇×1、処方せん料〇〇×1」など。
ECGはElectroCardioGramの略で、心電図のことを指す。

◉レセプトを仕上げる

レセプトの作成は、どの医療機関でも医療事務員が毎月1～10日までに行うのが慣例です。この間、事務員は通常業務にプラスして、レセプト業務が増えます。

　レセプト作成業務で一番重要なのは、**病名と診療行為が一致しているかどうかのチェック作業**です。たとえば、胃潰瘍の薬を処方しているにもかかわらず、胃潰瘍の病名が記入されていない場合は、保険者は「この薬は不必要」と判断します。その結果、医療費は支払われなくなってしまいます。こうした事態を避けるために、医療機関は必死に病名と治療行為を突き合わせます。この作業がレセプト作成業務の多くを占めるといってよいでしょう。

　なお、レセプトにある「医療行為」欄への入力は、日々の診療行為を入力し自己負担分を算定する過程でコンピュータに蓄積されているため、レセプト作成の際に入力することはありません。

☑医療政策と診療報酬点数は表裏一体

すでに述べたように、診療報酬は医療行為の公定価格です。社会的な背景で医療政策は変わり、診療報酬点数に反映されます。

医療政策の方向性は、医療費の効率的で効果的な配分が最重要課題となっています。これを受けて、診療報酬は、**①医療と介護の連携促進、②病院の機能分化、③患者の早期社会復帰をあと押し**する形となっています。

◉医療と介護の連携促進

医療機関と介護施設の連携がスムーズにいくような情報連携を促進していく必要があります。

これまで、医療機関は医療の提供、介護施設は医療依存度の低い利用者だけを対象としていればよかったのですが、高齢化により介護施設でも医療依存度の高い人が増え、看取りが必要となってきました。

そこで、これから介護保険の利用者の重症度が上がっていくことを見すえて、医療と介護の連携がスムーズにいくように、連携に関する診療報酬点数が整備されています。

◉病院の機能分化

医療政策は、急性期と慢性期の医療を明確に分ける方針をとっています。

急性期医療については、一般病床でＤＰＣ／ＰＤＰＳ（疾病別の1日あたりの包括支払い方式）、慢性期医療については、医療療養病棟で患者の医療区分・1日あたりの包括支払いの形で差をつけていくことになります。

なお、ＤＰＣ／ＰＤＰＳは、疾病別の1日あたりの包括支払いで、ホスピタルフィー＋ドクターフィーが算定できます。

一方で、現在の医療療養病棟は、患者の医療依存度により3区分、患者の援助が必要な状態を3区分して9つに分類され、1日の支払いが決まります。

◉社会復帰が優先事項

早期のリハビリテーションの開始は患者の早期の社会復帰につながるとされているため、リハビリテーションが充実するための措置がとられています。現在、リハビリテーションの種類には、**理学療法**、**作業療法**、**言語聴覚療法**があります。また、在宅医療についても評価が高まり、**在宅専門診療所**の開業が増えています。

ちなみに、在宅療養支援診療所は、２００６（平成18）年より創設された、地域の在宅医療の拠点のことで、在宅時医学総合管理料（重症者、単一建物1人の場合）を算定すると、医療機関にとって患者1人につき5万円／月以上の収入になります。

さらに、重篤な管理が必要な患者については、さまざまな加算メニューがあり、患者1人につき6万円／月を超えることもしばしばです。

以上のように、診療報酬は医療政策の方向性を具体的に表すものということができます。言い換えると、**現在の医療政策は診療報酬により経済誘導し、実行されています。**

☑ＴＰＯで変わる診療報酬

外来診療の基本料金

外来の診察料は、「**初診料**」と「**再診料**」、「**外来診療料**」の3つに分類されます。初診は診療報酬点数で算定できる場合について定義しています。

下記に代表的なものを2つ挙げておきます。

① 特に初診料が算定できない旨の規定がある場合を除き、患者の傷病について医学的に初診といわれる診療行為があった場合に、初診料を算定する。なお、同一の保険医が別の医療機関において、同一の患者について診療を行った場合は、最初に診療を行った医療機関において初診料を算定する。

② 患者が異和感を訴え、診療を求めた場合において、診断の結果、疾病と認むべき徴候のない場合にあっても、初診料を算定できる。

200床以上の病院では、さらに保険外併用療養費として、紹介状を持たない患者については医療機関の任意で「初診料＋α」を請求できます。

特定機能病院と400床以上の地域医療支援病院などでは、この金額を5000円以上とすることが義務づけられています。

再来患者の場合

再来患者の再診の定義は、「傷病について診療が継続中に診察を行う場合」とされています。

診療所と、一般病床が200床未満の病院では「**再診料**」、一般病床が200床以上の病院は「**外来診療料**」を算定します。

再診料は、検査などを行わず、丁寧な診察をした場合は外来管理加算を算定できます。

また、一般病床200床以上の病院については、外来診療料の中に簡単な検査などが包括されるため、再診時の診療単価も上がりづらいしくみとなっています。

今後も医療政策や診療報酬の面において、診療所や一般病床200床を境界とする病院の規模により、外来に関する診察料を区分していくことになると思われます。

☑ 入院料は看護師数で決まる

◉ 看護師数と入院料の関係

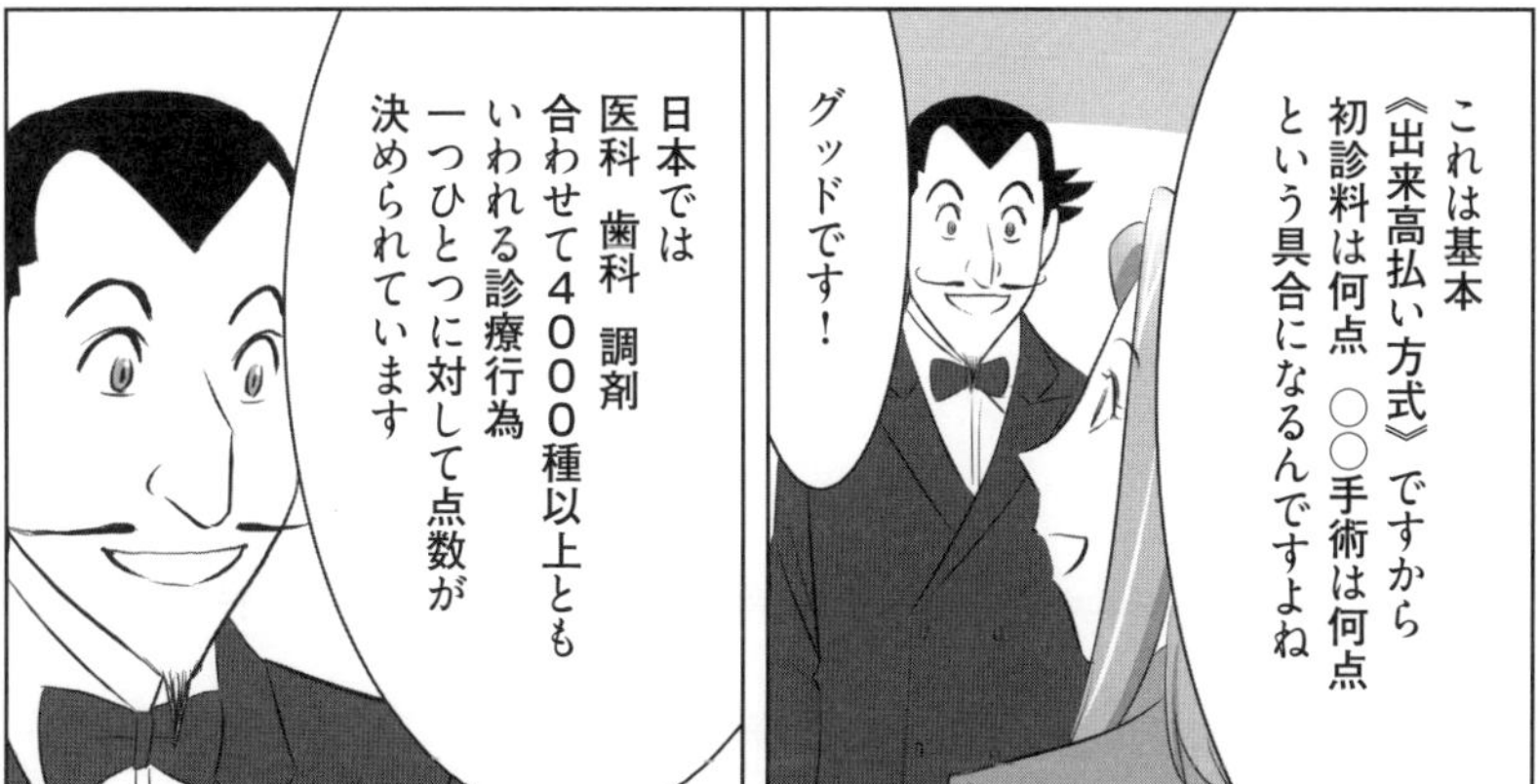
これは基本《出来高払い方式》ですから初診料は何点　○○手術は何点という具合になるんですよね
グッドです！
日本では医科　歯科　調剤合わせて4000種以上ともいわれる診療行為一つひとつに対して点数が決められています

病院を訪れると、「当院は、患者7人に対して看護師を1人配置しています」といった表示がされています。医療機関では、**看護基準などの表示が義務づけられている**ためです。

2006（平成18）年度の診療報酬改定から、それまでの看護師の常勤人数と患者による看護配置から、実質的な看護人員配置（看護師が常時配置されていると仮定したときの人数）となりました。具体的には、一般病床は患者7人に対して看護師1名（以下、**看護7：1**と表記）の病院から看護15：1の病院まで4段階のグレードになりました。

その後、2018（平成30）年度の診療報酬改定において入院料の名称などの再編があり、看護7：1と看護10：1は、急性期一般入院基本料として7段階に分けられ、看護13：1と看護15：1は、地域一般入院基本料として3段階に分けられました。これまでの4段階であった一般病棟の**入院基本料は実質的に7段階となった**のです。

看護師配置基準の「看護配置」とは、入院患者数に対する、その病棟の看護師の常時配置されている基準です。実際に急性期一般入院基本料（看護7：1）を常勤配置に換算すると患者1・4人に対して看護師1名の常勤が必要となります。

また、夜勤はこの実際に配置されている人数からローテーションを組みます。夜間の体制は、最低の基準として1病棟に2名の看護師が必要となります。近年では、看護師3名で夜勤をしている病院も多くなってきています。昼夜を問わず看護師の数が多いほうが医療の質が高くなることは間違いありません。

◉専門の病棟と診療報酬点数

病院には、さまざまな機能をもった病棟があります。その機能は、ハードウェアとソフトウェア、配置専門職数（医師数、看護師数）の違いによって区分けされています。ここでは、代表的な病棟の入院料について紹介します。

❶特定集中治療室管理料

重症で医師が特定集中治療管理の必要があると認めた患者が入院する病床への入院料。別名ＩＣＵ（Intensive Care Unit）という。入院料の中では高額なベッドで1日10万円を超えます。

❷新生児特定集中治療室管理料

高度の先天性奇形や未熟児などの状態で新生児特定集中治療管理が必要である新生児が入院する病床への入院料です。

❸回復期リハビリテーション病棟入院料

脳血管疾患や大腿骨頸部骨折等の患者に対して、ＡＤＬ（Activities of Daily Living：日常生活動作）能力の向上による寝たきりの防止と家庭復帰を目的とした、リハビリテーションを中心とする病床への入院料です。

❹地域包括ケア病棟入院料

高齢化社会を意識し、急性期後の患者や軽度急性期と呼ばれる肺炎や発熱、脱水などの患者を受け入れる病棟のための入院料です。

❺緩和ケア病棟入院料

末期の悪性腫瘍や後天性免疫不全症候群の患者への緩和ケアを行う病床（「ホスピス」ともいう）への入院料です。

☑唯一の自由価格

病院の個室料は、ブラックボックス的な感じを受けるものです。個室料が各病院により違うことがより不透明さを助長しています。ここで個室料とはどのような制度で、各病院はどのように詳細を定めているのを明らかにしましょう。

病院の個室料は、保険外併用療養費制度の選定療養費で特別の療養環境（**差額ベッド**）として定められています。選定療養費は、差額ベッド、初診時に紹介状を持参していない患者、予約診療、薬機法で承認されたが保険収載されていない医薬品の投与、入院期間が180日を超える入院に関する事項など、特別な費用の徴収を認めることを規定しています。また、差額ベッド代を徴収する病院の病床数への制限は、私立病院で病床数の50％までとされています。

差額ベッドの施設基準は以下のとおりです。

①病室の病床数が4床以下であること

②病室の面積が1人あたり6・4㎡以上であること

③病床ごとのプライバシーの確保をはかるための設備を備えていること

④個人用の私物の収納設備、個人用の照明、小机等及び椅子を有していること

医療機関が下記の場合には、料金をもらえないことになっています。

①患者さん側から同意書による同意の確認を行っていない場合

②患者さん本人の「治療上の必要」により差額ベッド室に入院した場合

③病棟管理の必要性等から差額ベッド室に入院させた場合であって、実質的に患者さんの選択によらない場合

◉個室料がすごい！

昨今、「全床個室」という病院が全国に出現しています。全床個室でも病床数の最大5割までしか個室料はもらえません。

日本で一番高額な個室は、ホテルのロイヤル

差額ベッド代のしくみ

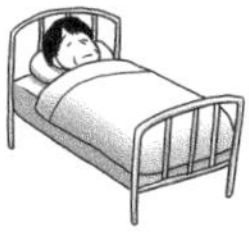

特別室差額	自　費
入院基本料（療養環境）	保険診療分
一部負担	保険診療分

スイートを超えるようなグレードの個室で、1日の個室料が数十万円もかかる病室もあります。

個室料は、結局のところ**病院個々によって自由に決められる**ものです。病院の経営方針の違いが、個室料の差でもあります。

☑医療は結果がすべて？

患者は医療機関を受診するのは、治ることが前提となっていると思います。一方で、医療機関は、患者の治療については不確実性が高いため完治を確約できません。仮に同じ疾患の患者を治療したとしても、それぞれの治療結果に違いが出ます。診療報酬は、これまで医療従事者の人員配置や医療提供プロセスに関する評価で点数が決まってきました。

この人材配置などの構造と医療提供のプロセスに対する評価から、診療の結果などのアウトカムが点数へ反映されるようになってきました。

代表的なものが回復期リハビリテーション病棟入院料で、２０１６（平成28）年度から**アウトカム評価**として実績指数が導入されました。実績指数は、高くなれば高くなるほど、病棟の患者は入院したときよりも運動機能が高くなって退院していったことになります。

第5章

病院運営のアウトライン

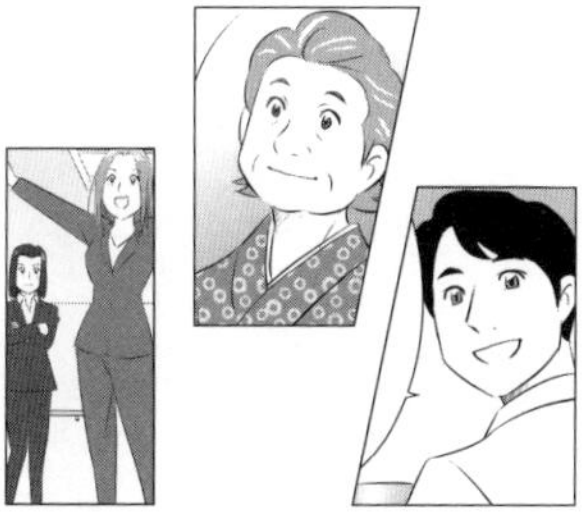

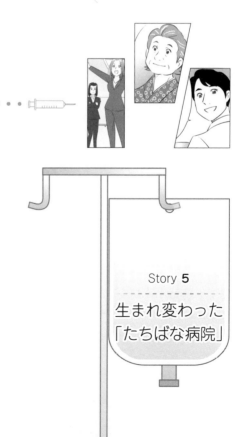

Story 5

生まれ変わった「たちばな病院」

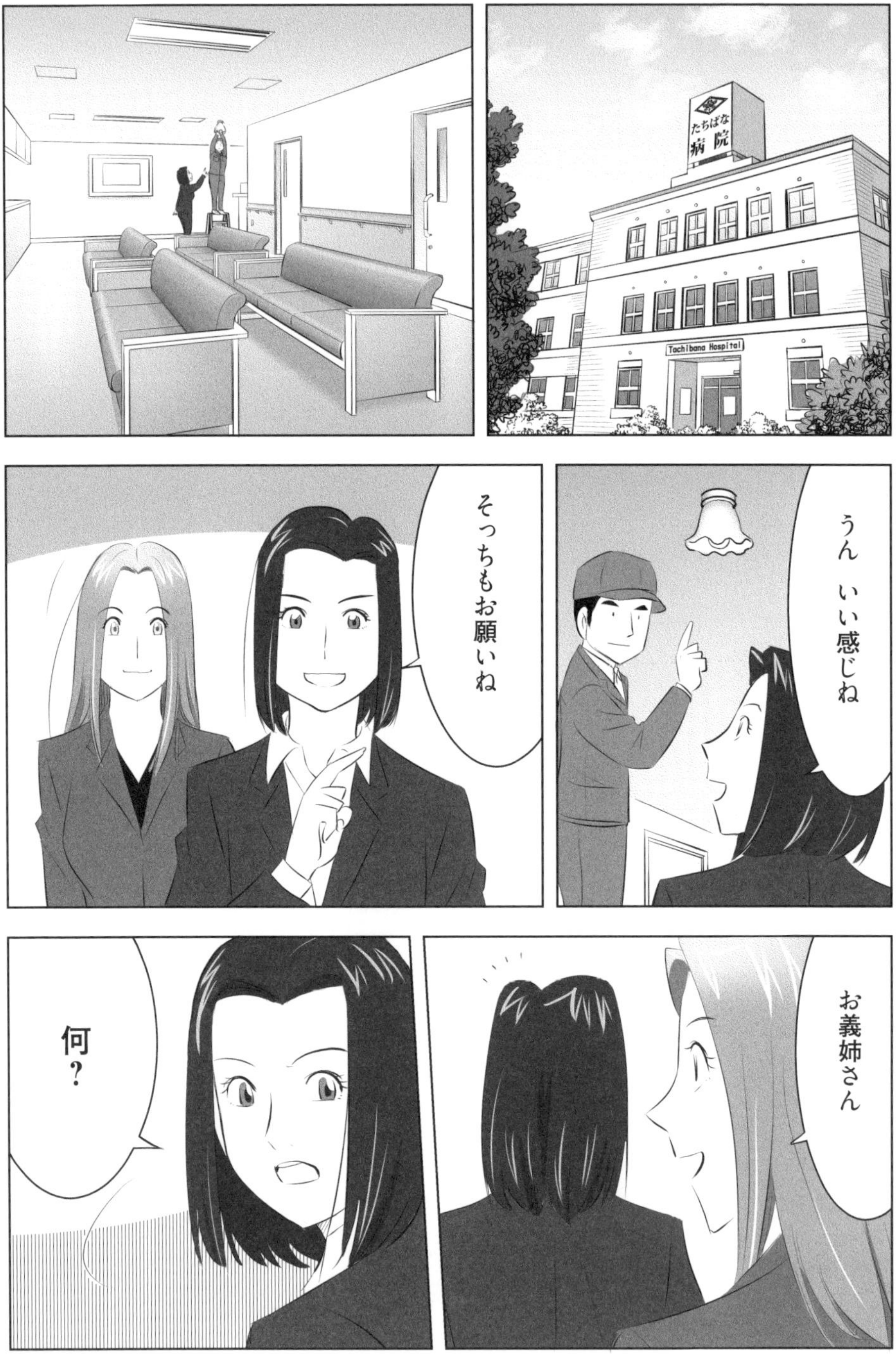
たちばな
病院
Tachibana Hospital
うん　いい感じね
そっちもお願いね
お義姉さん
何？

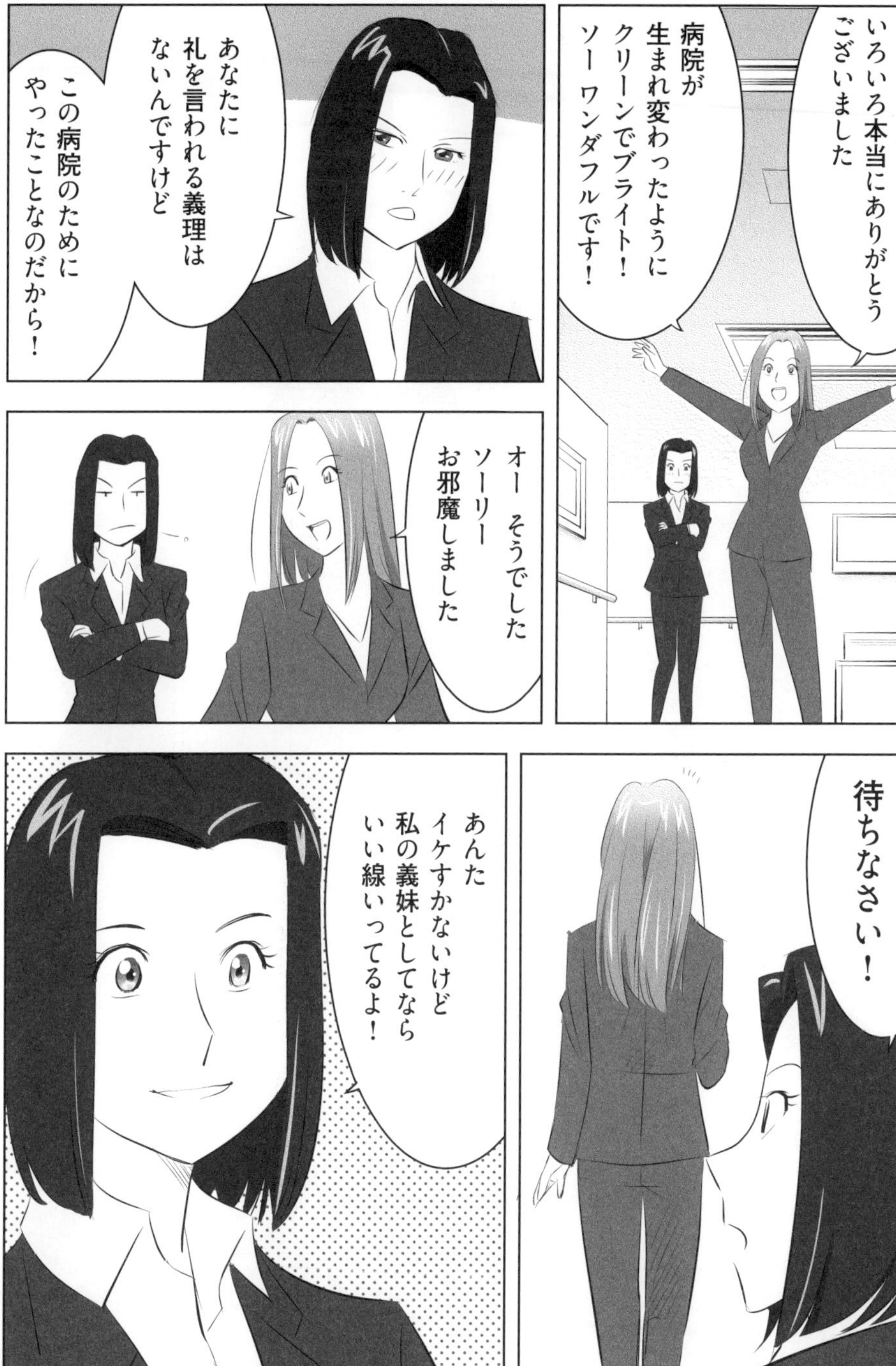
いろいろ本当にありがとうございました
病院が生まれ変わったようにクリーンでブライト！ソー ワンダフルです！
あなたに礼を言われる義理はないんですけど
この病院のためにやったことなのだから！
オー そうでした ソーリー お邪魔しました
待ちなさい！
あんた イケすかないけど 私の義妹としてなら いい線いってるよ！

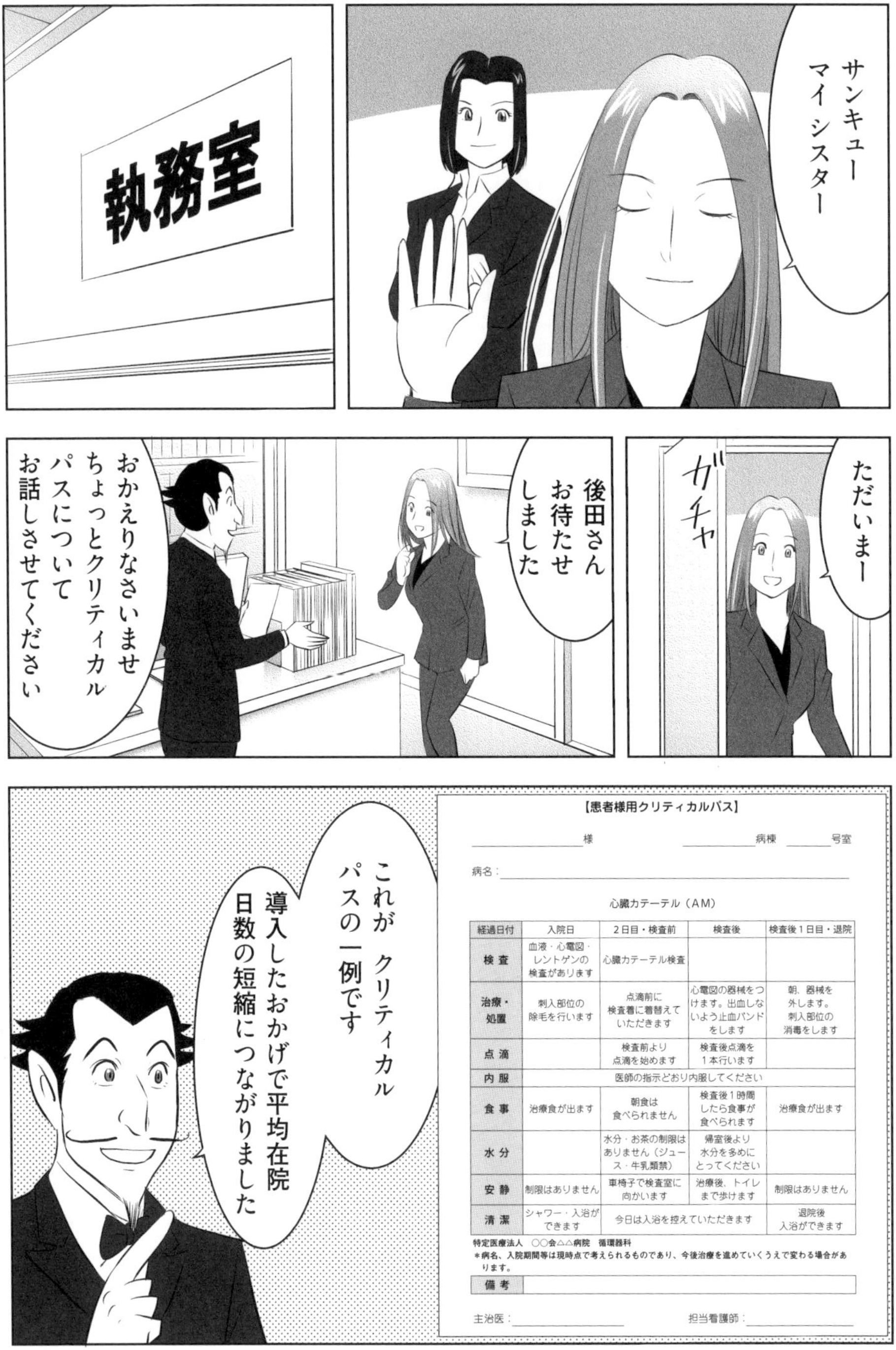

【患者様用クリティカルパス】

＿＿＿＿様　＿＿＿＿病棟　＿＿＿＿号室

病名：＿＿＿＿

心臓カテーテル（AM）

経過日付	入院日	2日目・検査前	検査後	検査後1日目・退院
検査	血液・心電図・レントゲンの検査があります	心臓カテーテル検査		
治療・処置	刺入部位の除毛を行います	点滴前に検査着に着替えていただきます	心電図の器械をつけます。出血しないよう止血バンドをします	朝、器械を外します。刺入部位の消毒をします
点滴		検査前より点滴を始めます	検査後点滴を1本行います	
内服	医師の指示どおり内服してください			
食事	治療食が出ます	朝食は食べられません	検査後1時間したら食事が食べられます	治療食が出ます
水分		水分・お茶の制限はありません（ジュース・牛乳類禁）	帰室後より水分を多めにとってください	
安静	制限はありません	車椅子で検査室に向かいます	治療後、トイレまで歩けます	制限はありません
清潔	シャワー・入浴ができます	今日は入浴を控えていただきます		退院後入浴ができます

特定医療法人　○○会△△病院　循環器科

＊病名、入院期間等は現時点で考えられるものであり、今後治療を進めていくうえで変わる場合があります。

備考	

主治医：＿＿＿＿　担当看護師：＿＿＿＿

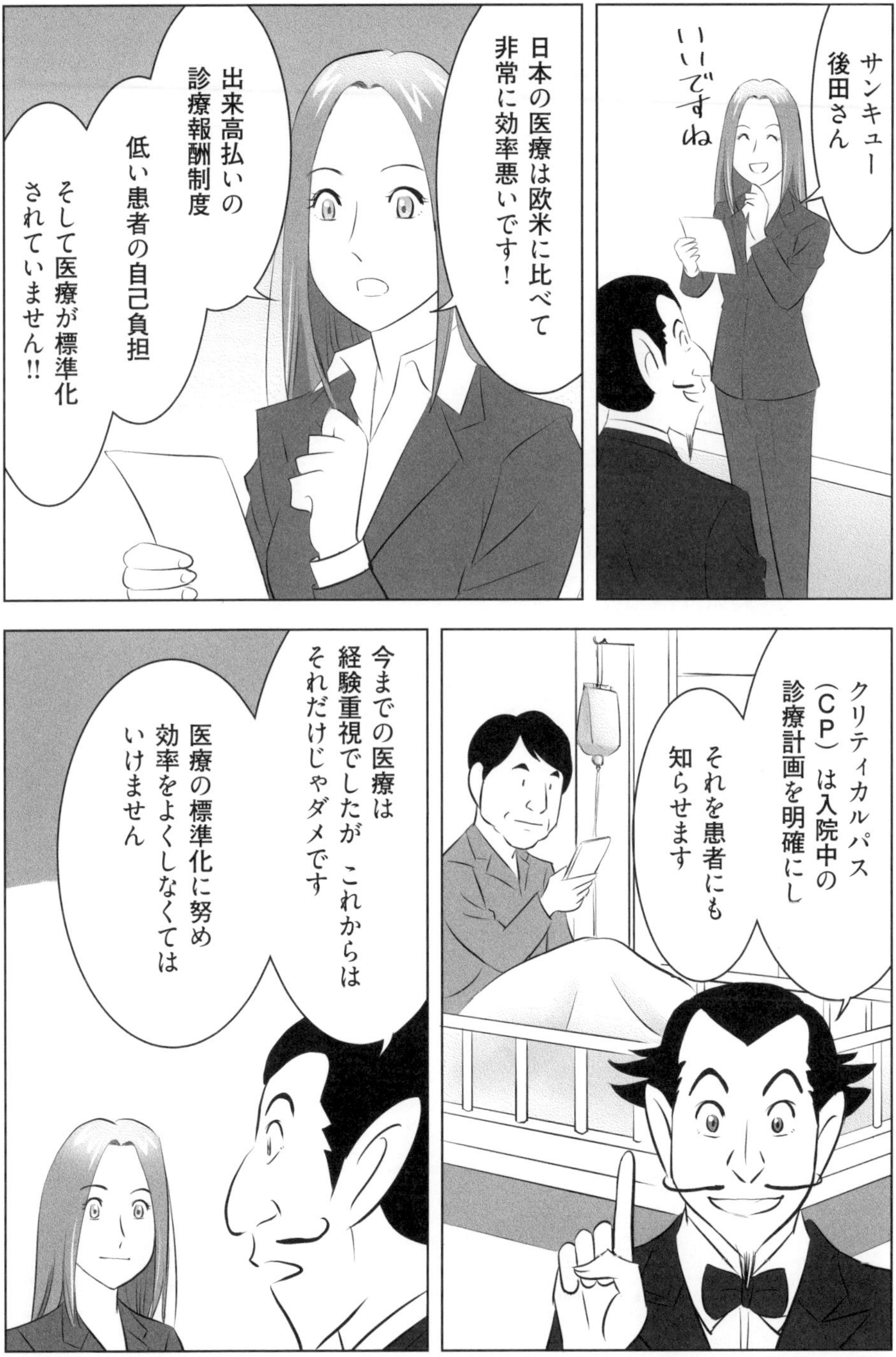
サンキュー後田さん
いいですね
日本の医療は欧米に比べて非常に効率悪いです！
出来高払いの診療報酬制度
低い患者の自己負担
そして医療が標準化されていません!!
クリティカルパス（CP）は入院中の診療計画を明確にし
それを患者にも知らせます
今までの医療は経験重視でしたが　これからはそれだけじゃダメです
医療の標準化に努め効率をよくしなくてはいけません

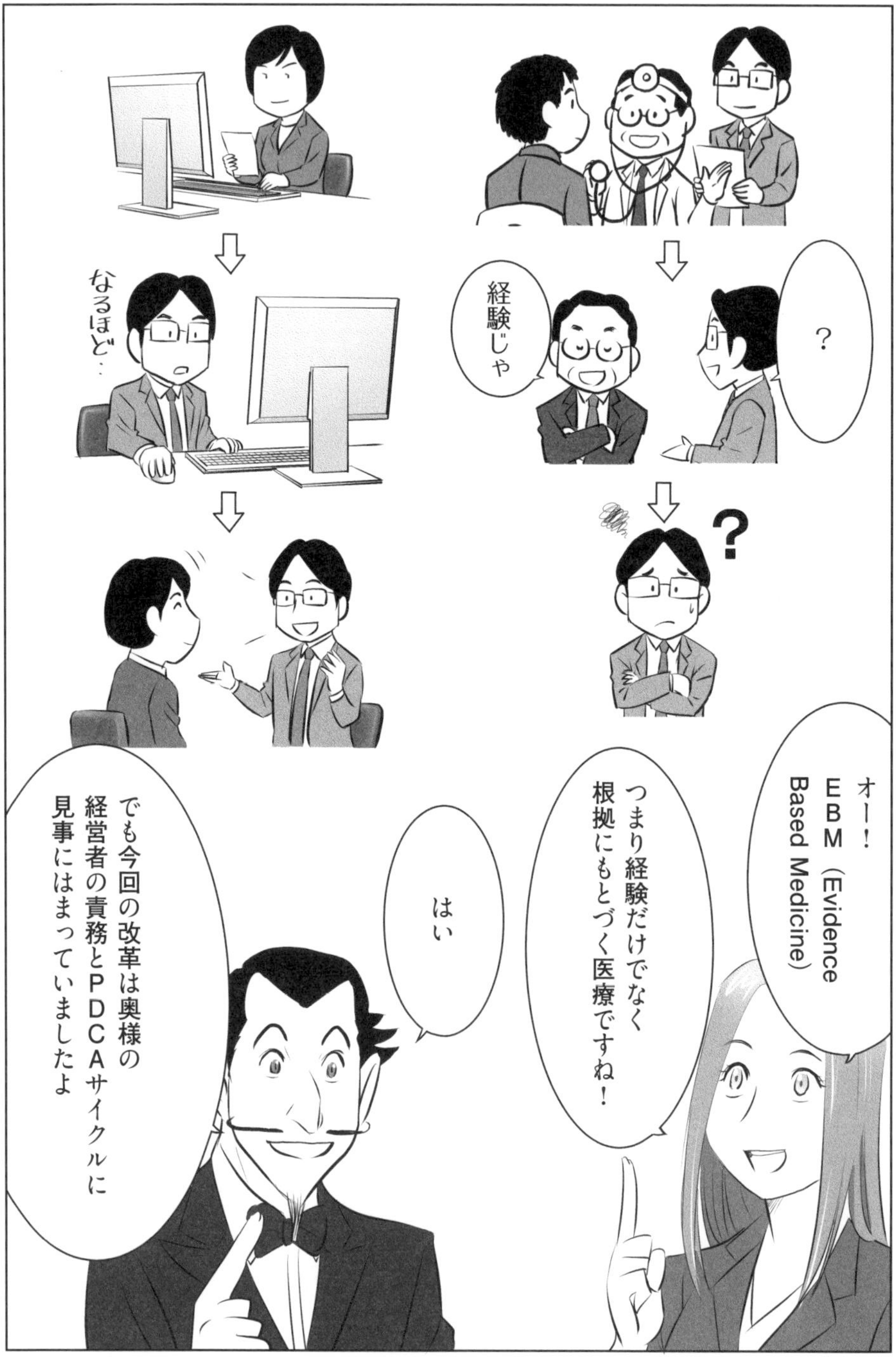
なるほど…
経験じゃ
？
？
オー！
EBM（Evidence Based Medicine）
つまり経験だけでなく
根拠にもとづく医療ですね！
はい
でも今回の改革は奥様の
経営者の責務とPDCAサイクルに
見事にはまっていましたよ

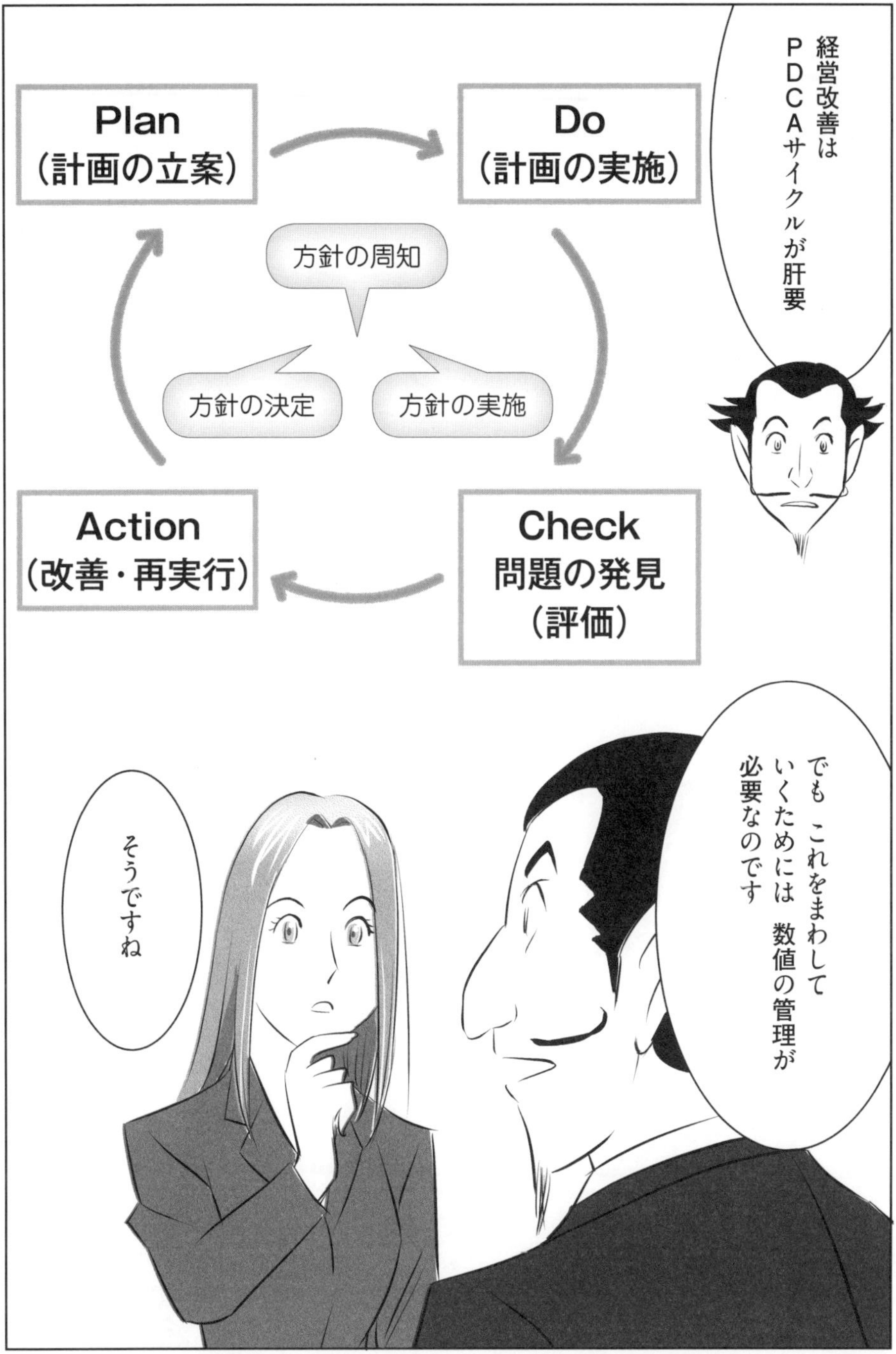
経営改善は PDCAサイクルが肝要
Plan（計画の立案）
Do（計画の実施）
方針の周知
方針の決定
方針の実施
Action（改善・再実行）
Check 問題の発見（評価）
でも これをまわしていくためには 数値の管理が必要なのです
そうですね

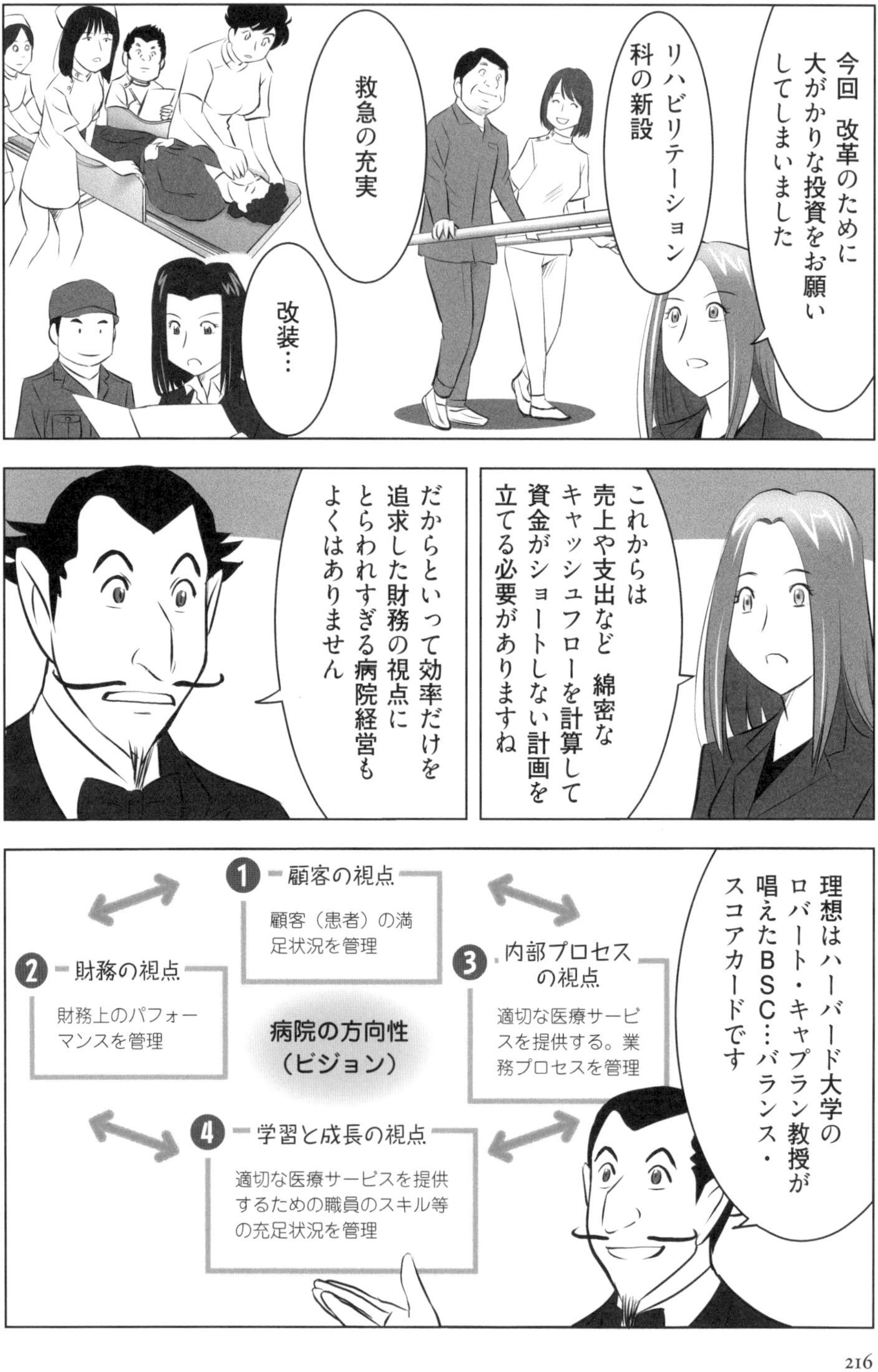
今回 改革のために大がかりな投資をお願いしてしまいました
リハビリテーション科の新設
救急の充実
改装…
これからは売上や支出など 綿密なキャッシュフローを計算して資金がショートしない計画を立てる必要がありますね
だからといって効率だけを追求した財務の視点にとらわれすぎる病院経営もよくはありません
理想はハーバード大学のロバート・キャプラン教授が唱えたBSC…バランス・スコアカードです
病院の方向性（ビジョン）
1 顧客の視点
顧客（患者）の満足状況を管理
2 財務の視点
財務上のパフォーマンスを管理
3 内部プロセスの視点
適切な医療サービスを提供する。業務プロセスを管理
4 学習と成長の視点
適切な医療サービスを提供するための職員のスキル等の充足状況を管理

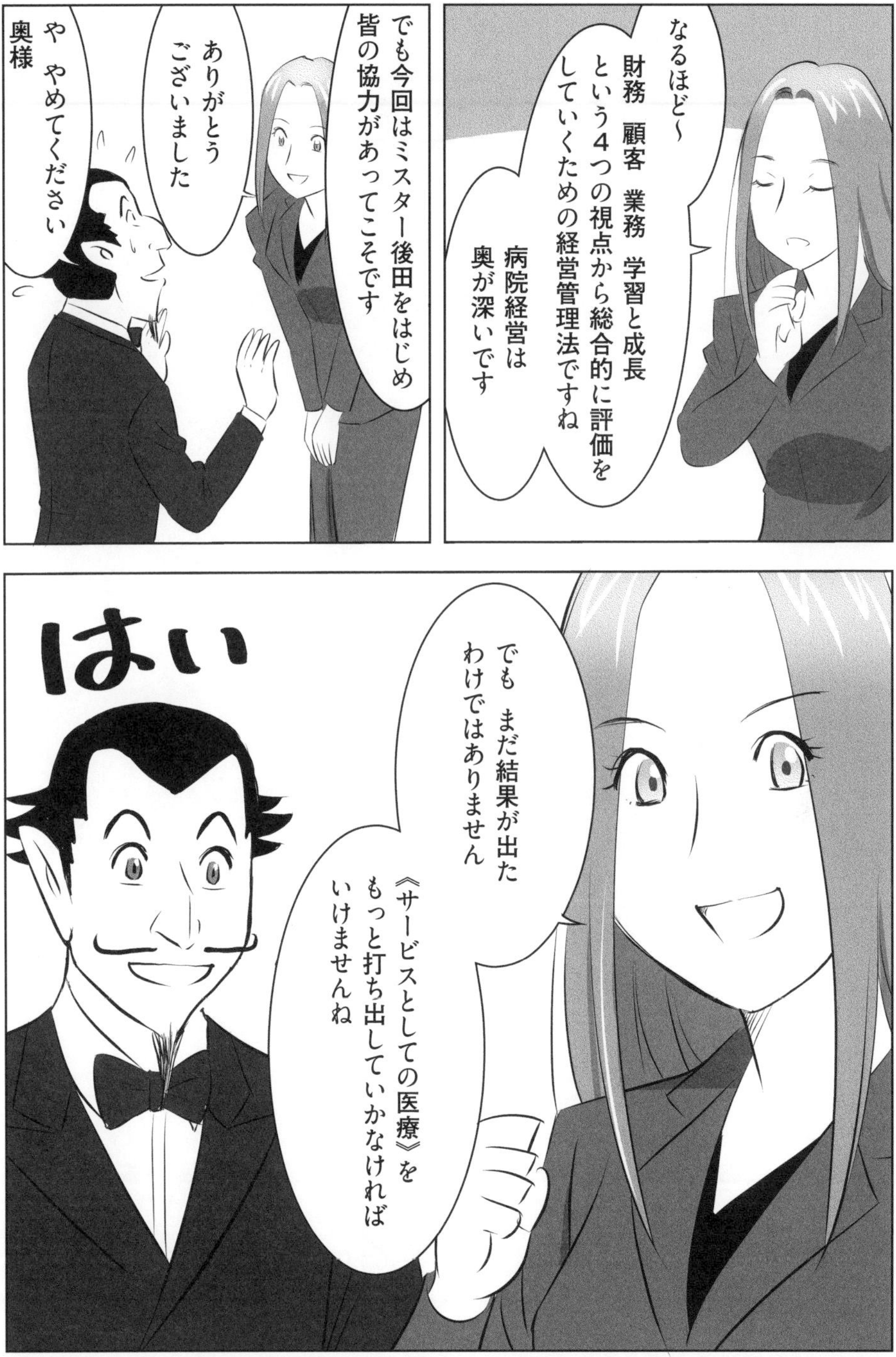
なるほど～
財務　顧客　業務　学習と成長という4つの視点から総合的に評価をしていくための経営管理法ですね
病院経営は奥が深いです
でも今回はミスター後田をはじめ皆の協力があってこそです
ありがとうございました
や　やめてください　奥様
でも　まだ結果が出たわけではありません
《サービスとしての医療》をもっと打ち出していかなければいけませんね
はい

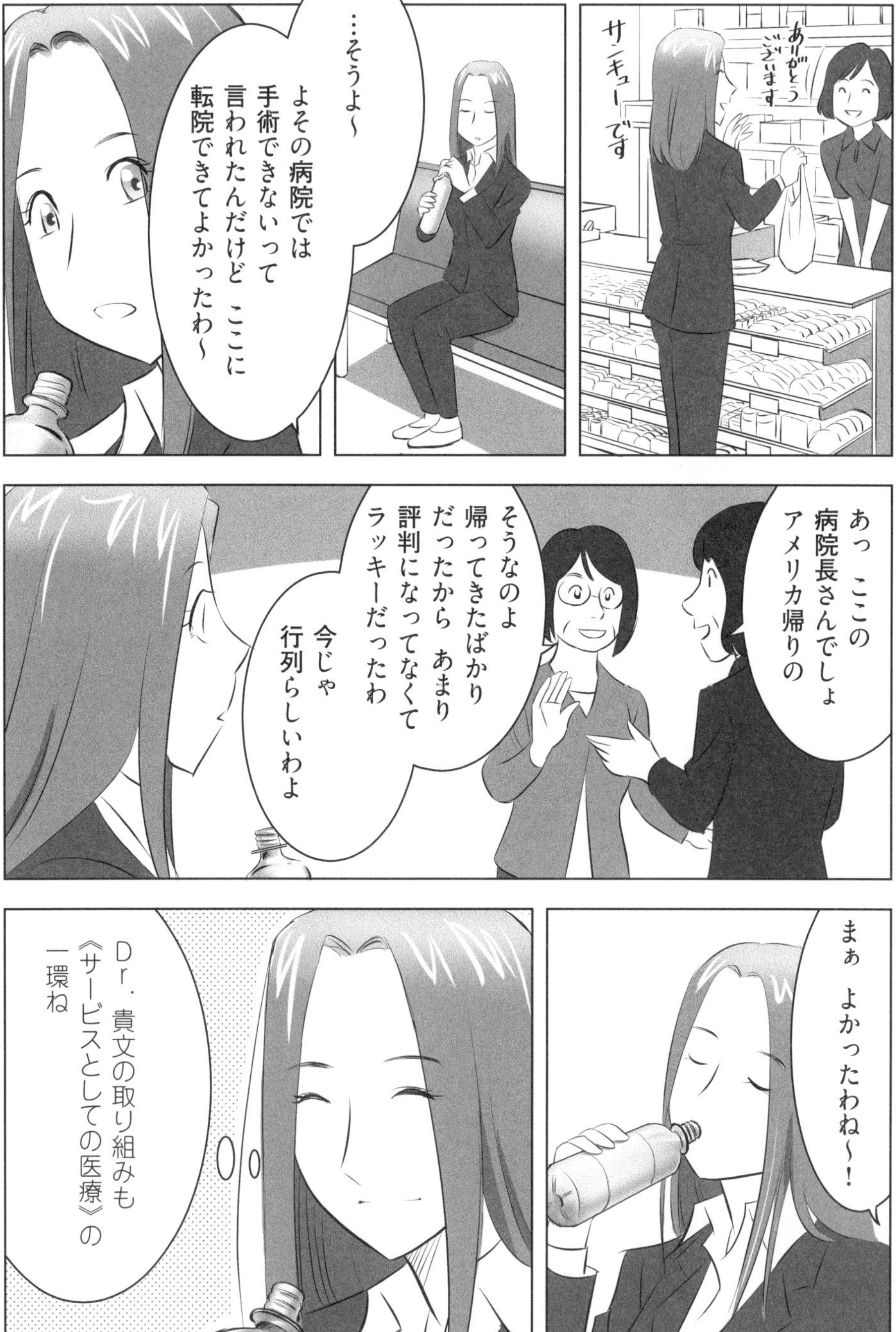

サンキューです
ありがとうございます
…そうよ〜
よその病院では手術できないって言われたんだけど ここに転院できてよかったわ〜
あっ ここの病院長さんでしょ アメリカ帰りの
そうなのよ 帰ってきたばかりだったから あまり評判になってなくてラッキーだったわ
今じゃ行列らしいわよ
まぁ よかったわね〜!
Dr.貴文の取り組みも《サービスとしての医療》の一環ね

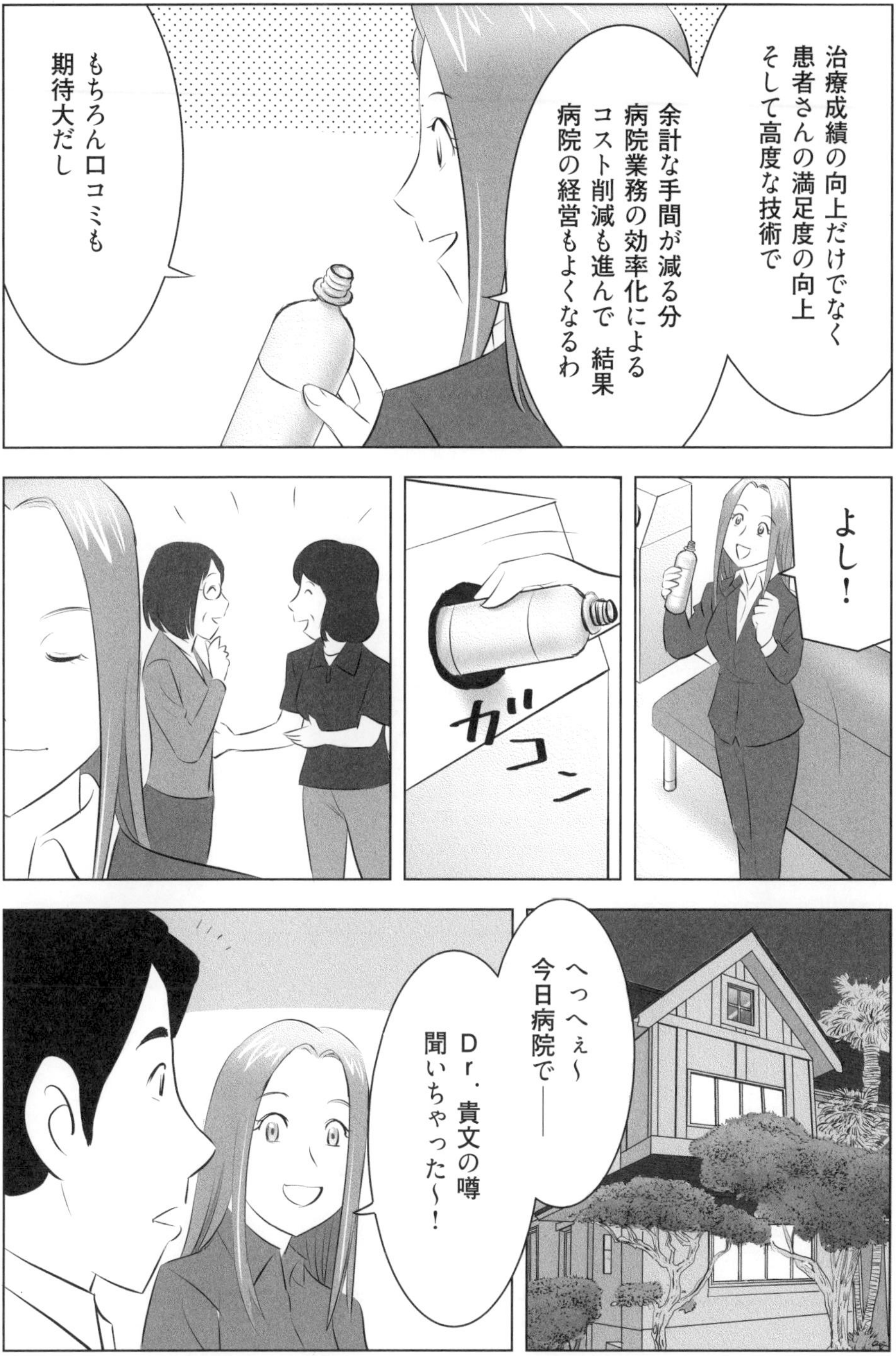
治療成績の向上だけでなく
患者さんの満足度の向上
そして高度な技術で
余計な手間が減る分
病院業務の効率化による
コスト削減も進んで　結果
病院の経営もよくなるわ
もちろん口コミも
期待大だし
よし！
ガコン
へっへぇ～
今日病院で――
Dr．貴文の噂
聞いちゃった～！

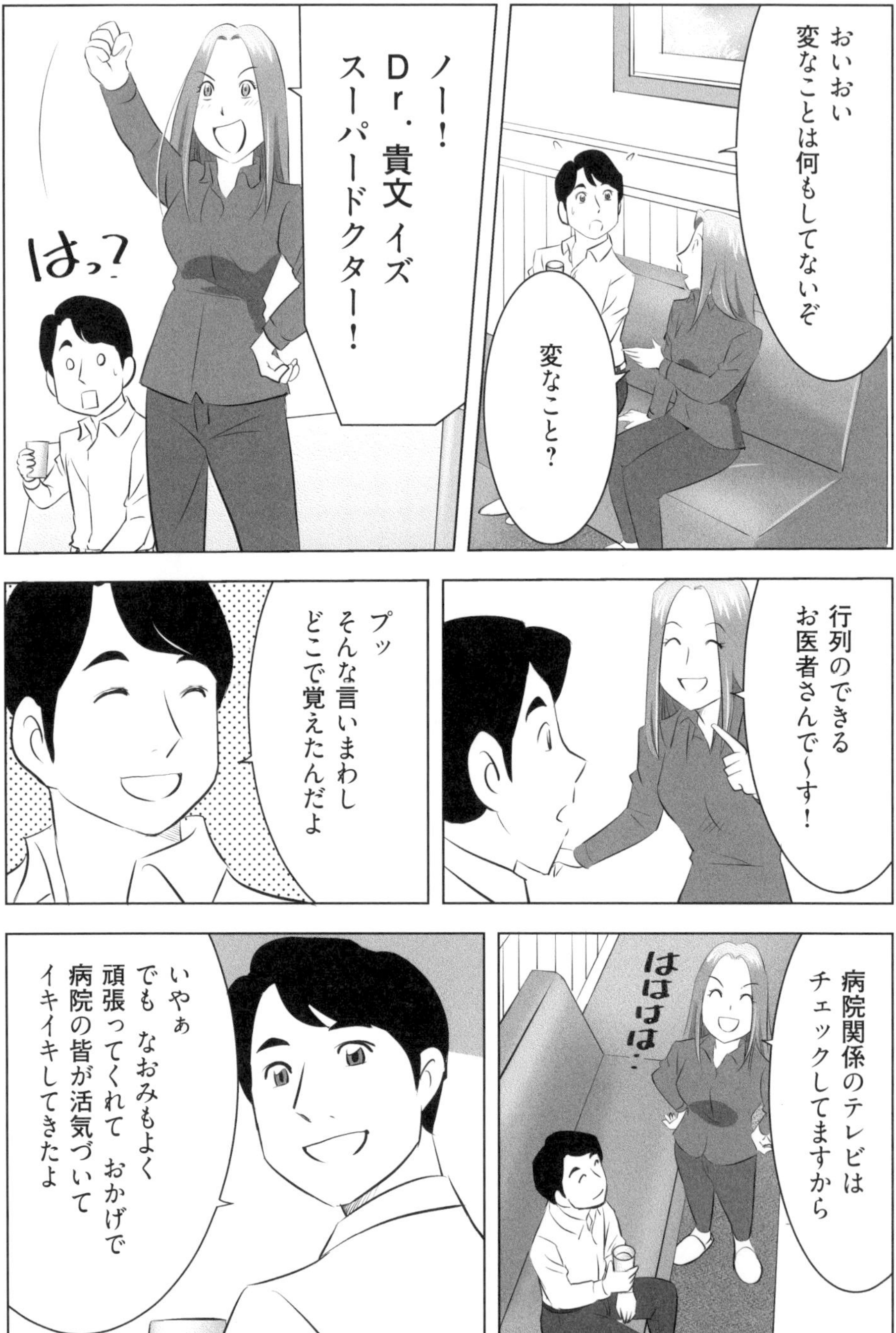
おいおい
変なことは何もしてないぞ
変なこと？
ノー！
Dr．貴文イズ
スーパードクター！
はっ？
行列のできる
お医者さんで～す！
プッ
そんな言いまわし
どこで覚えたんだよ
病院関係のテレビは
チェックしてますから
ははは…
いやぁ
でも　なおみもよく
頑張ってくれて　おかげで
病院の皆が活気づいて
イキイキしてきたよ

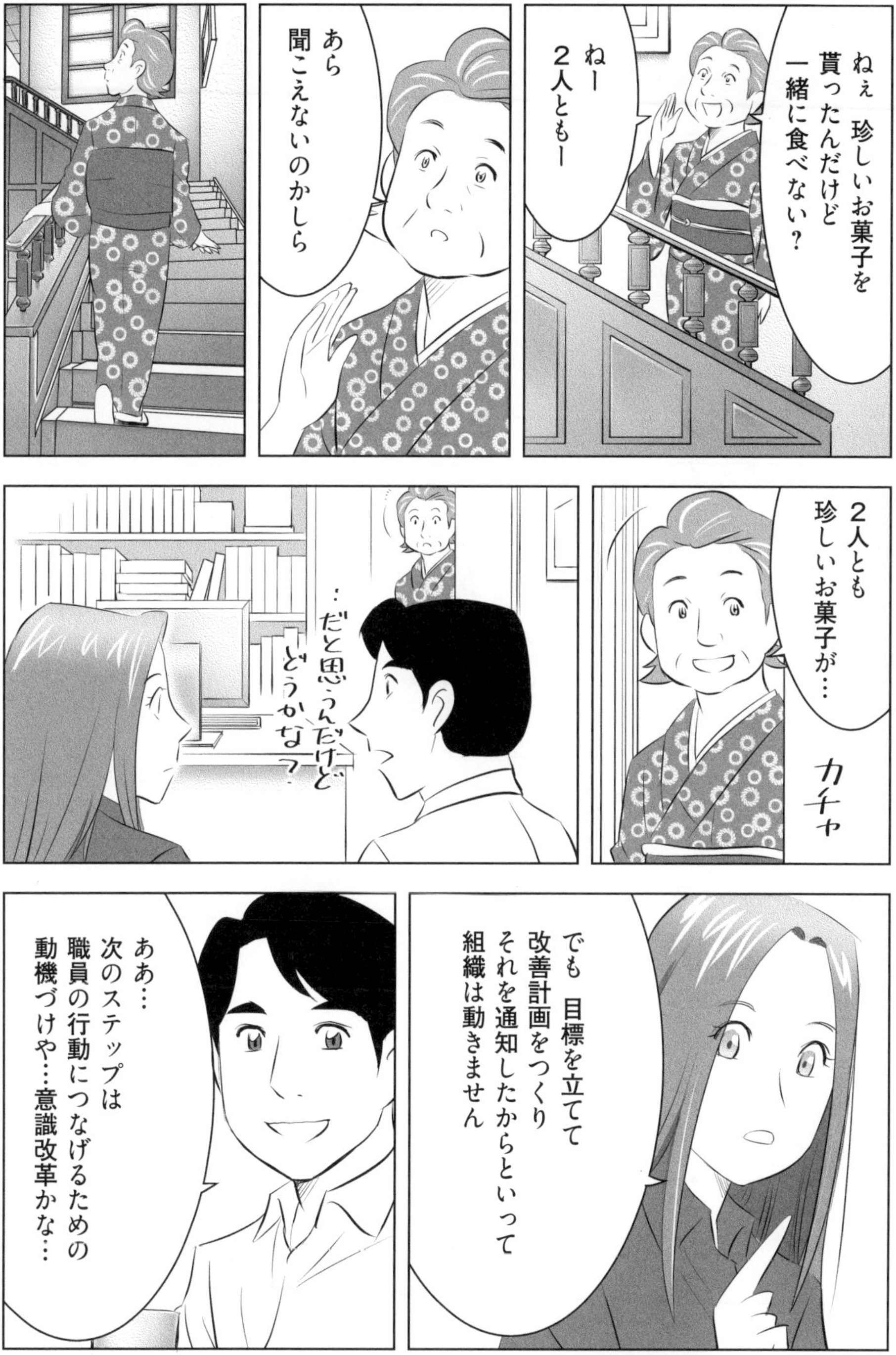
ねぇ 珍しいお菓子を貰ったんだけど一緒に食べない？
ねー 2人ともー
あら 聞こえないのかしら
2人とも珍しいお菓子が…
カチャ
…だと思うんだけど
どうかな？
でも 目標を立てて改善計画をつくりそれを通知したからといって組織は動きません
ああ… 次のステップは職員の行動につなげるための動機づけや…意識改革かな…

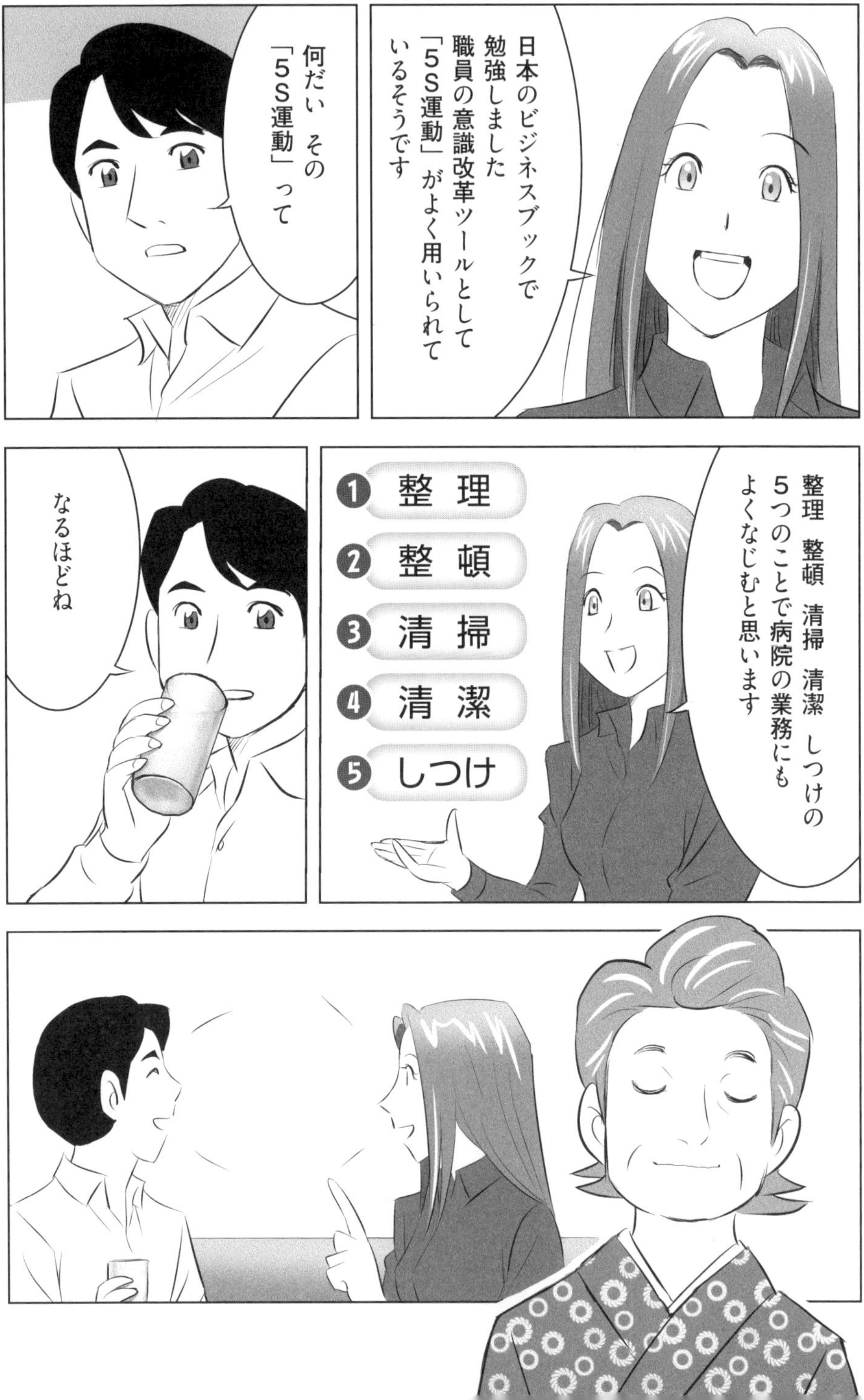
日本のビジネスブックで勉強しました 職員の意識改革ツールとして「5S運動」がよく用いられているそうです
何だい その「5S運動」って
整理 整頓 清掃 清潔 しつけの5つのことで病院の業務にもよくなじむと思います
1 整理
2 整頓
3 清掃
4 清潔
5 しつけ
なるほどね

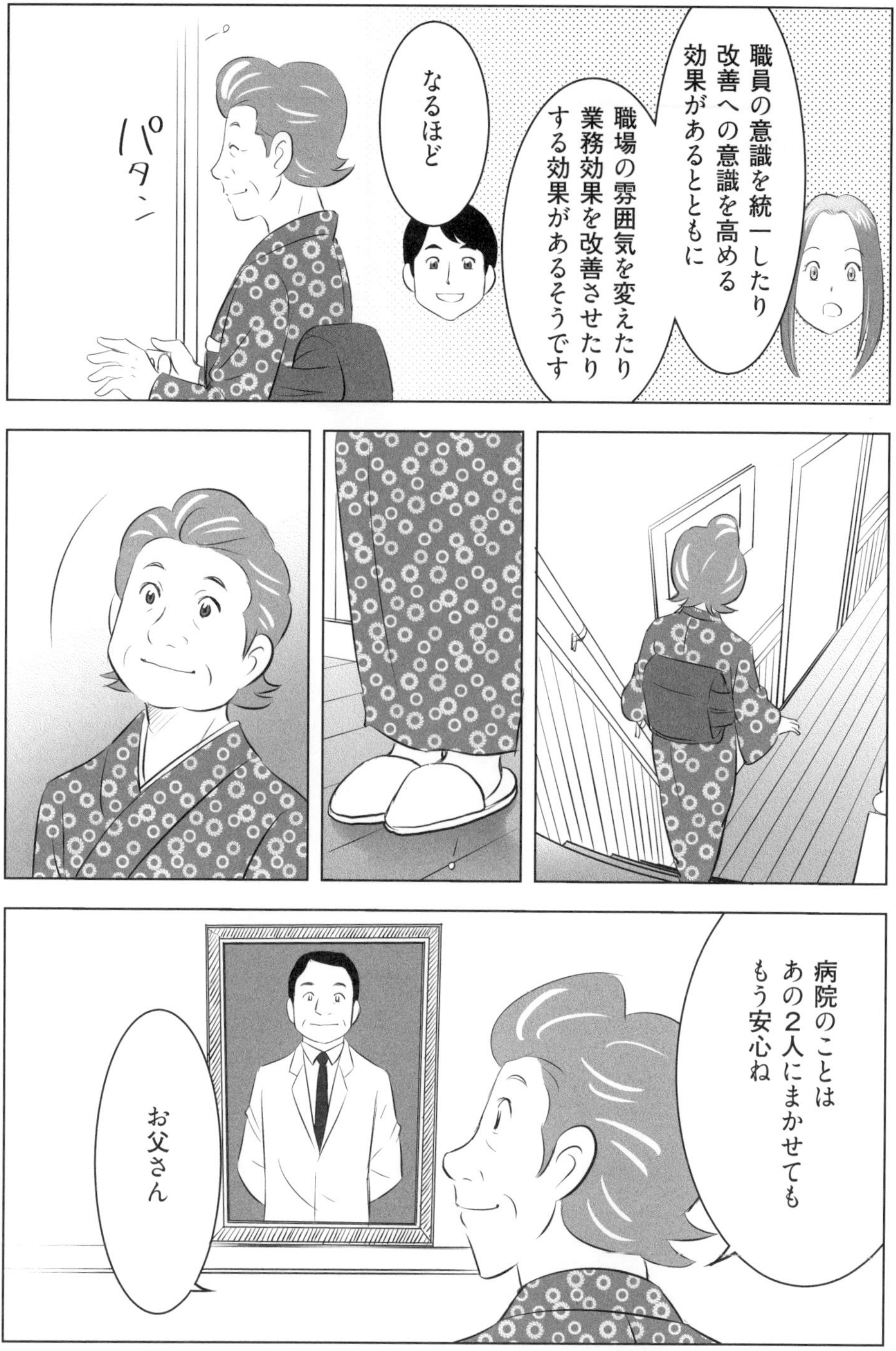
職員の意識を統一したり
改善への意識を高める
効果があるとともに
職場の雰囲気を変えたり
業務効果を改善させたり
する効果があるそうです
なるほど
パタン
病院のことは
あの２人にまかせても
もう安心ね
お父さん

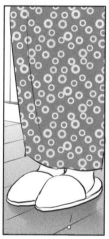

第5章 解説

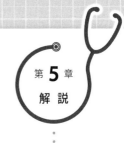

病院経営のポイント

「病院の改革、まだ結果は出ていませんが、すべてはまわりを巻き込んで動かしていく奥様の力があってこそ。今回は釈迦に説法かもしれませんが、病院経営についてのおさらいです」

「シャカ？　ブッダ⁉　またミスター後田が忍者の呪文を唱えました！」

「これは失礼。しかし奥様はしっかりPDCAサイクルで考えることが身についていらっしゃる。それが経営の基本ですよ！」

「プラン、ドゥ、チェック、アクション‼　これは勉強しましたが、日本のビジネス用語、たまにわかりません！」

「ハハハ……そうですね。では、病院経営について簡単にお話ししますね」

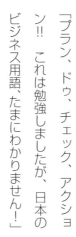

☑ 病院のビジネスモデル

◉ 病院の売上とは

病院の収入は、大きく分けて「**外来収入**」「**入院収入**」、そして健康診断などの「**その他の収入**」の３つに分かれますが、これらの収入比率は、病院の規模によって差が生じます。

外来収入では、無床診療所と５００床以上の病院では１人１日あたり単価に約２倍の格差があり、入院収入では、有床診療所と５００床以上の病院を比較すると１人１日あたり単価に約2～5倍の格差があります。

この収入の格差の理由として、施設規模が大きくなるほど、重症度が高い患者を診療していることが挙げられます。

日本の医療費は診療行為による出来高算定が中心のため、医療資源の必要とする重症度が高い患者に対しての医療費は高額になる傾向があります。

◉ 病院の費用とは

病院の支出は、人件費が一番大きな割合を占めています。一般的には、**人件費率が45～60％の病院が優良病院**で、60％を超えると経営が厳しくなるといわれています。ただし、病院の特徴により人件費率について違いがあります。

次に支出の割合が大きいのが材料費です。医薬品と医療材料が中心となり、病院による差はありますが、材料費は支出の10～30％を占めています。

また、病院特有の傾向として、減価償却費の高い点が挙げられます。病院は建物の固定資産額が大きいだけでなく、医療機器も高額であることがその理由です。

たとえば、最近流行の重粒子治療装置などは施設と医療機器で100億円もするといわれています。経営の合理化を進めている病院では、委託費の比率が高くなります。人件費の圧縮のために、医療事務部門や給食サービスの**外部委託化**が進んでいます。当然、委託費率と人件費率は関係があり、委託比率が高いと人件費率が低くなります。

基本的に、病院は人件費率が高いビジネスなので、効率的で効果的な業務遂行をするための人材育成と適正な人材配置が、病院を黒字にするか赤字にするかを分けるポイントとなります。

☑火の車の病院経営

◉病院経営事情

全国公私病院連盟の2015（平成27）年度の報告書によると、黒字の病院は28・5％、赤字の病院は71・5％です。診療報酬がマイナス改定された2002（平成14）年度に至っては、赤字の病院が約8割との結果になりました。民主党政権後の診療報酬改定では、引き上げられましたが、赤字病院が再び増えつつあります。

一般の会社であれば、赤字が続けば倒産や経営者の交代など、何らかの形で業界からの退場を命じられるのですが、病院ではそのようなことがなぜ起きないのでしょうか。

その答えは、「**キャッシュフロー**」と「**過去**

の資産」というキーワードに集約されます。

キャッシュフローは、キャッシュフロー計算書に表されるように、現金の流れです。損益計算書が赤字になっても、キャッシュフロー計算書が黒字になっていれば企業は潰れません。一方、病院は固定資産が大きいため、減価償却費が大きくなります。減価償却費はキャッシュがプラスになる要因です。そのため、結果的には赤字なのですが、病院の口座には現金が残るしくみとなります。

次に、過去の資産について見てみましょう。日本の病院は、高度成長期に設立されたものが多く存在します。設立当時は田舎だった地域がその後再開発され、土地が高騰し優良資産となっているケースも多々あります。そこで、銀行も担保が続く限り融資に応じたり、場合によっては、創業の土地を売却して少し離れたところへ移転することもあります。これにより病院の建て替え資金が捻出できたりもします。

最後に、**貸し倒れがあまり発生しない**のが病院です。どの業種においても貸し倒れは大問題です。得意先の倒産により売掛金が回収できなくなり、連鎖倒産することもあります。

ところが、病院は保険診療では基本的に7割が保険で賄われていますので、自己負担金の支払いを拒否されたりしても、残りの3割に対しての貸し倒れですみます。

また、救急病院などで外国人の無保険者が費用を払えないなどのケースが増加しており、医療費を踏み倒されるのは病院にとって打撃ではありますが、これについても救急指定病院などには補助金が繰り入れられているため、全額まるまる損をするわけではありません。

◉赤字は病院を蝕む

赤字自体も問題ですが、この状態で病院経営が続くことの弊害が心配されています。赤字が続き、資産を食い潰している状況が長期にわたると、今後は病院の建て替えや医療機器の買い替えができなくなる可能性があります。**今後の医療の質を左右する大きなテーマ**となることは問違いありません。

☑計画的な診療と標準化

日本の医療は欧米諸国と比較して、効率が悪いといわれています。その理由としては、**出来高払いの診療報酬制度、自己負担金額が低いこと、そして医療が標準化されていないこと**などが挙げられてきました。

そのような理由で、WHO（世界保健機関）の「2000年版世界保健報告」（2000（平成12）年6月）で、日本は「保健サービスの到達度」では総合第1位（191カ国中）でしたが、「保健システムの効率性」では10位となっています。

◉効率性は平均在院日数

とくに近年は、保険財政が悪化したことにより、非効率なシステムを看過するわけにはいかなくなりました。

クリティカルパスの例

【患者様用クリティカルパス】

＿＿＿＿＿＿＿＿様　　　　＿＿＿＿＿＿病棟　＿＿＿＿号室

病名：＿＿＿＿＿＿＿＿＿＿＿＿＿＿＿＿＿＿＿＿

心臓カテーテル（ＡＭ）

経過日付	入院日	２日目・検査前	検査後	検査後１日目・退院
検査	血液・心電図・レントゲンの検査があります	心臓カテーテル検査		
治療・処置	刺入部位の除毛を行います	点滴前に検査着に着替えていただきます	心電図の器械をつけます。出血しないよう止血バンドをします	朝、器械を外します。刺入部位の消毒をします
点滴		検査前より点滴を始めます	検査後点滴を１本行います	
内服	医師の指示どおり内服してください			
食事	治療食が出ます	朝食は食べられません	検査後１時間したら食事が食べられます	治療食が出ます
水分		水分・お茶の制限はありません（ジュース・牛乳類禁）	帰室後より水分を多めにとってください	
安静	制限はありません	車椅子で検査室に向かいます	治療後、トイレまで歩けます	制限はありません
清潔	シャワー・入浴ができます	今日は入浴を控えていただきます		退院後入浴ができます

特定医療法人　○○会△△病院　循環器科

＊病名、入院期間等は現時点で考えられるものであり、今後治療を進めていくうえで変わる場合があります。

備考	

主治医：＿＿＿＿＿＿＿＿　　　担当看護師：＿＿＿＿＿＿＿＿

厚生労働省から問題視されたのが、**平均在院日数**です。世界的には、この平均在院日数が医療の効率性を測る指標になっています。

そこで、厚生労働省は病院が平均在院日数の短縮化を進めるようなしくみを診療報酬体系の中に組み込みました。

その1つが、DPC／PDPSの**効率性係数**です。疾患ごとの患者の入院日数を短くしていくと効率性係数が上がり、病院の収入が増加するようにインセンティブがつけられています。

◉入院の工程表

平均在院日数を短縮には、もはや**クリティカルパス（CP）**抜きには語れません。

CPは、患者に対するケア内容を縦軸に、時間の経過を横軸にとり、診療・ケアの計画を二次元構造で示したものです。CPは過去の診療内容から標準的な治療手順を並べてつくられ、定期的に医療の質が向上するように見直しが行われています。医師や看護師などはこのCPに沿って手術や検査を行い、患者はCPを使った診療の説明を受けることにより、入院中の診療計画を知ることができます（前ページ図参照）。

これまでいつ、どのような治療をするのかがわからないといわれてきた医療現場も、CPの導入により、入院時の患者さんへの説明もスムーズになってきました。

☑病院は委員会だらけ

◉感染症対策委員会

感染症対策委員会は、ＭＲＳＡ（メチシリン耐性黄色ブドウ球菌）による院内感染が社会問題となったときに診療報酬点数で感染対策委員会を設置することで報酬が得られるように規定されました。院内感染や感染症に関する対策について規定を作成したり、院内におけるさまざまな感染症について周知することを目的として活動しています。

◉褥瘡対策委員会

高齢化とともに寝たきり患者が増加しています。寝たきりの患者は褥瘡《じゅくそう》（床ずれのように、寝たきりの患者が皮膚を圧迫してしまうことによる皮膚の潰瘍）になると長期入院になりやすいものです。そのため、医療の質を向上する観点から、**褥瘡対策委員会**の設置が診療報酬点数で報酬が得られるように定められました。

褥瘡対策委員会は、褥瘡治療経験のある医師や看護師を中心として、褥瘡の予防や褥瘡ができてしまった場合に早くよくなることを目的に活動しています。

◉医療安全対策委員会

有名病院などでも医療事故が頻発している昨今、どの医療機関でも安全な医療を提供する体制の整備が求められており、医療事故への対策が官民で進められています。医療安全対策委員会の設立は、こうしたことを背景に設立が定められました。

　この委員会は、**ヒヤリ・ハット**（作業中に「ヒヤリとした、ハッとした」というような経験事例）の事例収集と事例の検討、業務改善や患者の医療安全のための業務設計を行うことを目的として運営されています。

　こちらも診療報酬点数において報酬が得られるようになっています。

◉医局会

医局会は、病院の診療方針や症例検討を行う場です。院長をはじめ医師が中心となる会議ですが、事務長や看護部長が参加している病院も多くあります。
　ＣＴなど大型医療機器の導入についてもこの

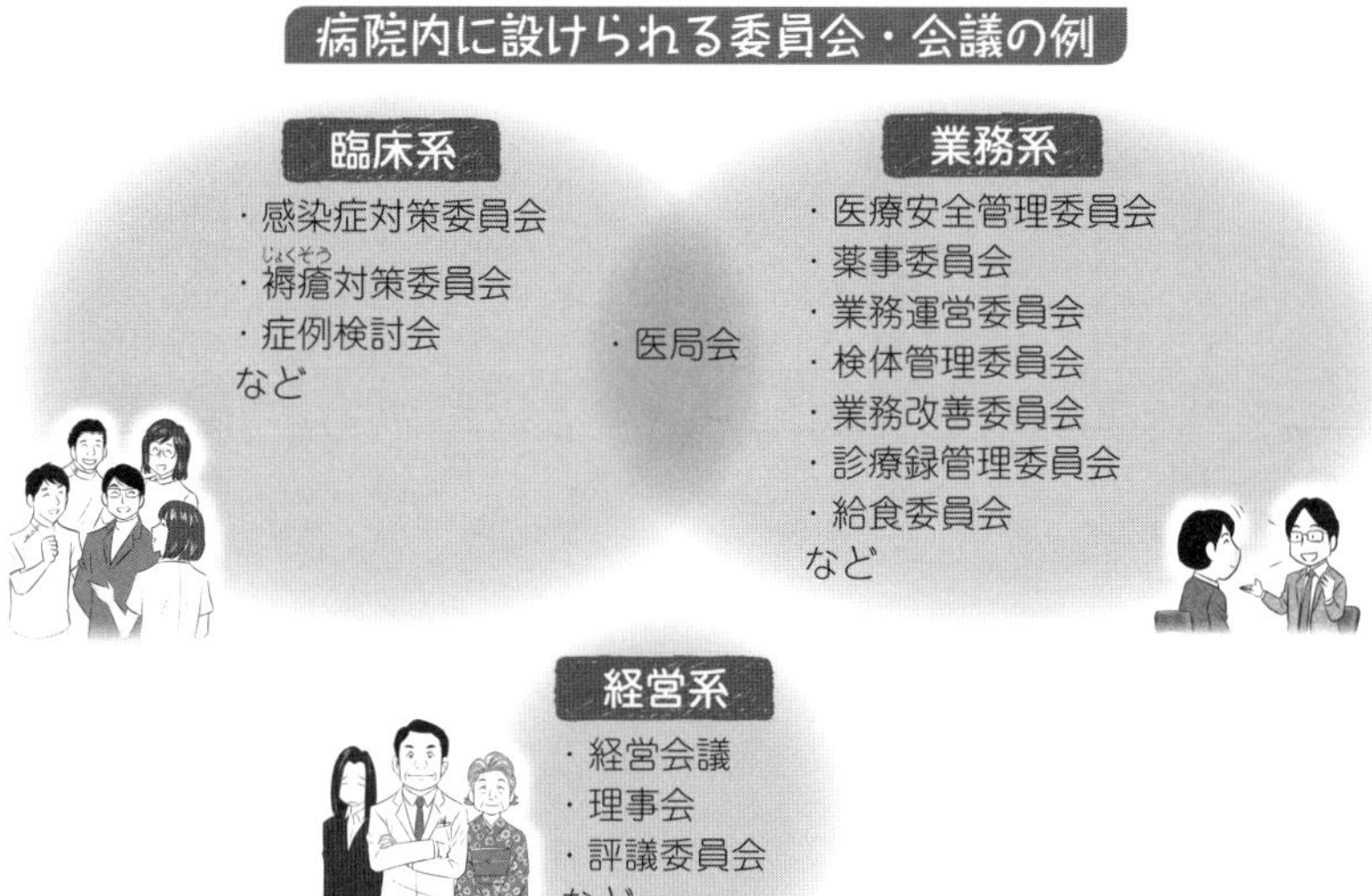

会議で協議し、経営会議で最終決定が下されます。

◉薬事委員会

医薬品の採用や、院内における医薬品の情報について議論・交換する場です。医薬品採用の手順や、採用ルールもあわせて検討・決定している病院も少なくありません。一般的には、医局会と一緒に行われているようです。

◉経営会議

院長、事務長、看護部長が中心となって、経営全般についての話し合いが行われます。

たとえば、病院の収支や予算、今後の運営方針などが議題に上がります。医局会で協議したCTなどの大型医療機器の導入についても、この会議で最終決定されます。

このほか、**患者の満足度向上委員会**や**給食委員会**、**看護師長会議**、**医療材料委員会**などあります。

各部門内においても、医療技術の発展のためにさまざまな委員会を抱えている病院は少なくありません。病院組織は複雑ゆえ、**委員会は乱立する傾向**があります。

☑企業経営と変わらなくなってきた病院経営

ここ数年、病院経営の手法は最新か旧態依然か極端に2極化してきています。ここでは、ＩＣＴ化と最新の病院管理手法について説明します。

◉病院のＩＣＴ最前線

病院のＩＣＴ化は比較的歴史が浅く、レセプト作成のためにコンピュータが導入されたことがはじまりです。現在、最先端の病院管理システムとして挙げられるのは、**電子カルテシステム**です。

電子カルテシステムを説明する前に、オーダリングシステムという発生源入力システムについて説明しましょう。

このシステムは、現在では1世代前のシステムですが、製造業で販売管理や生産管理、購買管理などを統合管理するＥＲＰ（Enterprise Resource Planning）に似たシステムとなっています。

薬剤処方を医師がＰＣ画面からオーダーすると、処方せんが発行されます。同時に薬歴が残され、薬剤の在庫管理、会計の計算がされます。最近はトヨタのＪＩＴ（Just in Time）の方式を物流に導入したＳＰＤ（Supply processing & Distribution）により薬剤の処方から出庫数を割り出して、自動発注するシステムも構築されています。オーダリングシステムは、薬剤の処方などの指示を処理する機能だけでなく、検査データもリアルタイムで閲覧できるようになっています。

電子カルテシステムは、カルテの医師記録が電子化されたものです。

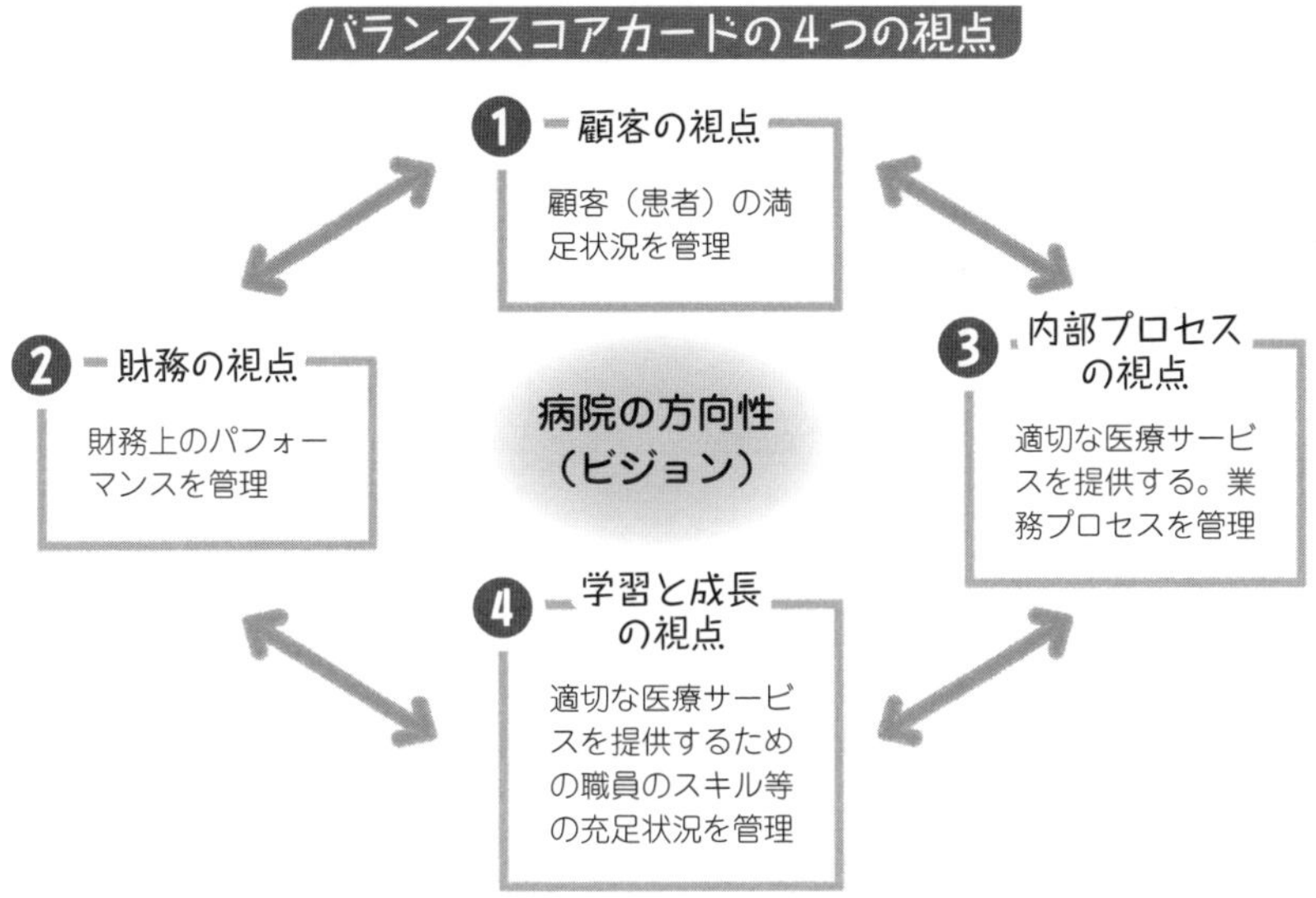

ただし、手書きであったものをキーボード入力することや、紙で閲覧していた記録をディスプレイで閲覧しなければならないといった問題があります。

◉経営管理の最前線

医療業界も、最新技術を導入し、日々経営課題に取り組んでおり、最近はABCやBSCなどの新しい経営管理方法が導入されています。

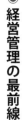

ABC（Activity-Based Costing）は活動基準原価計算のことですが、急性期医療の包括化の導入が議論されはじめた当時、疾病別原価計算を行う病院が増加しましたが、従来の原価計算方式では疾病別原価計算は難しいという指摘もあり、活動基準原価計算を採用する病院が現わ

れました。

一方、ＢＳＣ（Balanced Score Carad：バランス・スコアカード）とは、財務の視点にとらわれ過ぎていた経営管理を財務、顧客、業務、学習と成長、という4つの視点から総合的に評価をしていくための経営管理手法です（前ページ上図参照）。この手法は、ハーバード大学のロバート・キャプラン教授により提唱されました。

近年の病院管理は財務の視点が中心になり過ぎているとの指摘があり、ＢＳＣの導入をする病院も増えています。

経営支援システムとして院内の情報を可視化していくために**ＢＩ**（Business Inteligence）**ソフト**を導入する病院も増えてきました。

このように、病院も経営ツールなどを使いこなすようになってきています。

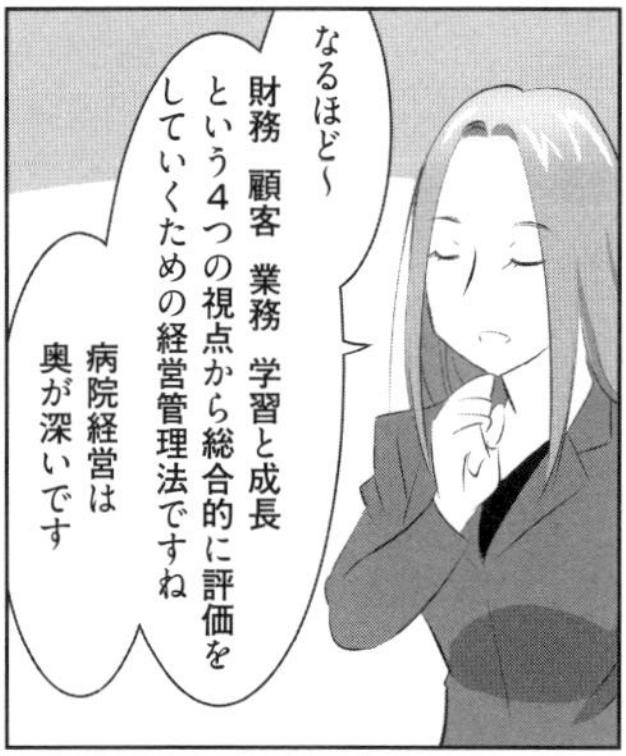

エピローグ

医療とビジネス

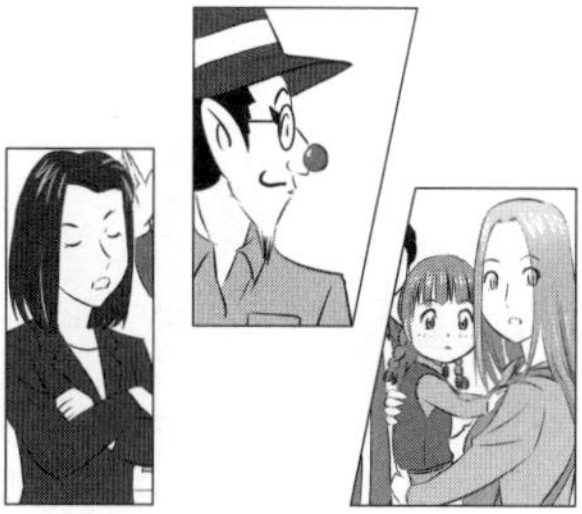

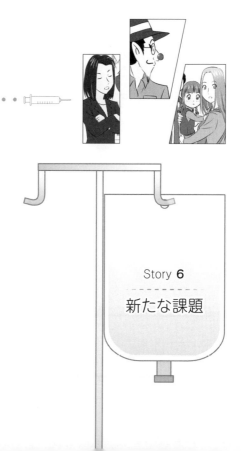

Story 6

新たな課題

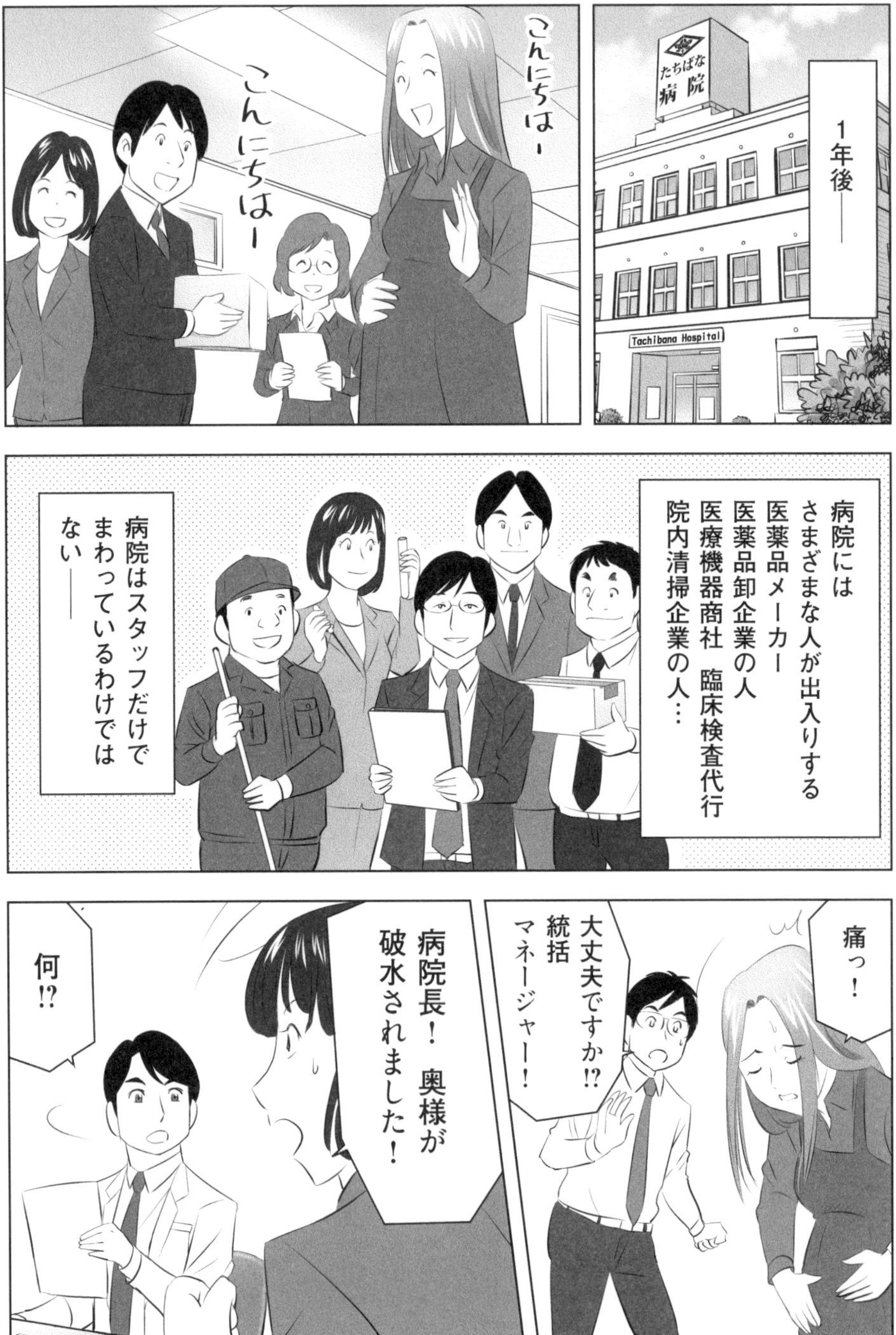
たちばな病院
1年後——
Tachibana Hospital
こんにちはー
こんにちはー
病院には
さまざまな人が出入りする
医薬品メーカー
医薬品卸企業の人
医療機器商社　臨床検査代行
院内清掃企業の人…
病院はスタッフだけで
まわっているわけではない——
痛っ！
大丈夫ですか!?
統括マネージャー！
病院長！　奥様が破水されました！
何!?

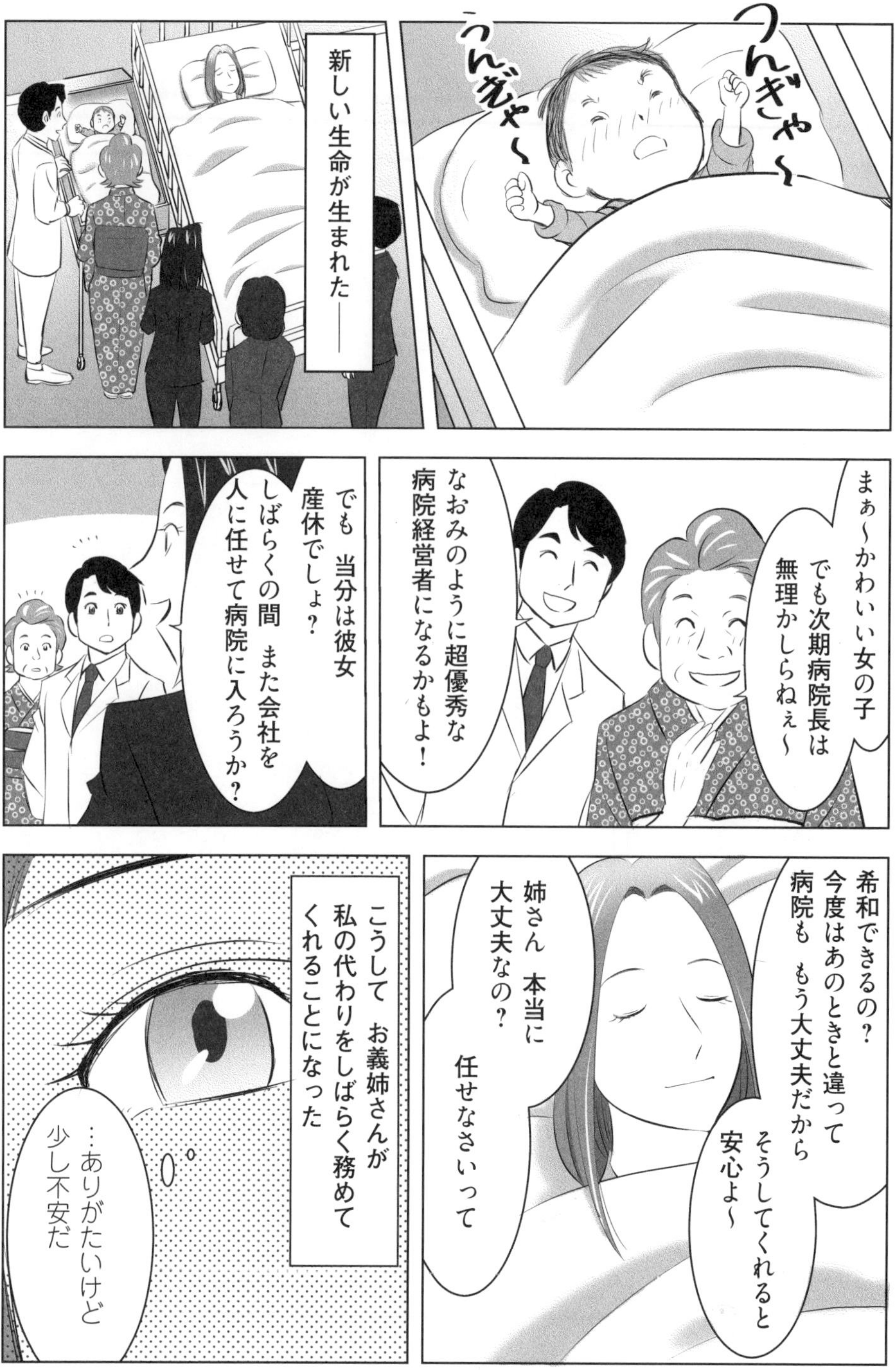
うんぎゃ～

うんぎゃ～

新しい生命が生まれた――

まぁ～かわいい女の子 でも次期病院長は無理かしらねぇ～

なおみのように超優秀な病院経営者になるかもよ！

でも 当分は彼女産休でしょ？ しばらくの間 また会社を人に任せて病院に入ろうか？

希和できるの？ 今度はあのときと違って病院も もう大丈夫だから
そうしてくれると安心よ～

姉さん 本当に大丈夫なの？

任せなさいって
こうして お義姉さんが私の代わりをしばらく務めてくれることになった
…ありがたいけど少し不安だ

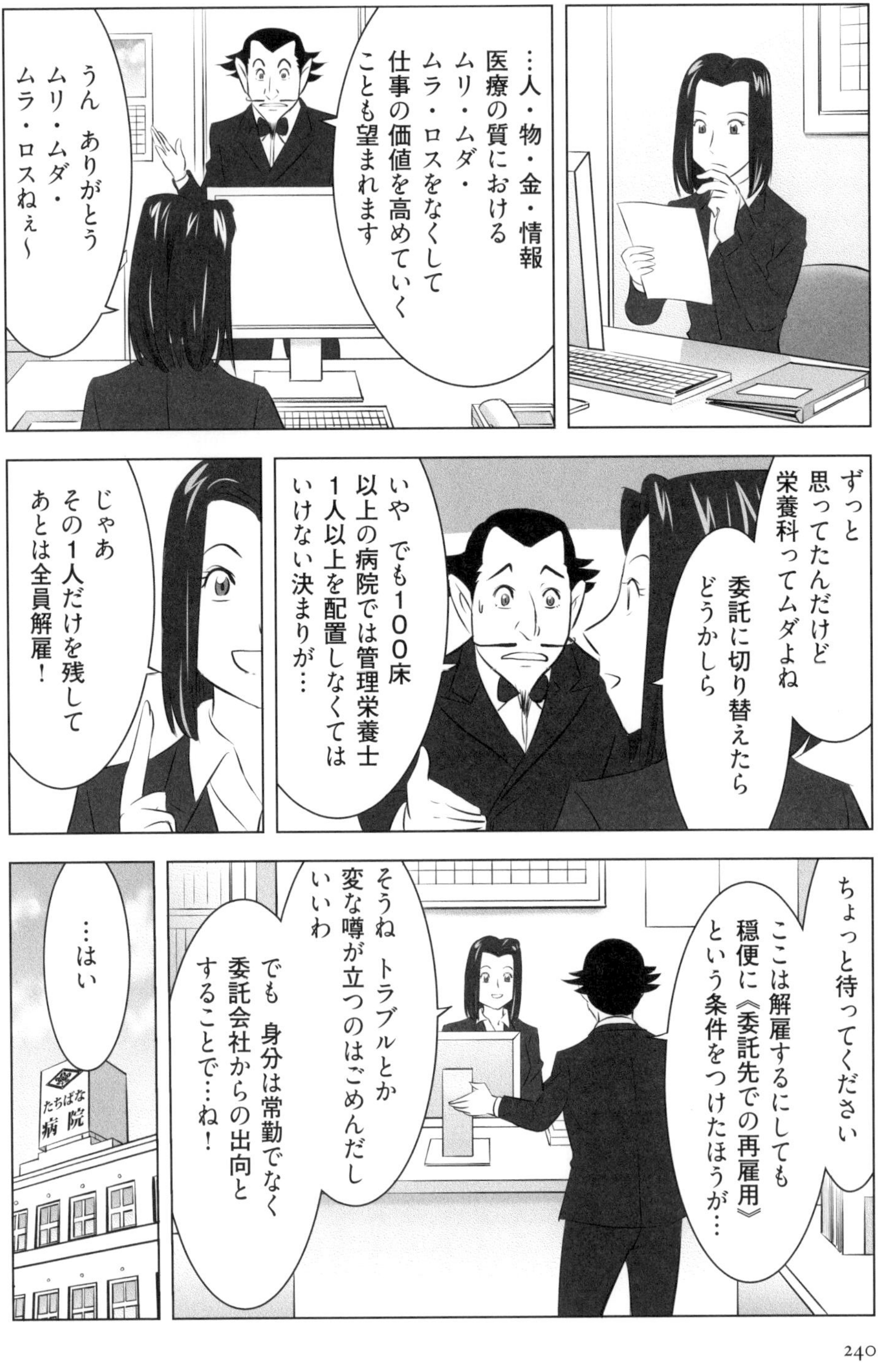
…人・物・金・情報
医療の質における
ムリ・ムダ・
ムラ・ロスをなくして
仕事の価値を高めていく
ことも望まれます
うん ありがとう
ムリ・ムダ・
ムラ・ロスねぇ～
ずっと
思ってたんだけど
栄養科ってムダよね
委託に切り替えたら
どうかしら
いや でも100床
以上の病院では管理栄養士
1人以上を配置しなくては
いけない決まりが…
じゃあ
その1人だけを残して
あとは全員解雇!
ちょっと待ってください
ここは解雇するにしても
穏便に《委託先での再雇用》
という条件をつけたほうが…
そうね トラブルとか
変な噂が立つのはごめんだし
いいわ
でも 身分は常勤でなく
委託会社からの出向と
することで…ね!
…はい
たちばな
病院

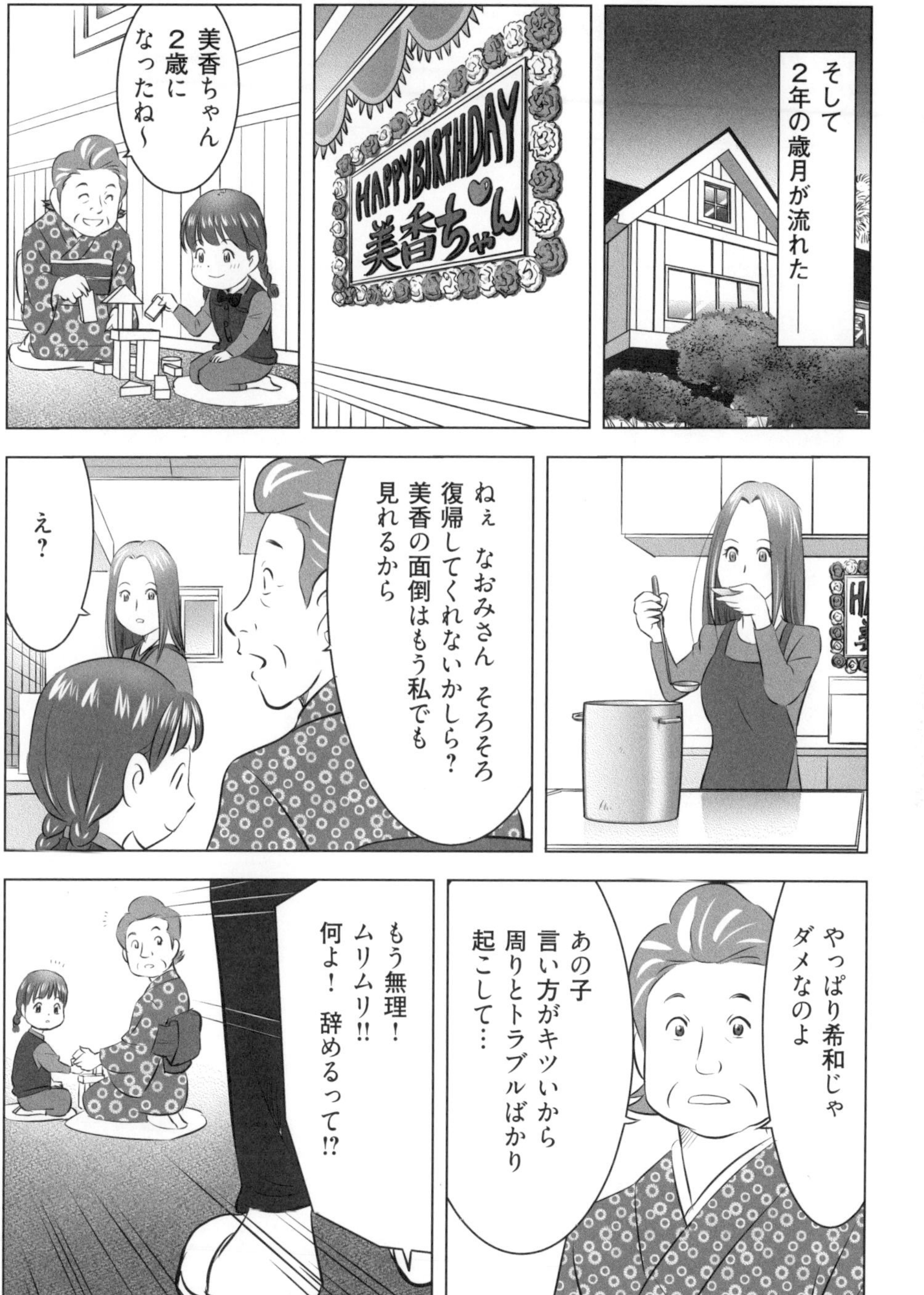

そして2年の歳月が流れた――
HAPPY BIRTHDAY 美香ちゃん
美香ちゃん2歳になったね～
ねぇ なおみさん そろそろ復帰してくれないかしら？美香の面倒はもう私でも見れるから
え？
やっぱり希和じゃダメなのよ
あの子言い方がキツいから周りとトラブルばかり起こして…
もう無理！ムリムリ!! 何よ！辞めるって!?

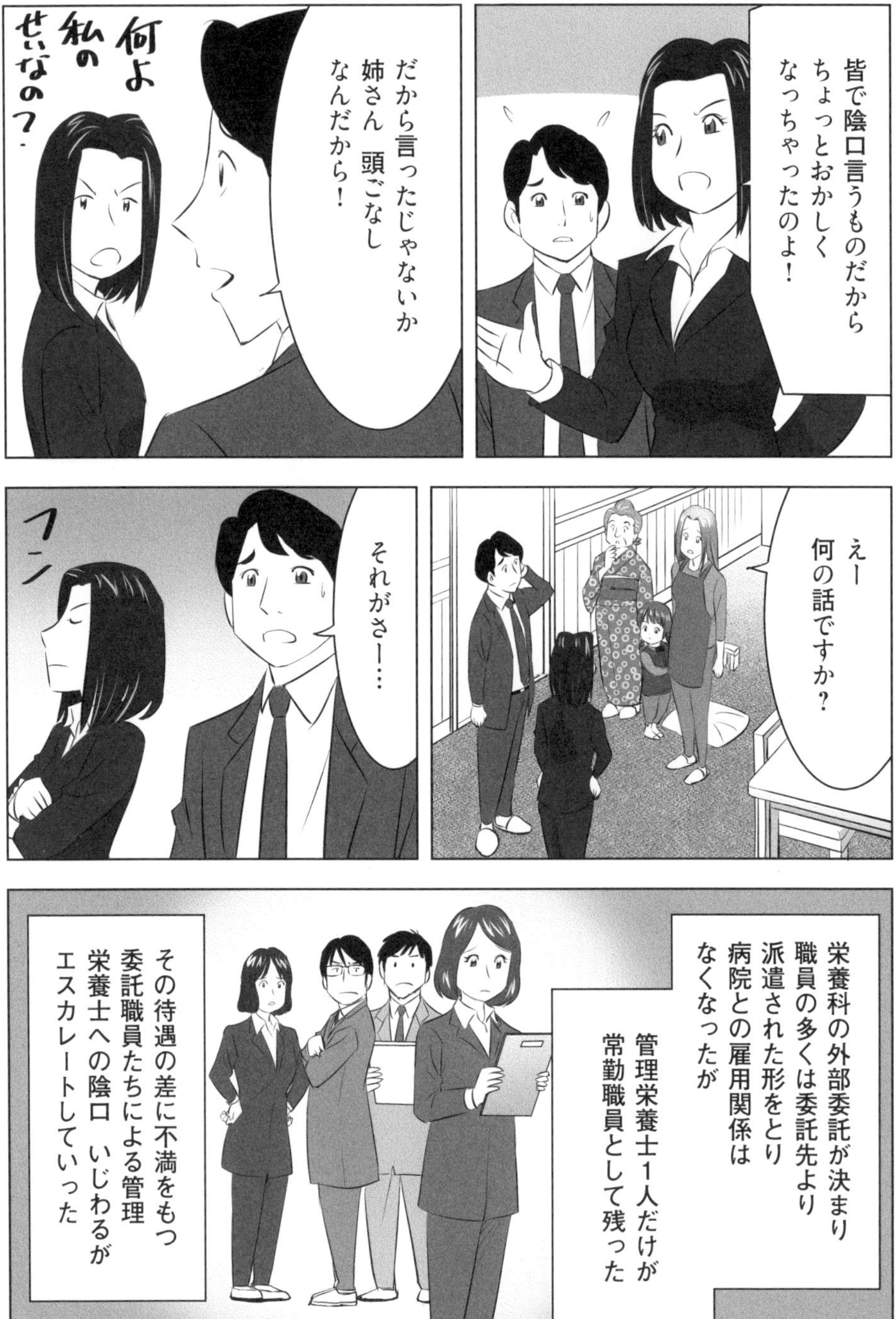
皆で陰口言うものだから
ちょっとおかしく
なっちゃったのよ！
だから言ったじゃないか
姉さん　頭ごなし
なんだから！
何よ
私のせいなの？
えー
何の話ですか？
それがさー……
フン
栄養科の外部委託が決まり
職員の多くは委託先より
派遣された形をとり
病院との雇用関係は
なくなったが
管理栄養士１人だけが
常勤職員として残った
その待遇の差に不満をもつ
委託職員たちによる管理
栄養士への陰口　いじわるが
エスカレートしていった

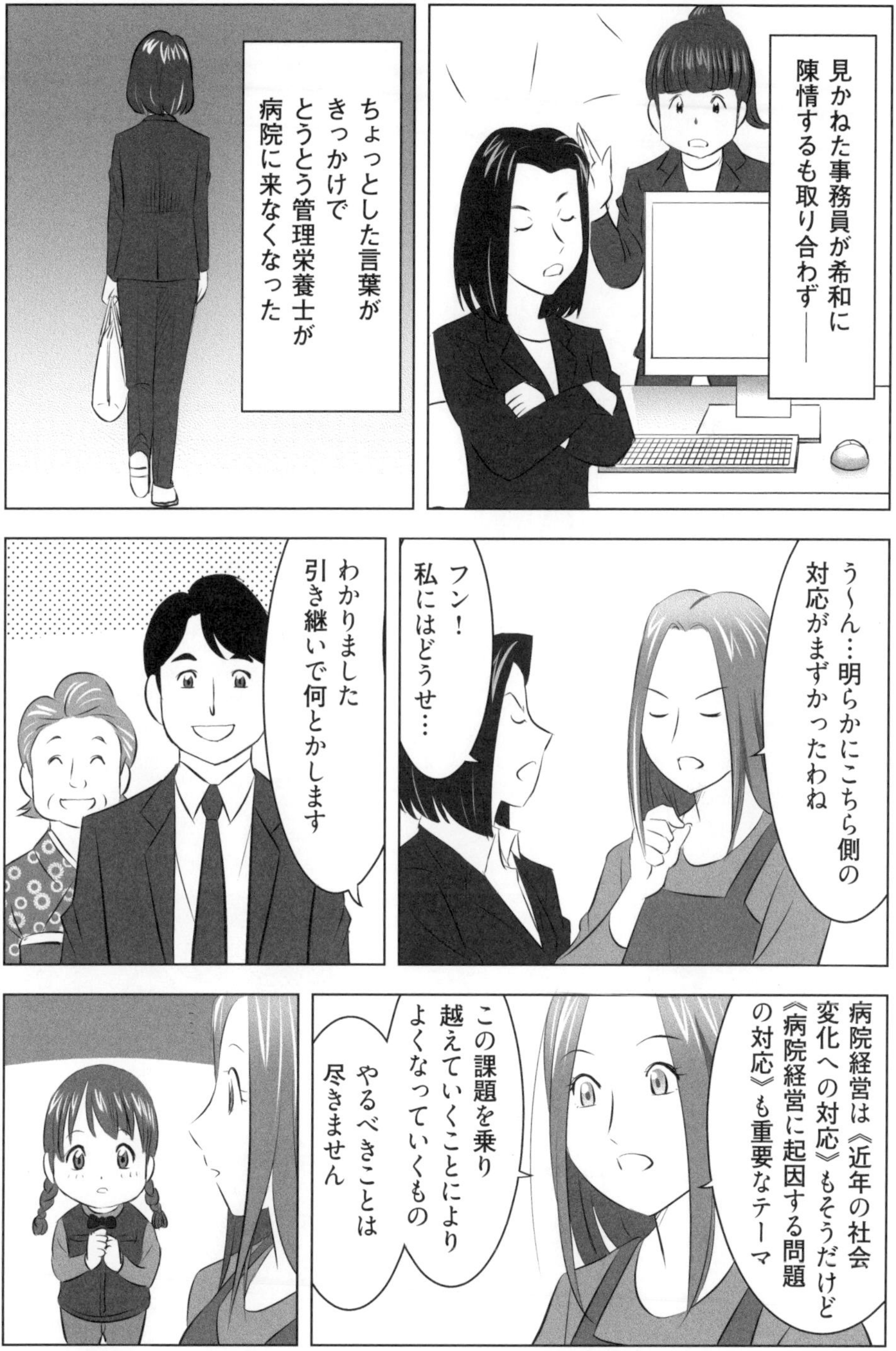
見かねた事務員が希和に陳情するも取り合わず――
ちょっとした言葉がきっかけでとうとう管理栄養士が病院に来なくなった
う〜ん…明らかにこちら側の対応がまずかったわね
フン！私にはどうせ…
わかりました引き継いで何とかします
病院経営は《近年の社会変化への対応》もそうだけど《病院経営に起因する問題の対応》も重要なテーマ
この課題を乗り越えていくことによりよくなっていくもの
やるべきことは尽きません

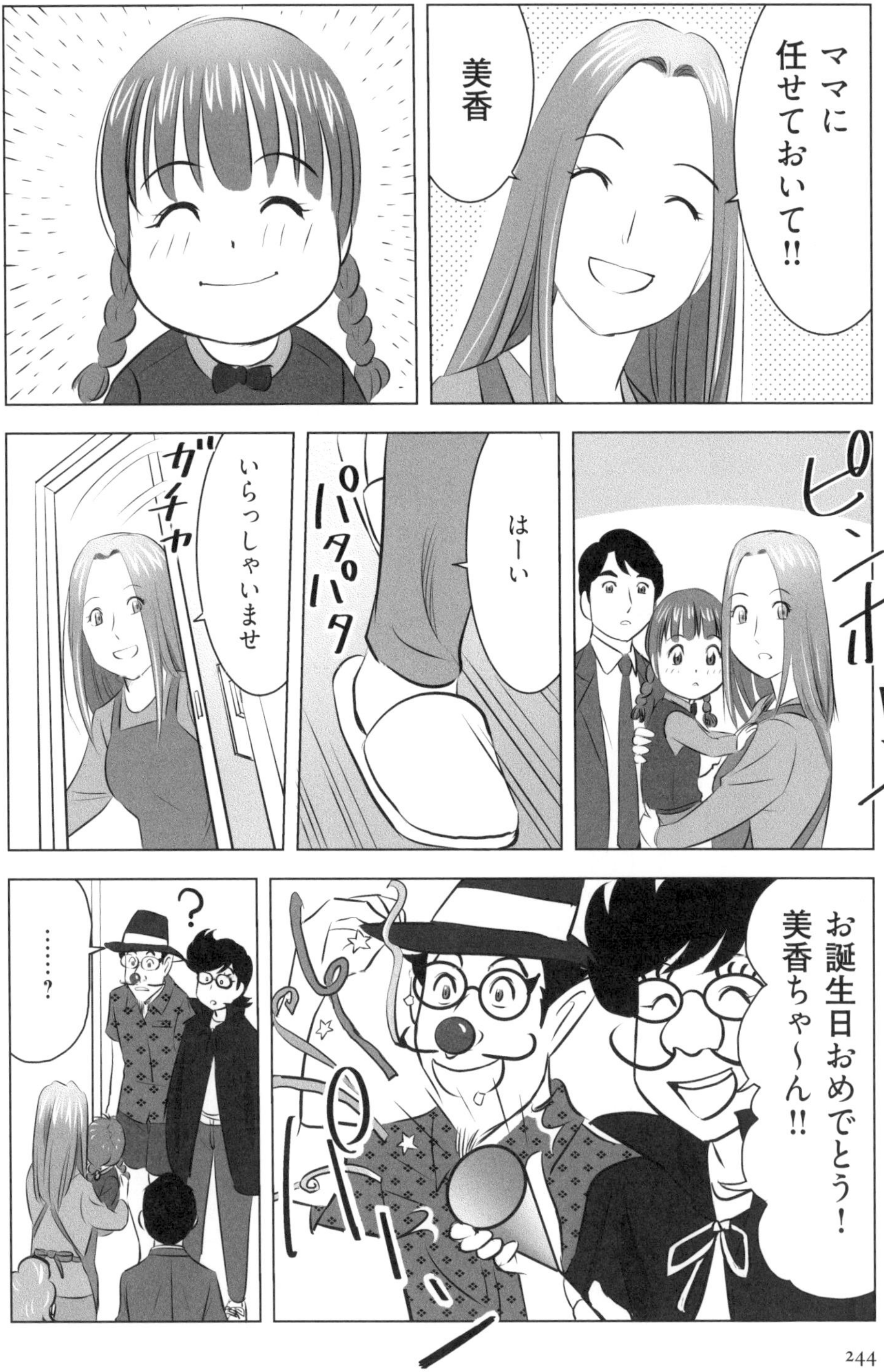
ママに任せておいて!!
美香
ピンポーン
はーい
パタパタ
いらっしゃいませ
ガチャ
お誕生日おめでとう!美香ちゃ〜ん!!
パーン
?
……?

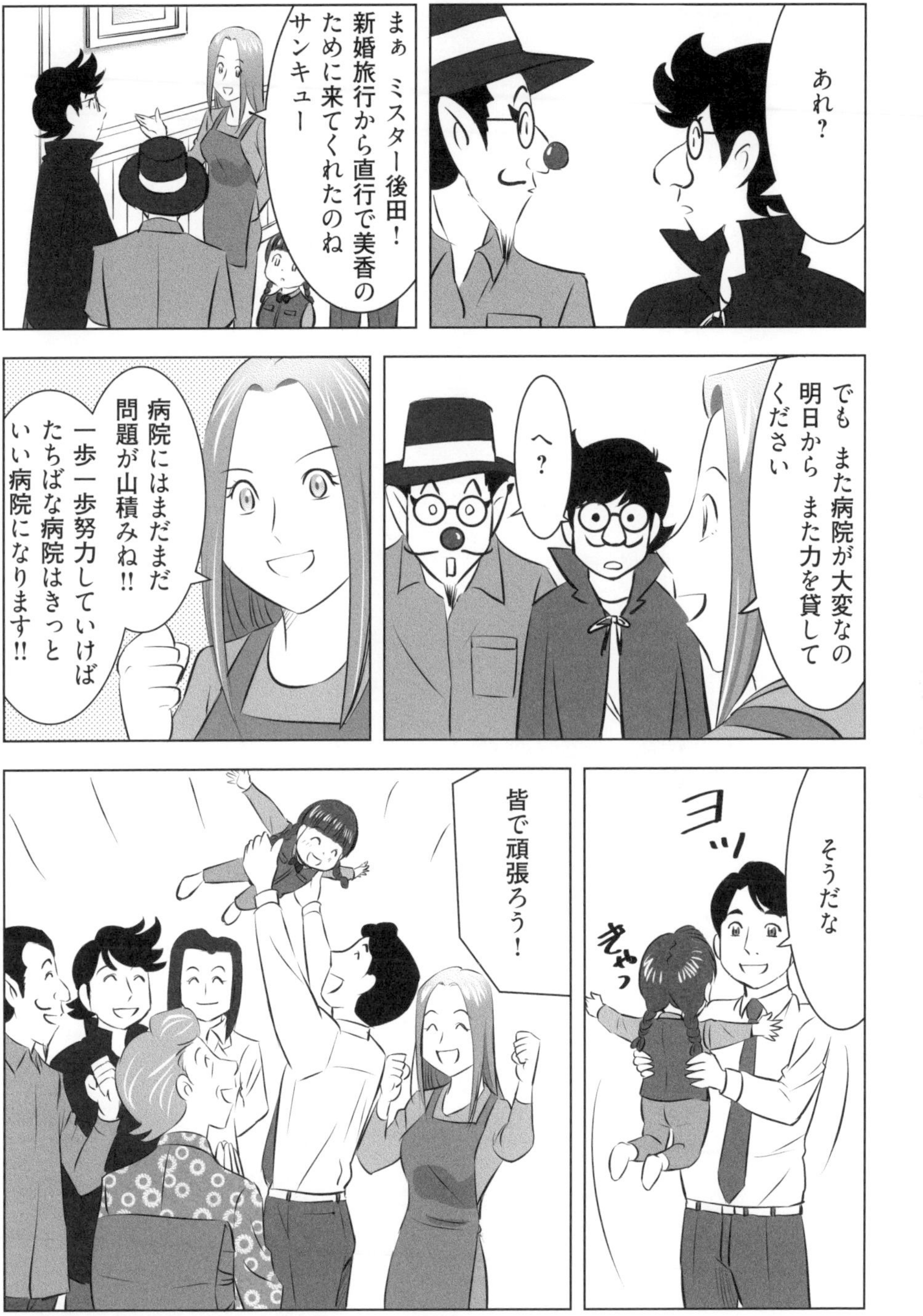
あれ？
まぁ ミスター後田！新婚旅行から直行で美香のために来てくれたのね サンキュー
でも また病院が大変なの 明日から また力を貸してください
へ？
病院にはまだまだ問題が山積みね!!
一歩一歩努力していけば たちばな病院はきっといい病院になります!!
ヨッ
そうだな
きゃっ
皆で頑張ろう！

エピローグ
解説

病院とビジネス

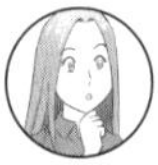

「病院には職員以外の方々もたくさん出入りしていますね」

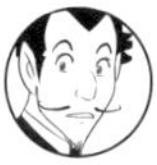

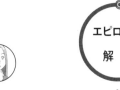

「はい。病院をターゲットとする周辺ビジネス、製薬・医薬品卸・調剤薬局の主な医療薬品市場は、10兆円規模です」

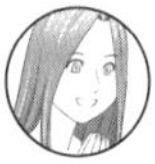

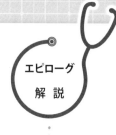

「病院業務も、もはやアウトソーシング抜きには考えられません。委託業者への発注をいかに効率よく見極めるかも病院経営の課題の1つです」

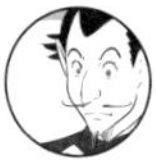

「たしかに委託業者に業務を委託することによって、人件費の節約ができるかもしれません。でも、それぞれの職場には風土がありますから、質の管理や教育は人任せになってしまい、問題が生じることもあるんです。そこのところ、要注意です！」

☑ 病院とビジネスしよう！

◉ 医薬品と医療材料に絡むビジネス

病院を支える業者で取引密度が濃いのは、**医薬品卸会社と医療機器・材料販売会社**です。病院は、医薬品メーカーから直接取引ができないため、医薬品卸会社から医薬品を購入します。

医薬品卸会社は日本全国に展開している広域卸と地場の卸、ジェネリックメーカーの販売子会社に分かれます。メディセオパルタック、スズケン、アルフレッサ、東邦薬品の広域卸の4社で国民医療費の医薬品目のほとんどが取引されています。

もちろん、地場の卸も全国に多数存在しますがほとんどが広域卸の子会社となっています。

また、特許が切れた新薬を有効成分などが同等な医薬品を製造・販売しているジェネリックメーカーは、直販体制を敷いているメーカーもあり、独自の販売会社を子会社として有しています。

医療機器・材料販売会社の流通は医薬品と同様ですが、医薬品卸会社と少々異なり、全国規模の会社はありません。最大規模の会社でも数県をまたぐ程度です。とくに地場の医療機器・材料販売会社の力が強いという特徴があります。

◉ 診療や運営を支援する企業

病院の支援を行っている企業は**出版業、印刷業、教育事業**など、ほかにもたくさんあります。

出版業は、医療を専門とした出版社が多く存在します。医学総合、医療経営専門、看護総合専門、薬剤専門、医療事務専門など、さまざまな専門があり、規模も零細企業から大企業までさまざまです。医療に特化した多くの出版社の存在は、それだけ医療職は勉強の必要があるという事実を表わしているともいえます。

また、病院はカルテや伝票類などを多く用いるため、印刷会社との取引も重要です。最近ではこれらの情報もデータ化され、印刷物は減少傾向にありますが、外部に依頼する検査伝票などだけでも、数十種類の印刷物になります。現在は、どの病院もIT化で印刷物を減らす努力をしていますが、ゼロにはできていないのが現状です。

教育業者も病院にとっては重要な存在です。新たな制度が導入されたときなどは、この教育事業者から情報提供を受けることが多いのです。

このような研修会は、一般的に1万5000～3万円程度が主流です。病院から費用を負担されて派遣される人もいれば、自腹で研修に参加する人も少なくありません。一方で、一般的には医療業界は情報に対してオープンなため、勉強会は参加資格を問われず、2000円程度の勉強会なども数多く行われています。

医療業界は「知」の集積がカギとなります。今後、医療の「知」を合言葉に、商品を開発した業者が伸びることは間違いないでしょう。

☑医薬品の情報提供者

◉MRという仕事

新薬が発売されると、**ＭＲ**（Medical Representative：医師や薬剤師などに医薬品情報を提供する製薬会社の社員。医薬情報担当者）は医師や薬剤師（たいていは、薬剤部の薬剤部長やＤＩ（Drug Information）担当）に情報提供するため、パンフレットを持って訪れます。病院に訪れるのは、緊急でない限り、午前・午後の診療の合間や夕方に医師や薬剤師に情報提供を行っていきます。

訪問時、ＭＲは新薬の薬効と、どのような機序で薬剤成分が作用していくのかを説明します。当然、医師や薬剤師から副作用や同効の医薬品との違いなどについて質問を受けます。

◉病院における新薬の採用

新薬は、

①医師が新薬の使用を希望

②病院として新薬の受け入れ可能かを薬剤部が助言

③薬事委員会での承認

というプロセスを経て採用されます。

①医師が薬剤の使用を希望するポイントは、**薬剤の有効性と副作用の問題、患者の支払う自己負担金額です**。とくに高額な薬剤は患者の支払負担が増えるので、採用は敬遠されがちです。

また、②薬剤部での採用に関する医師への助言のポイントは、薬効や副作用のほか、商品名やパッケージデザイン、使用期限、取扱方法などです。商品名やパッケージデザインが類似した製品を導入すると、処方ミスや調剤ミス、服用ミスが生じるおそれがあるからです。また、他医療機関の採用状況も調べます。その薬剤についてある程度の信頼性もわかり、近隣の医療機関に使用結果などを確認できるからです。

ただし、最終的に薬事委員会での検討を通して採用が決定しても、医師が必ずその新薬を処方するとは限りません。医師は**医薬品の効果、副作用、患者の経済性**の3点をつねに念頭に置き、最適な処方を心がけているからです。

☑ 医薬品卸会社

◉ 医薬品を通して物品管理から経営支援まで

医薬品の流通に重要な役割を担っているのが**医薬品卸会社**で、医薬品メーカーから仕入れた医療用医薬品や大衆薬を医療機関などに納入する会社です。ジェネリック医薬品メーカーなどの一部のメーカーは直販もしていますが、病院などで使用される

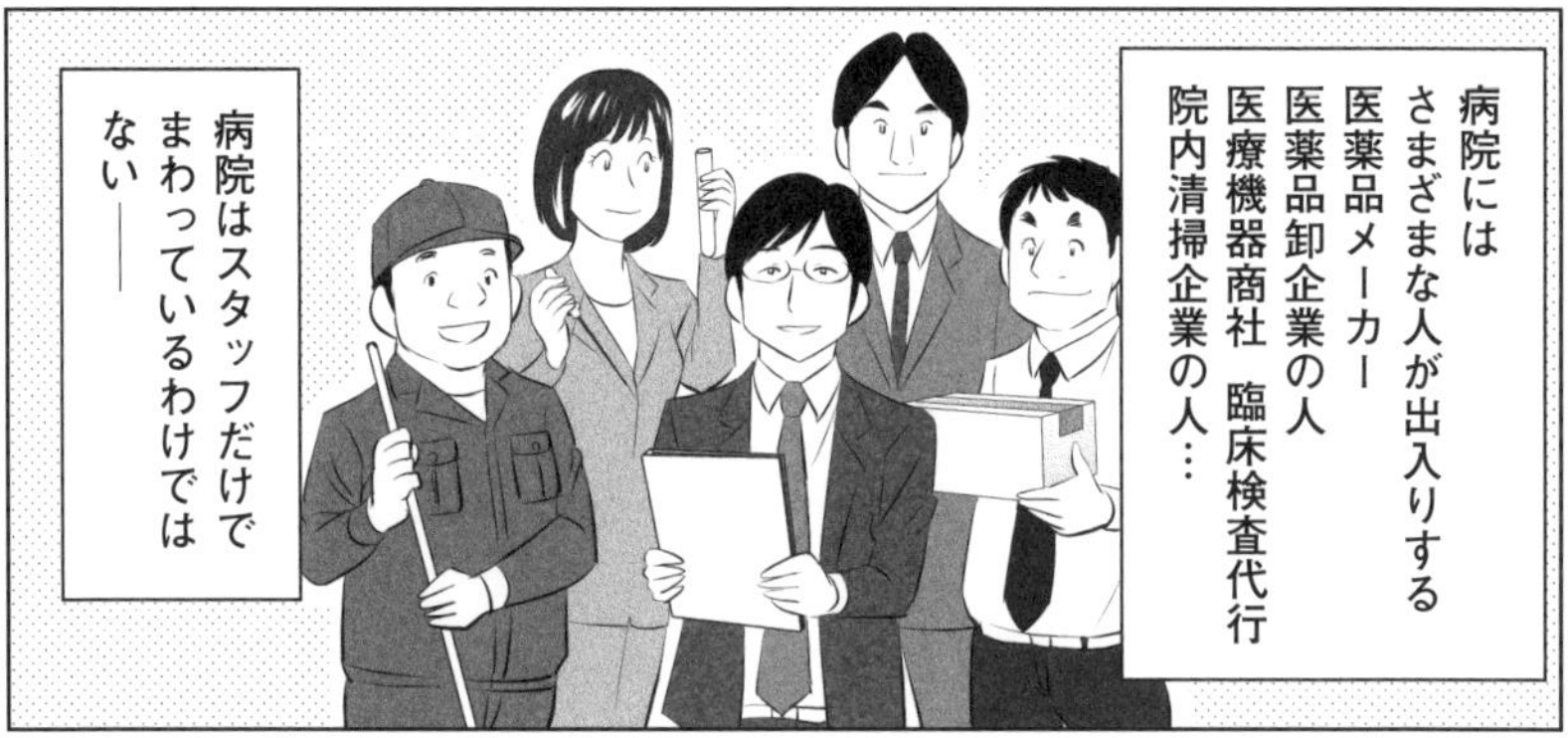

病院には
さまざまな人が出入りする
医薬品メーカー
医薬品卸企業の人
医療機器商社 臨床検査代行
院内清掃企業の人…
病院はスタッフだけで
まわっているわけでは
ない――

医療用医薬品は、基本的に医薬品卸会社を通して納入されます。

医薬品卸会社は、医療機関で使用する医薬品をメーカーの偏りがなく公平に納品することができ、また医療機関で医薬品が欠品となることを防ぐという役目を果たしています。さらに、医薬品メーカーにとっては、医薬品卸会社は医療機関への医薬品の納入価格を決める重要な役割をもっています。医薬品卸大手企業も業務拡大を狙っています。製薬企業や医療機器・材料販売卸会社を買収したり、保険薬局を展開している医薬品卸も少なくありません。**医薬品卸企業も多角経営を行うようになってきた**のです。

◉マーケティング・スペシャリスト

医薬品卸企業の営業マンはMS（マーケティング・スペシャリスト）と呼ばれ、病院や診療所、保険薬局などの薬剤部や事務部を訪問して医薬品の販売や納入、見積りを行います。販売では、価格や納入する包装単位などを話し合います。

この医薬品卸会社の物流網や支店の整備は医療機関にとって、とてもありがたいものです。たいていの医薬品は午前に発注すれば午後に届き、珍しい薬剤についても1日あれば届くようになっています。緊急で必要となった薬品については、人命救助のため採算抜きで1時間以内で届けることもあります。大地震などで幹線道路が止まっても届けることができることが強みかもしれません。

最近の医薬品卸の医薬品販売の収益悪化で、

MSの仕事も変わりつつあります。医業経営コンサルタントの資格を取ったり、病院経営や診療支援のためのコンピュータシステムを開発し、販売したり、患者満足度の調査、病院の職員研修、物流管理支援などを行ったりします。

このように、**医薬品卸会社は病院の物品管理から経営を支援する企業**として、医療機関とは密接な関係をもっています。

☑ 医療機器・材料販売会社

◉ あらゆる医療機器の納入から関連サービスまで

医療機器・材料販売会社とは、**注射針からCT、MRIなどの精密機器まで、医療器具や材料を販売する会社**です。医療機器は医薬品と同様に患者の身体に害となる場合もあるため、その販売には専門知識が必要です。医療機器は薬機法で次のように大きく4つに分類されます。

❶ 高度管理医療機器（クラスⅢ、クラスⅣ）

副作用または機能障害が生じた場合において人の生命および健康に重大な影響を与えるおそれがあるもの。

例：クラスⅢ（「人工透析器」「輸液ポンプ」等）
クラスⅣ（「ペースメーカー」「人工血管」等）

❷ 管理医療機器（クラスⅡ）

副作用または機能障害が生じた場合において

人の生命および健康に影響を与えるおそれがあるもの。

例：「ネブライザー」「注射針」等

❸一般医療機器（クラスⅠ）

高度管理医療機器および管理医療機器以外の医療機器であって、副作用または機能の障害が生じた場合においても、人の生命および健康に影響を与えるおそれがほとんどないもの。

例：「ピンセット」「メス」等

❹特定保守管理医療機器

医療機器のうち、保守点検、修理その他の管理に専門的な知識および技能を必要とすることからその適正な管理が行われなければ疾病の診断、治療または予防に重大な影響を与えるおそれがあるもの。

例：「X線撮影装置」「CT装置」等

❶、❷と❹の機器の販売には許可が必要で、販売管理者の設置、基礎講習と継続研修が義務づけられています。

医療機器・材料販売会社も、医療の安全管理という社会のニーズに応えていかなければなりません。また医薬品卸会社と同様に、医療費抑制政策の中で経営は厳しさを増しています。そのため、M&Aなどにより会社の統廃合が徐々に進んでいますが、いまだ中小企業が多いのも事実です。

医療機関との窓口になるのは営業担当者で、医師や看護師、薬剤師、検査技師などから医療機器に関する**ニーズを拾いあげて、機器購入の**

提案をしていきます。また、医薬品卸会社のＭＳのように、商品の納入も行って医療材料の欠品がないようにしています。最近では、病院内の物品管理を行ったり、診療所の開業支援なども行うなど、医薬品卸会社と同様に、関連するサービスからも収益が上がる体制を模索しています。

医療機関の経営が厳しくなり、値引き交渉が厳しくなる中、医療機器・材料販売会社も、したたかに生き残る戦略を模索しています。

☑ 治験のお手伝いをする会社

◉ 臨床治験の受託管理の会社

製薬会社の新薬開発に欠かせない治療をかねた試験を「**臨床治験**」といいます。臨床治験は、「医薬品の臨床試験の実施の基準に関する省令」（いわゆるＧＣＰ（Good Clinical Practice））という医薬品の臨床試験の実施基準に沿って行われます。医薬品開発支援会社は、この臨床治験について医薬品メーカーから業務委託を受けることをビジネスとしています。

臨床治験の委託は、医薬品メーカーの新薬開発競争の激化と経営合理化により増加しています。医薬品メーカーは、臨床治験のための人員を最小限にすることで、治験関連部門を効率化しています。そして、社内で臨床治験に対するリソースでまかなえないものを業務委託するのです。新薬開発が増える中では、足りないリソースを委託でまかなうことが企業として合理的な行動なのです。

医薬品開発支援企業で働く人材は、**ＣＲＣ**（Clinical Research Coordinator）と呼ばれる治験を管理するコーディネーターが活躍しています。ＣＲＣは、患者への治験の説明や治験のスケジューリング、治験データの収集などを行います。また、**ＣＲＡ**（Clinical Research Associate）と呼ばれる、実施医療機関や実施医師、治験計画が適正に行われているかを訪問し管理する職種もあります。これらＣＲＣやＣＲＡは薬剤などの専門知識が要求されるので、**薬剤師、看護師、臨床検査技師などからの転身**が多いようです。

この業界は、今後も伸びることが予想されています。その理由は、日本の患者が海外のよい薬を使いたいという希望が高くなればなるほど、日本の医療市場へ外国の医薬品が増加するからです。そのため、外国製の医薬品を日本で使えるようにするためには治験が必要となります。

☑ 医療系ベンダー

◉ ＩＴ投資が増える病院

病院のＩＴ化は遅れているといわれますが、オーダリングシステムや電子カルテ、グループウェアなどさまざまなシステムが稼働している病院もあり、医療機関間でＩＴ機器導入の格差が存在するのは事実です。また、これまで医療機関のＩＴは、診療報酬対策や請求漏れ対策など、算定漏れ対策として導入されてきました。そのため、ユーザーである**医師のユーザビリティより経営が優先**されてきました。

医療関連のIT導入は、大手のベンダーを中心に参入してきた歴史があります。なかでも富士通とNECが双璧ですが、そのほか、SSIやIBM、東芝、パナソニック、日立製作所なども参入しています。主にIBMは大病院、東芝は中小病院、パナソニックは診療所などに力を入れています。一方、ベンチャー企業の参入もあります。都道府県それぞれの地域特性に合った医療機関向けのソフトウェア開発を行い、成功している例も珍しくありません。

医療関連IT企業の課題は、医療機関への導入コストをいかに抑えるかのイメージ転換にあります。従来は電子カルテの導入に1床100～200万円かかるといわれてきましたが、中小のベンチャー企業が参入してから、これまでの半額でも導入できるシステムも発売されてきました。ペンタブレットを使ったシステムや音声認識の技術も導入され、手書きの感覚で電子化されるシステムや口頭で電子化できるシステムも開発されています。

☑ 検体検査代行会社

◉ 病院内の血液検査をいかに外注するか

臨床検査は、ほぼ100％の医療機関で委託しています。「ほぼ100％」とは、**いろいろな臨床検査のうちのどれかを代行業者に委託しているため**です。臨床検査は、診療科や疾患ごとに手法が異なるので、1つの病院ですべての機器を揃えることは難しいのです。また、遺伝子検査や年に数件しか行われない検査のために高価な機器を装備したり人材を教育することは、病院経営の効率性を悪くします。

臨床検査は、**検体検査**と**生理機能検査**に分けられますが、法律上外部委託が可能なのは、検体検査の部分です。検査回数が多いものや緊急を要する検査は病院内部の検査室で行い、滅多に行わない検査や採算性が悪い検査は委託が一般的となっています。

臨床検査代行業者は、決められたタイミングで検体を集配し、衛生検査所と呼ばれる検査センターで検査を行います。また、ブランチラボとよばれる検査センターを病院内につくり、病院が検体検査を完全委託する場合もあります。医療費抑制政策の中、病院としては委託費用をコントロールするうえで、完全委託は都合のよいシステムなのです。

この検査委託会社の業界も**価格競争の時代**に突入しており、「安かろう悪かろう」の業者も台頭しています。集配した検体の検査センターまでの輸送管理に問題があったり、検査結果に疑問がある業者もあります。また、「価格ありき」の契約になっていることは将来の医療の質に影響を及ぼす可能性を秘めていることからも、病院側には慎重な判断が求められます。

近年では臨床検査代行業者も新たなビジネスを模索しています。電子カルテの開発や治験などに商品ラインを拡充しているビー・エム・エル社や、滅菌代行業や治験への進出を開始したエス・アール・エル社などが代表例ですが、医療費抑制政策が続く限り、臨床検査代行業は苦戦を強いられそうです。

☑画像診断支援サービス会社

◉遠隔診療のパイオニア

医師不足の時代に医療の質を向上させる方法として、**遠隔画像診断支援サービス業**がありますす。日本における放射線診断専門医は5057人（2017年8月現在）ですが、この数は約8400病院に対して、明らかに少ないことがわかります。そこで、画像診断支援サービスの会社が、病院が非常勤で雇用している放射線科の医師に代わって画像を読影してくれるのです。

病院へ画像診断の非常勤医師が週1回程度の勤務であれば、画像検査の撮影から読影までタイムラグがあることに加えて、週により読影枚数にばらつきがあります。一方で、このサービスでは、撮影データを読影センターにDICOMという画像規格で転送すれば、**次の日には読影レポートが返ってきます**。このため、病院での読影が早く行われ、診療の質が向上します。

このサービスの契約料は、基本料金と出来高の合算された金額になります。基本料金はDICOMサーバーの使用料金や機器の使用量です。出来高は画像検査1件の料金です。1件の撮影枚数が多い場合は、別途の金額が発生します。

最近では、放射線科の医師が集まり、会社組織をつくり読影を行っているところもあります。読影は、画像検査が電子化されているため、PCと高精細モニターがあればどこででも、場合によっては自宅でも読影が可能です。

近年、こうした遠隔画像診断支援サービス業者が増加し、業者間の放射線科医師の獲得競争が激しくなっています。グローバル化の影響も受けており、アジア諸国の医師に読影を行ってもらう病院や業者が出現してきました。X線画像のデジタル化は、医療の合理化にもつながっているのです。

☑ 病院給食会社

◉ 病院給食を向上させている立役者

病院給食は、委託比率が高い状態となっています。病気ごとに栄養管理が細かくなり、給食のオペレーションが複雑化したこと、栄養科の管理栄養士の仕事が給食という食事をつくる仕事から患者の栄養指導業務へ変わったことが原因です。

病院食は、医師からの食事せんにもとづいてつくられます。病気別の制限食やきざみ食、ミキサー食など、さまざまな食事の提供方法があります。このような複雑な給食と栄養指導を管理栄養

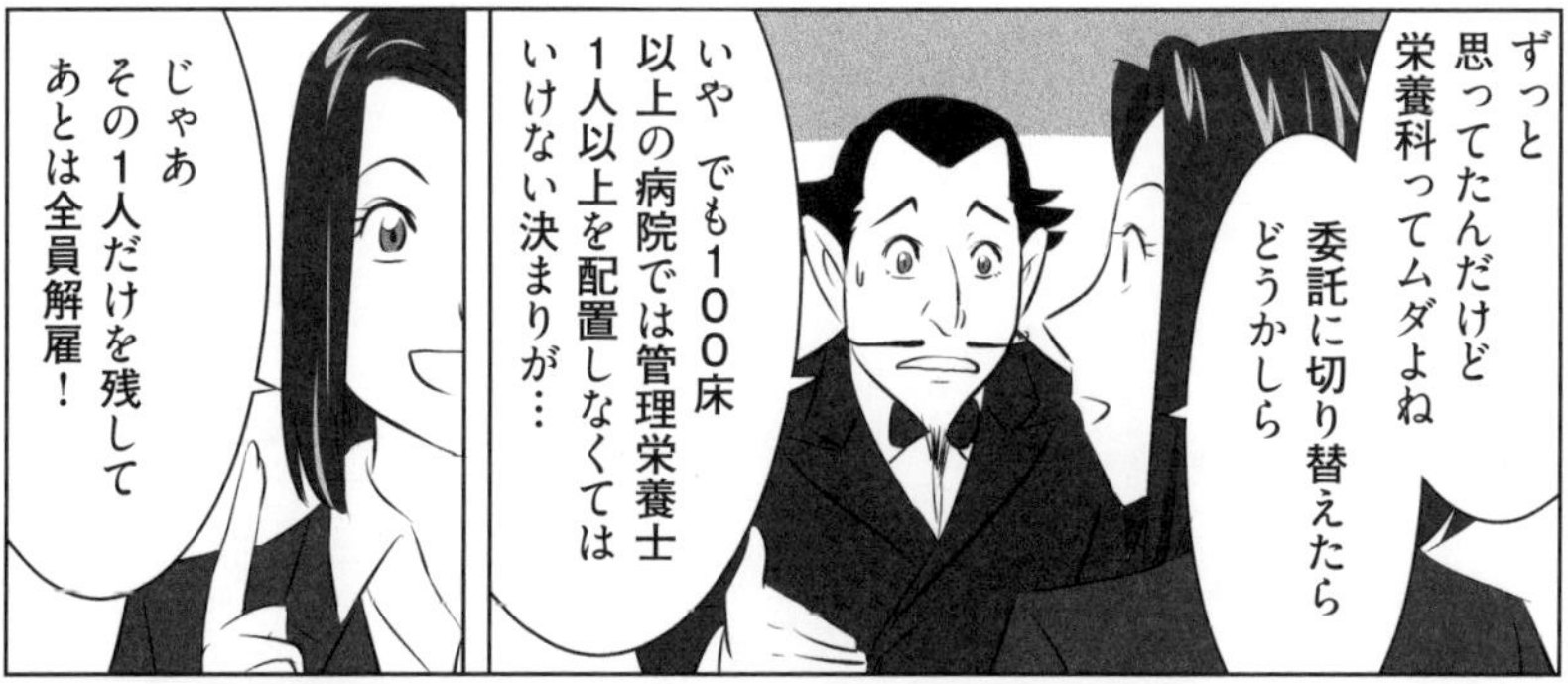
ずっと
思ってたんだけど
栄養科ってムダよね
委託に切り替えたら
どうかしら
いや　でも100床
以上の病院では管理栄養士
1人以上を配置しなくては
いけない決まりが…
じゃあ
その1人だけを残して
あとは全員解雇！

士がマネジメントするには、負担が大きいのです。そこで、病院では給食のマネジメントについて委託を採用するようになり、管理栄養士は献立作成や栄養指導に集中するようになってきたのです。

また、診療報酬改定による経費削減も病院給食の委託化を進ませる要因になりました。委託によって、栄養科スタッフの労務管理の負担が軽減され、病院経営にとって大きなメリットとなりました。

病院給食の委託率は年々増加し、将来はほとんどの病院で委託化がされると思われます。現在の最大手は日清医療食品で、次いでシダックスとなっています。中堅では、レオックやエームサービス、富士産業、グリーンハウスといった会社が挙げられます。

各社の戦略は各様で、**低価格戦略**をとる企業、**高品質の戦略**をとる企業と、それぞれ独自の方向を模索しています。現在の段階では、低価格戦略の企業のほうがシェアを伸ばす結果となっています。

このため、「**病院給食の委託＝低価格・低品質**」というイメージが業界に漂っているのが現状といえますが、これからの病院は、病気の治療から患者の健康管理までトータルで管理することとなります。病院給食企業にも、食事の提供から健康管理まで、病院と一体となった取り組みを行うことが求められるでしょう。

☑ 医療事務代行会社

◉人材不足が委託化を促進

医療事務の仕事は「**外来**」と「**入院**」に分けられます。外来では、初診患者や再来患者の受付、カルテの出庫、診療報酬と患者が支払う診療費の計算、患者からの代金の受理などをします。入院では、診療報酬の計算、病棟クラークといわれる医師や看護師の書類作成などの補助、入院患者からの医療費の徴収、患者の面会案内などを行います。このような仕事をアウトソーシングにより代行するのが**医療事務代行会社**なのです。国公立の大きな病院における受付事務などは医療事務代行業者の社員がほとんどです。

この業界では、ニチイ学館と日本医療事務センターが代表的な会社です。両社を合わせると約３６００億円の売上となります。

これら医療事務代行業の発展には、日本の医療費抑制政策が大きな影響を与えています。国公立病院が経営合理化により病院の人員削減を行った結果、医療事務の業務委託という形態ができたのです。国公立病院の経営合理化の目的は主に人件費の削減で、５章で述べたとおり、人件費比率が60％を超える医療機関は経営が危ないといわれていることが主な理由です。また、代行業者が公務員給与より安く業務を請け負うため、多くの国公立病院は経営改善のために代行業者に委託してきました。一方、民間病院の事務委託化は国公立病院ほど進んでいません。

一見安泰のように見える医療事務代行業社も、いまは転換期にあります。これまでより質の高い人材の派遣や経営支援についてのニーズが高くなったのです。そのため、新しい診療報酬支払い方式のＤＰＣ／ＰＤＰＳへの対応や診療情報管理士の派遣、診療情報の活用についてコンサルテーションができるように体制整備を行っています。

☑ 医師・看護師などの人材紹介会社

◉ 出発点は医療制度の分岐点から

２００４（平成16）年の新医師臨床研修制度の導入により、大学医局の関連病院に対する人事権が崩壊しました。この大学医局の関連病院への影響力低下は、関連病院の医師不足を引き起こし、**地方においては「医療崩壊」といわれるまでの現象**となりました。病院は自前で医師を採用しなければならなくなり、同年から紹介業のマーケットが急激に伸び、新規参入企業なども相次ぎました。医師紹介の最大手は、ｍ３キャリア株式会社、看護師紹介では株式会社エス・エム・エスです。

医師紹介業は、紹介料として年収の20～30％を病院から成功報酬として得ています。医師の年収が１５００万円とすると、１件紹介すると３００～４５０万円の報酬となります。このような報酬体系をもとに個人事業として紹介業を行う者もあり、同業者の増加により、業者間で医師の奪い合いが起こっています。こうしたことから、医師紹介業者は、医師が登録しやすい環境と紹介料だけに頼らない経営戦略を模索しています。

看護師についてもほぼ同様です。看護師は、２００６（平成18）年の診療報酬改定による看護7対1の導入により**全国的に不足傾向**となりました。病棟の看護師配置基準が改定され、急性期医療を行う医療機関では看護師を大幅に増員する必要に迫られたのです。

この病棟基準の改定は看護師争奪戦を招き、大学病院を中心に全国的に数百名単位で募集する病院が続出しました。このため需要と供給のバランスが大きく崩れ、このタイミングで看護師の紹介業も徐々に増えだしたのです。

☑病院清掃委託会社

◉ほぼ100%委託の病院ビジネス

病院内の清掃業務は、**ほぼすべてアウトソースされています。**医療機関の経営合理化により、診療に付随する直接的なサービス以外はアウトソース化が急激に進んでいます。その中でもすでにほぼ100%の委託率となっているのが病院内の清掃業務なのです。

ナイチンゲールが環境整備の重要性を説いて以来、療養環境の整備の1つである院内清掃は看護師の重要な仕事とされてきました。最近では、院内清掃からベッドメイキングまで業務委託されるようにもなってきました。

院内清掃はビルメンテナンス会社からの参入が多く、病院清掃専業の企業はあまりありません。それは、病院清掃のマーケットが大きくないことと、病院清掃の複雑さにあります。

医療機関の施設の清掃度は、日本医療福祉設備協会規定により**クラス分類**されており、一番厳しいクラスI（高度清潔区域）の「層流方式による高度な清浄度が要求される区域のバイオクリーン（無菌）手術室など」からクラスⅤ（汚染管理区域）の「有害物質を吸ったり、感染性物質が発生する室で、室外への漏出防止のため、陰圧を維持する区域の細菌検査室など」まで、その作業内容の質が厳しく定められています。洗浄度が高い区域ほど清掃者の能力が必要とされるので、教育の問題や従業者の感染などにも気を配らなければなりません。

一方で、医療機関からのコスト圧縮要望が年々強くなり、労務費を抑え清掃の質を確保していくことが課題となっています。現在では、ISO－9000やISO－14000を取得して質の維持を行っている会社や、価格競争に巻き込まれないように清掃業務以外の付加価値をつけることにより競争力を高めた会社など、さまざまな戦略を講じた企業が出現しています。

☑ 病院寝具会社

◉ 寝具はホテルと同様

病院は、入院施設という**ホテル的な機能をもっています**。そのため、ホテル的なベッドメイキングなども業務の1つです。このベッドメイキングで必要なものが、ベッドやベッドシーツなどの寝具です。病院の療養の場の中心であるベッドが快適であることは、患者へよい療養環境を提供することになります。このことは、患者の治癒力を向上させるために必要不可欠ともいわれています。

最近は、病院の屋上でシーツを干すような光景は見られなくなりました。**病院の寝具もほとんど100％委託されているビジネス**となっています。

こうした会社に委託する病院は、自前の寝具を所有せず、病院寝具の会社からレンタルする形がとられています。会社は1週間に1回か2回、病院に使用ずみのシーツなどの回収や洗いたてのシーツなどの配送に病院を訪れます。病院での入院患者のベッドメイキングは、1週間に1度、入退院時、汚染時の交換を看護師や看護助手が行います。

病院寝具業界は近年、需要が増加しています。2000（平成12）年の介護保険導入から介護施設や有料老人ホームなどが増加し、これらの老人施設は、最初から寝具を委託する形態をとっているので、老人系の介護施設ができれば需要が伸びる状態になっているのです。日本病院寝具協会によると、すでにビジネスの3分の1以上が老人施設を対象にしたものになっています。

このように需要は増加していますが、参入業者も増えたため、単価は下がっています。そのため、新たなビジネスの模索として、医療機関の**白衣のリースと洗濯を行う企業**も増えてきました。もともとホテルなどを対象としていた会社の参入が増えているので、病院寝具の委託としては、これまでの配送や洗濯の資産を活かせるといううまみがあるのです。

☑ 病院物流支援会社

◉病院の物品管理は複雑怪奇

病院の医薬品や医療機材は、一般企業で考える以上の商品点数があります。同じ効果をもつ医薬品でも成分量が違ったり、医療材料である注射器も容量などを考えると数十種類あります。そのため、診療科が多い大病院では医薬品や医療材料の数が膨大になります。

大病院には、**用度課**という物品管理を行う部門があり、**医材倉庫**といわれる大きな倉庫で医療材料をストックしています。用度課は、医療機器や医療材料の購入から医材倉庫への入庫、臨床現場へのデリバリーを行いますが、いくら大病院の職員数が多いといっても、人による物品の管理には限界があります。**病院物流支援会社**は、この用度課業務を部分委託から完全委託まで、医療材料を中心に行っています。

部分委託は、物品管理の導入や臨床現場へのデリバリーを行い、IT企業や人材派遣会社、医療機器商社、医薬品卸企

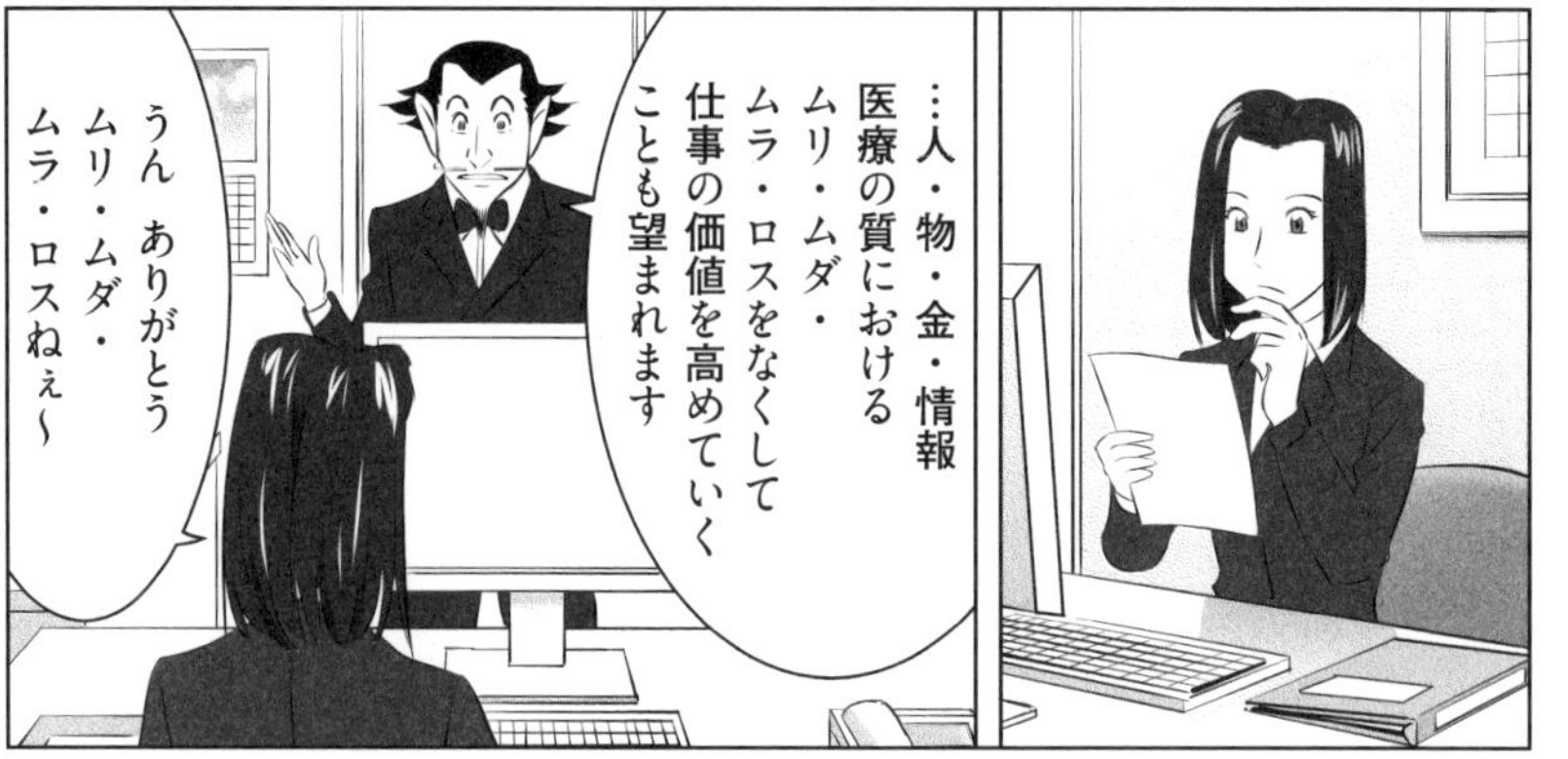
…人・物・金・情報
医療の質における
ムリ・ムダ・
ムラ・ロスをなくして
仕事の価値を高めていく
ことも望まれます
うん　ありがとう
ムリ・ムダ・
ムラ・ロスねぇ～

業などが中心に病院にサービスを提供しています。完全委託は、大手総合商社や医療機器商社、医薬品卸企業などです。

この完全委託は**ＳＰＤ**（Supply Processing & Distribution）といわれ、トヨタ自動車の**ＪＩＴＳ**（Just In Time System）方式の物品管理システムを病院に即した態様に変更したシステムが採用されています。

このＳＰＤは、代表的な会社は三菱商事系のエム・シー・ヘルスケア株式会社です。ＳＰＤは、必要なときに必要な分だけ物品が届くシステムで、導入のメリットは、適正在庫把握による在庫圧縮と、それによる流動資産の現金化、用度部門の合理化、正確な物品流通や保険請求漏れ対策ができるという、物品購入窓口の一本化が可能な点にあります。共同購買による価格交渉力が増すという指摘もありますが、今のところ効果があったかどうかは、病院により差があるといえるでしょう。

☑ テレビカード会社

◉ テレビは病院のものではない

病室のベッドサイドにあるテレビは、じつは1つの医療関連ビジネスとして成立しています。このテレビは、**テレビカード業者**が持ち込み、医療機関は電気を供給します。患者は、テレビカードを購入することによってテレビを視聴することができます。

病院におけるテレビカード業者は、**病院テレビレンタルの専門業者**もありますが、自動販売機設置業者も多く参入しています。

テレビカード会社の収益構造は、ベッドサイドにある床頭台《しょうとうだい》にテレビを設置しています。この床頭台もテレビカード会社が持ち込んでいます。病院の建て替えや床頭台を入れ替えるときがテレビカード会社の参入のチャンスとなっています。

テレビカードは1枚1000円です。この取り分はテレビカード業者と病院で折半ですが、病院は直接営利事業を行えないので、テレビカード業者と委託契約し、テレビカード業者から電気代や設置手数料として収入を得ています。この手数料は10~50%程度ですが、この手数料率にはしかけがあって、1000円で視聴できる時間が短いほど手数料率が高くなっています。この視聴時間も病院とテレビカード業者との間で設定され、短い場合は10時間、長い場合は100時間という場合もあります。

おいしいビジネスというのは長く続かないものです。これまでテレビカード会社は、とても旨味のあるものでした。しかし、スマートフォンの普及による国民のテレビ離れは、**テレビカードの売上を下げてきました。**

現在テレビカード会社は、ビジネスが正念場を迎えています。

☑ 医師向け情報提供サービス会社

◉ インターネットによる医薬品情報・医療情報発信源

医師向けの情報提供サービスが、業界の有望サービスかもしれません。

こうしたサービスを提供し、成功した企業の代表例として、m3とケアネットという会社です。この2社の成功は、インターネットの発達と医療業界における**新たなビジネスモデルを提示**することになりました。

m3は、医師会員数の多さを背景に、製薬メーカーからの広告料収入を中心にしています。近年では、医師という富裕層を囲い込んでいるということで、高級ホテルや高級ワインの販売も手がけています。

一方、ケアネットは、仕事が忙しく学会や研修会に参加できない開業医を対象に、衛星放送による医療技術や医療政策の情報を有料で発信する会社としてスタートしました。創設当初は順調に会員数を伸ばしましたが、インターネットの普及によって、衛星放送の会員獲得が伸び悩んでいます。

ケアネットもm3と同じ頃にインターネットによる情報提供を始めましたが、当初はm3のほうが会員獲得の面でも有利でした。ケアネットはそれまで放送した番組をDVD化して2004（平成16）年に発売したことで、医療界の信頼を勝ち取りました。

m3とケアネットの違いは、m3は製薬企業を中心とした情報発信と医師向けのマーケティング会社であり、ケアネットは製薬企業を中心とした情報発信を行いつつ、本物志向の医療コンテンツを発信する会社だということです。両社とも国の医療費削減により製薬企業の経営環境が厳しくなる中で、**MRに代わる医薬品の情報発信源**としてこれからも伸びていくことでしょう。

インターネットを利用した医薬品情報の提供は、忙しい医師にとって時間を選ばず、必要なときに、必要な情報にアクセスできるということもあり、期待されています。この分野の情報提供のあり方に期待が集まります。

☑ 医業経営支援会社

◉ 病院への経営コンサルタント

病院経営を指南する**経営コンサルタント会社**が増えています。病院経営が年々厳しさを増す中で注目されている仕事です。

病院向けの経営支援は会計事務所や税理士事務所が行っていることが多く、専業でこれを行っている企業は多くありません。現在は、会計事務所系が一番多く、次いで建築事務所系、広告代理店系、ＩＴ企業系となっています。これらの企業は、本業で医療機関とのつき合いが始まり、その後、経営の手伝いをするようになっていきます。

病院専業の経営支援企業もありますが、５年以上続くことはまれで、廃業か規模を縮小しています。近年では、個人経営で診療所の開業支援を行っているコンサルタントも多いようです。

医業経営のコンサルタントとして大きな仕事は、自治体病院が相手の場合です。自治体病院は国から経営改革を迫られ、プレッシャーがかけられています。そのため自治体は、自治体病院を存続させるために必死になり、大手監査法人を中心に経営支援を依頼するようになっています。

医業経営支援会社の課題は、経営課題を1社で解決できないことにあります。病院の課題は経営戦略だけでなく、現場の業務改善などにもあって複雑なのです。また、医療というサービスは診療科により違いがあるため、ある病院では成功してもある病院では失敗するということが珍しくありません。病院経営の改善は、診療科や地域の特性により違うため、時間と労力がかかります。この時間や労力のわりには報酬が少ないことが医療経営支援会社にとって一番の課題かもしれません。

これからは、病院の経営管理部門をアウトソースするような形での経営支援が増加すると考えられます。一部の病院では、病院の経営支援を行う関連会社を立ち上げています。

☑ 民間患者等搬送事業会社

◉ 病院の機能分化でニーズが高まる

これは、「**民間救急車**」と呼ばれる民間企業が行う救急サービス事業です。緊急時に出動するのが消防署の救急車で、緊急性がない患者を搬送するのが民間救急車といったイメージになります。

正式名称は「民間事業等搬送事業者」で、消防庁の指定基準に定められています。近年、医療政策による病院の平均在院日数の短縮と地域連携促進のため、患者搬送が増加傾向にあります。

病院の平均在院日数の短縮化のため、重度の患者や要介護者でも、病状が安定次第別の病院や介護施設へ移送されることになります。そのとき、家族だけでは介助が難しい場合に民間救急車による送迎を行います。これからも急性期病院の平均在院日数が短縮されればされるほど、民間救急車のニーズは高まると思われます。

民間救急車は、じつは一般にはあまり知られていません。医療機関や介護施設で紹介されてはじめて知る患者や家族が多いようです。また、最近認知度も上がっている**介護タクシー**と民間救急車との違いは、民間救急車は消防署の救急車と似た機能をもち、酸素吸入器、吸引器などの医療機器を装備しています。乗務員も民間患者等搬送事業にかかわる乗務員適任証を所持し、日本赤十字社で行う救急の講習を修了した者や、看護師、救急救命師となっています。乗務員の教育は、全国民間救急サービス事業者連合会が独自に**MAST資格**という制度を設けて行っています。

現在、この事業には、葬儀会社やタクシー会社などさまざまな事業者が参入しています。民間救急車の課題は、知名度が低いことにあります。また、医療機関や医療機関の関連会社でも搬送事業を行う場合もあります。そのため、これらの事業者とも競合することがリスクといえるかもしれません。

【参考文献】

『〈イラスト図解〉病院のしくみ』『2018-2019年度版〈イラスト図解〉医療費のしくみ』（いずれも日本実業出版社、著者共著）
『だれでもわかる！ 医療現場のための病院経営のしくみ――医療制度から業務管理・改善の手法まで、現場が知りたい10のテーマ』（日本医療企画、著者共著）
『病院の仕事としくみ（図解雑学）』（ナツメ社、著者共著）

◆厚生労働省ウェブサイト
国民医療費
https://www.mhlw.go.jp/toukei/list/37-21.html
病院報告
https://www.mhlw.go.jp/toukei/list/80-1.html

【著者プロフィール】

木村 憲洋（きむら・のりひろ）

1971年栃木県足利市生まれ。1994年武蔵工業大学工学部機械工学科卒業後、民間病院を経て、現在、高崎健康福祉大学・健康福祉学部医療情報学科准教授。

著書に、『病院のしくみ』『医療費のしくみ』『薬局のしくみ』『看護のしくみ』（日本実業出版社刊、共著）、『病院経営のしくみ』（日本医療企画刊、共著）など。

シナリオ制作・編集協力／ユニバーサル・パブリシング株式会社
カバーイラスト・作画／山中 孝二

マンガでやさしくわかる病院と医療のしくみ

2019年4月30日　初版第1刷発行
2023年1月25日　第2刷発行

著　者――木村 憲洋

発行者――張 士洛
発行所――日本能率協会マネジメントセンター
〒103-6009　東京都中央区日本橋2-7-1　東京日本橋タワー
TEL　03(6362)4339(編集)／03(6362)4558(販売)
FAX　03(3272)8128(編集)／03(3272)8127(販売)
http://www.jmam.co.jp/

装　丁――ホリウチミホ（ニクスインク）
本文DTP――ユニバーサル・パブリシング株式会社
印刷所――広研印刷株式会社
製本所――株式会社三森製本所

ISBN 978-4-8207-2722-4　C0030
落丁・乱丁はおとりかえします。
PRINTED IN JAPAN

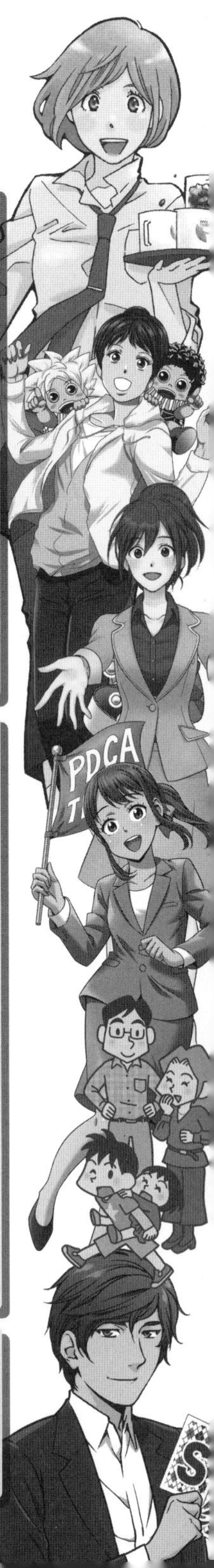

PDCA